教师教育系列教材

U0236474

心理咨询与治疗
(第 3 版)

雷秀雅　主　编

丁新华　田　浩　副主编

清华大学出版社
北京

内 容 简 介

本书对心理咨询与治疗的理论与实践操作进行了清晰而详尽的阐述。通过对本书的学习，读者能够全面掌握心理咨询与治疗的理论体系与比较前沿的研究成果。本书的主要特点是体系的新颖性与实用性。在结构上，本书既保留了现有教材以心理治疗技术讲解为主的优点，又对心理治疗技术进行了分类整合。在内容的编写上，编者结合自己的教学与咨询经验，增加了案例分析等内容。

本书适用于本科心理学、教育学及医学心理咨询与治疗课程的教学，同时也可作为心理咨询师的培训教材、心理健康工作者的参考书及大众自我心理健康保健的指南。

图书在版编目(CIP)数据

心理咨询与治疗/雷秀雅主编. —3 版. —北京：清华大学出版社，2022.11（2024.8重印）
教师教育系列教材
ISBN 978-7-302-62171-3

Ⅰ. ①心⋯ Ⅱ. ①雷⋯ Ⅲ. ①心理咨询—师资培训—教材 ②精神疗法—师资培训—教材
Ⅳ. ①R395.6 ②R749.055

中国版本图书馆 CIP 数据核字(2022)第 214217 号

责任编辑：陈冬梅
封面设计：杨玉兰
责任校对：徐彩虹
责任印制：刘海龙
出版发行：清华大学出版社
    网 址：https://www.tup.com.cn，https://www.wqxuetang.com
    地 址：北京清华大学学研大厦 A 座   邮 编：100084
    社 总 机：010-83470000   邮 购：010-62786544
    投稿与读者服务：010-62776969，c-service@tup.tsinghua.edu.cn
    质量反馈：010-62772015，zhiliang@tup.tsinghua.edu.cn
    课件下载：https://www.tup.com.cn，010-62791865
印 装 者：三河市科茂嘉荣印务有限公司
经 销：全国新华书店
开 本：185mm×260mm   印 张：16.75   字 数：404 千字
版 次：2010 年 8 月第 1 版 2022 年 11 月第 3 版 印 次：2024 年 8 月第 4 次印刷
定 价：49.80 元

产品编号：097513-01

前　言

　　为了适应中国社会经济文化发展的需求，我国的心理咨询与治疗事业，已经从 1949 年只有少部分专业人员进行零散的心理治疗工作的启动状态，发展到了已有近 12 万人持有劳动部颁发的国家心理咨询师资格证的初具规模阶段。目前，心理咨询在社会生活中发挥着越来越重要的作用，也逐渐为公众所认可，人们不再视心理咨询为羞耻，这其中的积极意义是显而易见的。正是在这一形势的推动下，应用心理学专业已成为当前我国高等教育发展速度比较快的学科之一。

　　2010 年 2 月 1 日，在海南三亚召开的教育部高等学校心理学教学指导委员会工作会议上，应用心理学专业规范修订草案中的"心理咨询与治疗"课程已被确定为应用心理学专业的主干课程。同时，教育学、医学等非心理学专业也将"心理咨询与治疗"课程纳入学生的专业课学习之中。不仅如此，在这个快速发展的社会，各种各样的竞争愈演愈烈，来自各方的压力不断增加，人们也日益注意到了自身的心理健康问题。因此，心理学越来越被社会所重视。目前我国对于心理咨询师的需求与日俱增，各种心理咨询师的相关培训也将"心理咨询与治疗"设置为核心课程。本书正是基于这种教育教学实践的需要而编写的。

　　本书的编制，不仅积极汲取了现行本科心理学专业及心理卫生健康教育使用的心理咨询与治疗教材的优点，而且结合了当今心理咨询与治疗的实际需要，在编写宗旨、结构和取材上都做了较为科学的整合。本书编写的宗旨是把握心理咨询与治疗的前沿性、规范性与实践性，提升我国各层次的心理咨询与治疗课程的教学质量。本书的结构特点是理论性与实用性兼备。从学生学习特点和教师教学特点两方面考虑，书中增加了引导案例及案例分析、思考题及推荐阅读资料等内容，使本书更加正规化，并具有可操作性。在内容的选取上，本书不仅在讲解传统理论的章节中运用了新的研究成果，还将现代影响较大的一系列新的心理疗法纳入其中，使本书更具有时代感。本书以易懂且不失专业性的语言对心理咨询与治疗的理论与实践操作进行了清晰而详尽的阐述。通过对本书的学习，读者能够全面地掌握心理咨询与治疗的理论体系与比较前沿的研究成果。

　　在我国心理咨询与治疗的现有教材中，咨询与治疗方法部分一直被视为重要章节。关于心理咨询与治疗方法的讲解，以三大理论体系与治疗方法为主体进行介绍的版本比较常见，即心理分析的理论与方法、认知与行为治疗的理论与方法、人本主义理论与方法。研究认为，所有的心理咨询方法均有效，但是只有根据具体的求助者和具体的心理问题慎重地选用最合适的咨询方法才能发挥最大的作用。例如行为主义疗法比求助者中心疗法适合治疗恐惧症，对身心疾病有效的疗法则是心理动力学疗法加药物。为此，寻求某种咨询方法所对应的适应症或某种问题的最佳解决方法，是许多咨询师努力的目标。

　　在当代占主流地位的折中主义取向的治疗者中，对策略的取舍应遵循一个原则，即不拘流派，择善而行。可根据求助者的条件和问题的性质，从任何已掌握的技术中选择最合适者。当然，咨询师必须有相当丰富的理论、技术储备，在选择咨询与治疗方法时主要考虑来访者的特点、问题的特点、每种咨询方法的特点、咨询师自身的特点，以及各种特点的最好的匹配性。本书在继承现有教材合理部分的基础上，将心理咨询与治疗方法分为四大体系进行讲解：一为心理咨询与治疗过程中的基本技术体系；二为传统心理治疗技术体系；三为除传统心理治疗技术以外，影响较大的各类疗法体系；四为我国心理咨询与治疗本土化主要疗法体系。与目前国内现行教材相比，这样的安排在治疗技术体系内容的讲解上更注重系统性、时代性和实用性。

实践教学内容是心理咨询与治疗不可忽视的重要内容之一，本书的另一突出特色就在于增设了实践指导内容。本书中"心理咨询与治疗过程中的主要问题""个体心理咨询分类及其应用"与"不同环境下的心理咨询与治疗"三章的设置，就是把心理咨询与治疗的实践环节纳入教学内容，而这一教学内容在我国现有教材中以实践环节系统设置还是第一次。

本书共分三篇十章，由北京林业大学心理学系教师合作完成。由雷秀雅任主编，丁新华、田浩任副主编。各章分工如下：第一、二章由田浩执笔；第三章由刘慿执笔；第四章由张凤执笔；第五章由杨智辉执笔；第六、八章由丁新华执笔；第七、十章由雷秀雅执笔；第九章由彭玮执笔。以上参编者均为长期从事心理咨询教学、研究及实践的心理学专业教师。在编写的过程中，每位编者都对基本理论与重要文献做了细致的分析与整合。我们希望通过这种努力让本书更加系统，并且更加实用。

本书自 2010 年第 1 版发行以来，承蒙读者厚爱，得到广泛好评。为了回馈读者，编者在收集读者意见并结合专业发展的基础上，对本书进行了修订。第 3 版在结构上仍然保持了第 2 版的特点，由理论篇、技能篇和实践篇三部分组成，但在内容上做了一定程度的调整。

本书可作为本科心理学、教育学及医学专业的基础课教材和心理咨询师培训的教材，同时也可作为心理健康工作者的参考书及大众自我心理健康保健的指南。

本书能成功地完成写作、编辑和出版，首先要感谢清华大学出版社的大力支持，感谢他们在策划和出版中付出的努力；其次要感谢北京林业大学人文学院心理学系在本书编写过程中给予的帮助和支持，特别感谢心理学系訾非副教授和李明博士提出的宝贵意见，感谢北京林业大学心理学系研究生在本书完成过程中所做的工作。

另外，本书是在借鉴心理咨询与治疗研究领域前辈的辛勤劳作所取得的成果的基础上完成的，每一章内容中无不体现出他们的学术思想与学术精华，借此向前辈学者表示致敬和由衷的感谢。

由于编者水平有限，疏漏之处在所难免，欢迎读者多提宝贵意见，以便我们在今后的修订过程中予以借鉴，从而达到提高教材质量的目的。

编　者

目　录

理　论　篇

技　能　篇

实　践　篇

理论篇

心理咨询是一门科学、一门技术，同时也是一门艺术。

——题记

第一章　心理咨询与心理治疗概述

本章学习目标

➢ 了解心理咨询与心理治疗的定义。
➢ 了解心理咨询与心理治疗的发展历史。
➢ 了解心理咨询师的职业要求。
➢ 了解心理咨询中的伦理问题。

核心概念

心理咨询(counseling)、心理治疗(psychotherapy)、咨询师(counselor)、咨询伦理(counseling ethics)

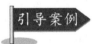

新生适应不良①

"我感到自己是全哈佛大学最自卑的人。"

这是丽莎见到我说的第一句话。我细细地咀嚼着她这句话的意思，也等待她做进一步的解释。

"真的，真不知道怎样才能讲得清我此刻的心情。"丽莎接着对我说，"我的家乡在阿肯色州，我是镇子里唯一来哈佛上学的人，当地的人都为我能到这里来上学而感到自豪。起初，我也十分庆幸自己能有这样的好机遇。但现在，我对自己的感觉越来越不好了，我真后悔到这里来上学。我在别人最羡慕我的时候感到自卑，我……"说着，丽莎忍不住流出泪来，她用手捂着脸，鼻子一抽一抽的。

我连忙给丽莎递上纸巾盒，轻声说道："别着急，丽莎，慢慢讲。"

丽莎仍饮泣不止，双眉紧锁，一连抽用着纸巾。

---

① 岳晓东. 登天的感觉[M]. 上海：上海人民出版社，2008.

趁这工夫，我仔细地端详了丽莎。

她身材瘦小，穿着很宽松的 T 恤衫，显得有些发育不良。她的脸瘦长瘦长的，布满了粉刺。她的皮肤颇为粗糙，头发卷卷的，十分蓬乱。她的神态显得很疲倦，眼圈略有些发黑，表明她连日来睡眠不足。

凭直觉，我感到丽莎是那种对自我十分敏感的人。

沉静了一会儿，丽莎不再哭泣。

她接着告诉我，她在哈佛大学待得很辛苦。上课听不懂，说话带口音，许多大家都知道的事情她不知道，许多她知道的事情大家又都觉得好笑。她不明白自己为什么要到哈佛大学来接受这一切羞辱。她好生怀念在家乡的日子，那里没有人会瞧不起她。

"我现在一想到这些就想哭，"丽莎噘着嘴说，"我不知道我是怎么了，我从来没有这么自卑过，我真的想马上回到家乡去，可那里的人都羡慕我能到哈佛来上学。我写信给几个好朋友倾诉了内心的苦闷，可她们却回信说，在家乡的日子更无聊……"

丽莎感到无比的孤独与困惑。她不明白为什么自己昨日的风采竟会这样快地消失，她不明白自己为什么与哈佛大学格格不入，她不明白自己这般活着到底是为了什么……

 案例分析

这是岳晓东博士在哈佛大学做心理咨询时遇到的案例，这种新生适应不良的现象在中国各大学中也非常普遍。咨询师分析认为，丽莎的表现是典型的"新生适应不良综合征"。咨询师的任务不是去对她说教，而是要开导她，使她从当前的危机中看到生机，从黑暗中看到光明。这便是为丽莎做心理咨询的主导方针。下面让我们来看看咨询师的思路和咨询过程。

针对丽莎的心态，咨询师采取了三个咨询步骤。

行动步骤一：宣泄不良情绪。

"丽莎，你现在真是活得很辛苦，我非常理解你此刻的苦闷心情，我想如果我面临你现在的处境，我也会感觉很不好受的。"这是我常说的一句话，也是我的由衷之言。

听了这句话，丽莎紧锁的眉头在渐渐地舒展。

同时，我还肯定了丽莎来寻求心理咨询帮助的举动。"当一个人面临如此巨大的精神压力时，他也需要得到专业人员的帮助，以便更快、更有效地摆脱精神压抑，重新振作起来……"

我如是说，丽莎不住地在点头。

我还告诉丽莎，对哈佛的适应不良，以至产生的种种焦虑与自卑反应，这在哈佛新生中是十分普遍的，绝不止你丽莎一人。我讲了几个我所接手的个案实例给丽莎听，她听得很入神，并表现出如释重负的样子。

行动步骤二：转移比较对象。

在第二个步骤中，我竭力指导丽莎把比较的视野从别人身上转向自己，这是使她重建自信心的关键。

一次，在谈到我自己刚上大学一年级时的学习不适时，丽莎问我："那你是怎样从当时的恶劣心境中挣脱出来的？"

"是我认识到我应该学会多与自己比较的那一刻。"我回答说。

我告诉她，在我当初感到最苦闷、最自卑的时候，有一位关心我的女同学曾鼓励我说："晓东，你学习这样刻苦，比起别人来虽然显不出什么，但比起你自己来，你已经很了不起了。"她的话曾使我深受感动，也使我意识到：当我只想着与别人比较时，我永远会感到自卑；而当我想着与自己比较时，我才会感到自信。此时此刻，我需要学会与自己相比来维护自己的干劲。

行动步骤三：采取具体行动。

待丽莎的认识转变后，我开始执行第三步计划，即帮助丽莎厘清学习中的具体困难，并制订相应的学习计划。讨论中，我发现她在写作、听课和时间安排上都有明显的问题。

针对丽莎的写作问题，我建议她到哈佛大学写作辅导中心去接受指导。针对丽莎的听课问题，我为她联络了由我们心理咨询中心组织的学生课外辅导服务。针对丽莎时间控制上的问题，我与她一同制定了一个切实可行的活动时间表，并监督她执行。针对丽莎的寂寞感，我介绍她参加了一个哈佛本科生组织的学生电话热线活动。在帮助他人的过程中，丽莎重新感到自信心在增长，感到哈佛大学需要她！

丽莎的进步是飞快的。在短短的两个月内，她好像完全变了个人，不再郁郁寡欢，嘴角时常挂着微笑。

第一节　什么是心理咨询与心理治疗

对于今天的人们来说，心理咨询已经不再是一个陌生的词语，人们大多已经不会把做心理咨询与进精神病院混为一谈。但是，究竟什么是心理咨询，什么样的人适合做心理咨询，咨询师需要哪些专业训练，心理咨询能够起到什么作用，这些问题仍然是需要澄清和讨论的。

一、心理咨询与心理治疗的定义

心理咨询也被称为"心理辅导"。心理咨询虽说已有近百年的发展历史，但至今有关心理咨询的定义仍旧众说纷纭，没有哪一种已知定义得到专业工作者的公认，也没有哪一种定义能简洁明了地反映出心理咨询工作的全部内涵。此外，与心理咨询相关的另一个词语——心理治疗也经常被我们提及，那么，这两个用语之间是什么关系呢？下面首先让我们看看国内外对心理咨询和心理治疗影响较大的定义，并尝试从中归纳出最核心的内涵。然后让我们基于一些专业研究者的分析，讨论一下心理咨询与心理治疗二者之间的关系。

(一)心理咨询的定义

美国研究者帕特森(C. H. Patterson)是较早对咨询进行定义的学者，他认为咨询是一种人际关系，在这种关系中，咨询人员营造一定的心理氛围和条件，使咨询对象发生变化，作出选择，解决自己的问题，并且形成一个有责任感的独立的个体，从而成为一个更好的人和更好的社会成员。1984年美国出版的《心理学百科全书》提出心理咨询有两种模式，即教育的模式和发展的模式。该书认为："咨询心理学始终遵循着教育的模式，而不是临床的、治疗的或医学的模式。咨询对象被认为是在应付日常生活中的压力和任务方面需要帮助的正常人。咨询心理学家的任务就是教会他们模仿某些策略和新的行为，从而能够最大限度地发挥其已经存在的能力，或者形成更为适当的应变能力。"该书还指出："咨询心理学强调发展的模式，它试图帮助咨询对象得到充分的发展，扫除其成长过程中的障碍。"

《中国大百科全书·心理学》(2011年版)对心理咨询是这样定义的："一种以语言、文字或其他信息为沟通形式，对求助者予以启发、支持和再教育的心理治疗方式。其对象不是典型的精神病患者，而是有教育、婚姻、职业等心理或行为问题的人。"朱智贤主编的《心理学大词典》对心理咨询是这样定义的："对心理失常的人，通过心理商谈的程序和方法，使其对自己与环境有一个正确的认识，以改变其态度与行为，并对社会生活有良好的适应。心理失常，有轻度的，有重度的；有属于机能性的，有属于机体性的。心理咨询以轻度的、属于机能性的心理失常为范围……心理咨询的目的，就是要纠正心理上的不平衡，使个人对自己与环境重新有一个清楚的认识，改变态度和行为，以达到对社会生活有良好的适应。"

以上就是国内外关于心理咨询定义的代表性观点，从中可以看出，心理咨询应该具有以下一些核心特征。

1. 心理咨询是一种帮助性人际关系

心理咨询是一种帮助性人际关系，在这种人际关系中，咨询师与来访者(来询者)扮演着不同的角色。咨询师帮助来访者更好地理解自己，更有效地生活。来访者在咨询过程中需要接收新的信息，学习新的行为，学会调整情绪以及解决问题的技能。在此过程中，咨询师要意识到自己作为帮助者的角色，而来访者也不能过分依赖咨询师。

2. 心理咨询的目的是消除心理障碍

很显然，在今天激烈的人际竞争中，人们背负着沉重的精神压力，心理亚健康和健康水平低的人越来越多。每一个背负心理伤痛的人都在饱受煎熬，甚至付出了生命的代价。心理咨询工作者的职责就是帮助人们缓解和消除心理障碍，重回健康的精神家园，享受生活的快乐和幸福。

3. 心理咨询是一种专业化服务

心理咨询与日常生活中的"聊天""谈心"还是有很大区别的。咨询师必须是受过严格的专业训练、拥有这项服务所必需的知识和技能(尤其是具有接受他人的基本态度和理解他人的能力)，并得到权威机构认可的专业人员。无论是咨询师还是来访者，都应该清楚地意识到这一点。

4. 心理咨询也是一种社会服务

咨询师可以在中小学、大学、医院、诊所、康复中心和工业企业中提供个别或团体的指导和咨询服务，可以帮助人们在个人、社会、教育、职业等诸多方面达到有效的发展，而不限于某个领域或某些问题。所以，心理咨询常常被认为是一种社会服务，通过咨询这个过程，咨询师可以帮助在各个方面遇到困惑的人们作出决定和解决问题。

综上所述，我们可以说，心理咨询是指咨询师运用心理学的有关理论与方法，通过特殊的人际关系，帮助来访者解决心理问题，增进心身健康，提高适应能力，促进其个性发展与潜能发挥的过程。

(二)心理治疗的定义

如同心理咨询一样，心理治疗迄今也无公认的定义，下面同样列举一些国内外比较有代表性的观点。

《美国精神病学词汇表》将心理治疗定义为："在这一过程中，一个人希望消除症状，或解决生活中出现的问题，或因寻求个人发展而进入一种含蓄的或明确的契约关系，以一种规定的方式与心理治疗家相互作用。"心理治疗家弗兰克(J. Frank)认为：心理治疗是受过专业训练的、为社会所认可的治疗师通过一系列目的明确的接触或交往，对患有疾病或遭受痛苦并寻求解脱的人所施加的一类社会性影响。美国精神科医师沃尔培格(L. R. Wolberg)认为：从临床观点来说，心理治疗是一种"治疗"工作，即由治疗师运用心理学的方法，来治疗与病人心理有关的问题。治疗师必须是受过训练的专家，他们必须与病人建立治疗性的关系，以消除病人心理与精神上的症状，并使病人获得人格上的成长与成熟。

我国心理学家陈仲庚认为：心理治疗是治疗师与来访者之间的一种合作努力的行为，是一种伙伴关系；治疗是关于人格和行为的改变过程。研究者曾文星、徐静认为：心理治疗是指运用心理学的原则与方法，通过治疗师与被治疗者之间的相互关系，治疗病人的情绪、认知以及与行为有关的问题。治疗的目的在于解决病人所面对的心理困难，减少焦虑、忧郁、恐慌等精神症状，改善病人的非适应行为，包括对人对事的看法及人际关系等，并促进病人人格的成熟，使其能以较有效且适当的方式来处理心理问题以适应生活。钱铭怡教授把心理治疗定义为："心理治疗是在良好的治疗关系的基础上，由经过专业训练的治疗师运用心理治疗的有关理论和技术，对来访者进行帮助的过程，以消除或缓解来访者的问题或障碍，促进其人格向健康、协调的方向发展。"

从以上介绍的有关心理治疗的定义中不难发现，这些定义虽不尽相同，各有侧重，但都或多或少地涉及如下内容：心理治疗是一个过程，心理治疗涉及治疗师与来访者(患者)之间的关系，心理治疗是指治疗师运用有关心理治疗理论和方法，消除或控制病人的心理问题或心理障碍，改善病人的心理与适应方式，促进病人人格的发展与成熟。

综上所述，我们可以认为，心理治疗是由经过严格专业训练的治疗师，根据患者的特殊心理病理，运用心理治疗的有关理论和技术，通过持续的人际互动，消除或控制患者的心理障碍，恢复和增进其心身健康的过程。

(三)心理咨询与心理治疗的异同

那么，心理咨询与心理治疗之间的关系又是怎样的？几乎每一部有关心理咨询或心理治疗的著作都要回答这样一个问题。归纳现有的研究，主要有以下三种观点。

第一种观点认为心理咨询与心理治疗含义相同，没必要在两者之间进行区分。从心理咨询的角度出发，心理治疗可以被看做是"障碍性咨询"或"治疗性咨询"，即属于心理咨询的范畴。目前我国许多心理咨询门诊实际上也在做心理治疗工作，彼此之间没有清晰的界线。

第二种观点认为心理咨询与心理治疗是两回事。持该观点的研究者试图给心理咨询与心理治疗分别赋予不同的内涵，但这是一项非常困难的任务。因为心理咨询与心理治疗的联系实在是太紧密了，即使我们能够区分出若干不同，其共性仍是显而易见的；即使我们能够在理论上找到若干差异，其实践中的联系也是无法避免的。

第三种观点认为心理咨询与心理治疗既有区别又有联系。在这方面，哈恩(M. E. Hahn)的话非常具有代表性："就我所知，极少有咨询工作者和心理治疗家对于已有的在咨询与心理治疗之间的明确的区分感到满意……意见最一致的几点可能是：①咨询与心理治疗是不能完全区分开的；②咨询师的实践在心理治疗家看来是心理治疗；③心理治疗家的实践又被咨询师看作是咨询；④尽管如此，咨询和治疗还是不同的。"

我们赞同第三种观点，认为心理咨询与心理治疗之间既有区别也有联系，并且更强调两者的联系。我国心理学家陈仲庚也持有类似观点，他指出："两者没有本质的区别。这就是说，在关系的性质上，在改变和学习过程上，在指导的理论上都是相似的。两位专家，一位是心理治疗家，另一位是心理咨询家。如果要求他们列出实施专业工作的理论基础，你会发现所列出的原则和依据十分相似，或有许多重叠之处。心理治疗和心理咨询，虽然不是完全相同，至少是很相似的。两者如果有区别也只是人为的，而非本质的。"

如果要对心理咨询与心理治疗作些细微区分的话，那么可以这样说：前者以发展性咨询为主，后者以障碍性治疗为主；前者的内容以疑惑、不适为主，后者的内容以障碍、疾病为主；前者是轻度的心理问题，后者在程度上相对重些；前者可以在非医疗环境中开展，后者一般在医疗环境中进行。当然，这种区分都是相对的、人为的，在实际工作中很难将这两者完全区别清楚。

除此之外，两者的相同或相似之处是主要的，具体如下所述。

首先，心理咨询与心理治疗都强调在良好的人际关系氛围中，运用心理学方法解决心理或精神方面的问题。这些共同点可以从学者们关于心理治疗的定义中得到证明。如陈仲庚指出，心理治疗是治疗师与来访者之间的一种努力合作的行为，是一种伙伴关系。曾文星、徐静认为，心理治疗是指运用心理学的方法来治疗病人的心理问题，其目的在于通过治疗师与病人建立的关系，善用病人求愈的愿望与潜力，改善病人的心理与适应方式，以解除病人的症状与痛苦，并帮助病人促进人格的成熟。美国精神科医师沃尔培格认为，心理治疗是针对情绪问题的一种治疗方法，它由一位经过专门训练的人员以慎重细密的态度与来访者建立起一种业务性的联系，用以消除、矫正或缓和现有的症状，调解异常行为方式，促进积极的人格成长和发展。从以上几则定义中可以看出，心理咨询与心理治疗在咨访关系、解决的问题及从业人员的要求等方面都是一致的。

其次，心理咨询与心理治疗所依据的理论和方法是一致的。在心理咨询与治疗中，传统的三大理论体系包括精神分析疗法、行为疗法和个人中心疗法。此外，20 世纪 20 年代在日本兴起的森田疗法，及 20 世纪中期在美国兴起的理性情绪疗法等各种理论，在心理咨询和心理治疗中都是通用的。

最后，心理咨询和心理治疗所遵循的原则是一致的。比如，理解、尊重、保密、疏导、促进成长等基本原则在这两种工作中都必须遵循。此外，它们对从业者的工作态度和职业道德也有同样的要求。

本书侧重介绍心理咨询与心理治疗的共同和重合的部分，因此在用语上倾向于把两者视为同义，即本书所说的心理咨询也涵盖了心理治疗的主要含义。

二、心理咨询与治疗的对象与范围

长期以来，人们习惯于将人的心理正常与否看作是黑白分明的事情，要么你就是正常的人，要么你就是一个疯子。实际上，人的心理正常与不正常并无明确界限，而是一个连续变化的过程。如果把人的心理正常比作白色，心理不正常比作黑色，那么在白色与黑色之间存在着一个巨大的中间区域——灰色区。大多数人都散落在这一灰色区域内，这不同程度地干扰了人们的正常生活与情绪状态。虽说心理咨询与治疗涉及的对象和问题范围很广，但在咨询实践中，并不是所有的对象和问题都能收到理想的咨询效果，或者说，咨询的对象和范围还是有"适合"和"不适合"之分的。

(一)适合的咨询对象

无论是心理咨询还是心理治疗，都需要明确能够处理的问题，选择合适的来访者进行咨询和治疗。一般来说，神经症性心理障碍、某些性心理障碍、行为障碍、心身疾病等都属于心理咨询与心理治疗的范围。尤其是与心理社会因素有关的各种适应性心理问题和心理障碍，以及心理教育与发展等更适合开展心理咨询。而由脑器质性病变导致的心理问题，以及发作期的精神病人是不适合进行心理咨询和治疗的。此外，来访者的以下特征也是影响咨询效果的重要因素。

1. 具有正常的智力水平

来访者的智力一般需要在正常范围内，因为他们要能够叙述自己的问题以及其他相关情况，要能理解咨询师发出的言语和非言语信息的含义，还要有一定的领悟能力等。所以，一定的智力水平是必需的，否则，咨询将相当困难。但这并不是说，教育水平较低的人就不适宜接受心理咨询。那些深入分析、说理和探讨的咨询方式对于文化水平较高、领悟能力较好的来访者而言是适宜的，而对于智力水平较低的人，咨询师则应对来访者关心的问题作简明扼要的针对性回答，既可以通过生动形象的比喻进行解释，也可以运用成功案例进行示范说明等。

2. 具有强烈的求助动机

来访者有无强烈的求助动机将直接影响咨询的效果。那些缺乏咨询动机且在咨询师反复做工作后仍缺乏动机的来访者，一般不适宜做心理咨询。因为在心理咨询与治疗的过程中，虽然来访者需要咨询师的心理指导，但最主要的还是来访者自身的努力。来访者不仅要体会到自己有心理或行为方面的问题，而且确实因其问题而多少感到痛苦。因为有痛苦，来访者才会想要解决问题，减轻和消除症状，改善心理与行为。来访者要有相当的勇气，能承认自己的短处、缺陷或问题，并愿意与咨询师就此进行讨论，而这些都取决于来访者对于接受心理咨询与治疗的动机。

一般来说，咨询动机越强烈，双方就越容易密切配合，就越容易取得效果。除了动机的强度以外，动机的内容也常常决定着咨询的效果。有些来访者前来咨询并不是为了调整自己的心理状态、解决心理问题、消除心理症状、改变不适应行为，而是抱有其他目的。例如，有些来访者是把咨询室当成避难所、有些是来向咨询师证明自己比咨询师还有本事、也有一些可能是被亲朋好友强迫而来的。如果发现来访者的动机存在偏差或缺乏真正的咨询动机，咨询师应运用一定的咨询经验和技巧，通过建立良好的咨询关系，帮助来访者看到自己的问题，激发他们改善自己心理与行为的动机。

3. 需要解决的问题属于咨询师擅长的领域

心理咨询是一种个性化很强的工作。每一个咨询师的个性、擅长处理的问题，以及习惯使用的方法和技术等都不尽相同。因此，来访者与咨询师个性、专长的匹配常常会影响咨询的效果。比如，某咨询师擅长某一类人群的咨询(如大学生、知识分子等)，在处理某些问题方面有经验(如善于处理人际关系)，专长于某一种理论和方法(如人本主义心理治疗方法)，如果来访者的特征恰好符合咨询师的这些特长，就可能会取得比较好的咨询效果。

(二)不适合的咨询对象

对于某一特定的咨询师来说，并不是所有来访者都适合于自己。对于不合适的来访者，最好的办法就是转介给其他咨询师或咨询机构。

1. 咨询内容不合适

由于每位咨询师所受训练的不同，加之自身条件(如年龄、性别)的限制，其擅长或适宜咨询的内容也会有所不同。比如，有些来访者的问题已经达到重性心理疾病的程度，而咨询师没有能力予以解决，就应迅速转介到精神科医师那里。又如，从事家庭婚姻咨询的咨询师对学校心理咨询可能不是很熟练，而一直从事青少年心理咨询的咨询师对成人心理咨询也可能不太在行。在实际咨询工作中，一旦遇到这种问题，最恰当的做法就是把来访者转介给其他合适的咨询师。

2. 价值观念不相容

在心理咨询活动中，咨询师要想完全避免或隐藏自己的价值观影响是不可能的，想完全排除价值干预或价值影响也是难以做到的。随着咨询的进行，如果咨询师发现自己与来访者在根本的价值观念上有明显分歧或尖锐对立，则往往不适合继续做心理咨询。比如，咨询师在性的问题上很保守，而来访者在性的问题上过分开放；咨询师是坚定的无神论者，而来访者是虔诚的宗教徒等。遇到这样的问题，咨询师最好将来访者转介给其他合适的咨询师。

3. 存在私人关系

有些来访者与咨询师之间有私人关系，如来访者是咨询师的亲戚、朋友、同事等。来访者与咨询师之间的这种关系，一方面，常常增加来访者的顾虑，影响其述说自己的内心私事，增加咨询的阻力；另一方面，咨询师在给予指导和建议时，也常会因为这种关系而失掉其客观性及职业性，影响咨询效果。一般来说，咨询师应避免给那些与自己有私人或利益关系的来访者做心理咨询，而应将其转介给没有私人关系的其他咨询师。如果由于各方面原因，不得不接受自己认识或有私人关系的来访者时，咨询师则应慎重，尽量保持客观、中立且专业的态度。

通过以上内容，我们对心理咨询和治疗的对象及范围已经有了大致的了解。正如前文所述，有关心理咨询和治疗的定义本身就存在一些分歧，因此，关于哪些对象和内容属于心理咨询的范畴也是存在"模糊区域"的，需要具体问题具体分析。

第二节　心理咨询与治疗的历史和发展

现代心理咨询出现于 19 世纪中后期。美国是现代心理咨询的发源地，而且也是当前心理咨询业最发达的国家。了解美国心理咨询的发展历史，特别是其职业化历程，对于加速推进我国心理咨询事业的发展具有重要意义。

一、心理咨询与治疗的开端

一般学者认为，20 世纪初的美国职业指导运动、心理卫生运动和心理测量技术的兴起是现代心理咨询产生的三个直接根源。

在职业指导运动方面，现代的专业咨询服务最早是由职业指导之父——帕森斯(F. Parsons)于 1908 年率先开展起来的。他在美国波士顿组织成立了"就业辅导局"，并于次年出版《职业选择》一书，对人们在择业方面经常遇到的问题提供了若干有价值的建议。此书为心理咨询的诞生奠定了一块基石，它在心理咨询方面的价值是提出了帮助个人择业的方法学。帕森斯认为，一个人的职业必须与其本人的兴趣、能力和个性相结合，为了得到理想的职业，不仅要对环境(如成功的条件、工作的性质等)进行正确的评估，也要对自我进行正确的认识。作为美国密歇根州一个学区的督学，戴维斯(J. B. Davis)是第一个在公立学校建立系统的指导课程的人。他在 1907 年就建议该学区所辖学校每周为学生开设一次指导课程，以塑造学生的人格，避免问题行为的发生。这种做法虽然不是真正意义上的心理咨询，但却是早期心理咨询的主要表现方式——学校指导的雏形。

在心理卫生运动方面，美国耶鲁大学学生比尔斯(C. M. Beers)是一个较早的实践者。比尔斯的哥哥患有癫痫，他唯恐哥哥把病传染给自己，终日生活在紧张、恐惧、焦虑的状态之中，最终导致精神失常而住进精神病院。在 3 年的住院生活中，他受到种种粗暴残酷的对待，目睹了精神病院的恶劣环境及其他住院病人所受到的种种非人待遇。出院后，他立志将自己的余生贡献给改善精神病患者待遇的事业。他四处奔走，呼吁改善精神病院的医疗条件，改革对心理疾病患者的治疗方法和手段，并从事预防精神病的活动。在得到社会各方面的鼓励和赞助后，比尔斯于 1908 年 5 月成立了"康涅狄格州心理卫生协会"，这是世界上第一个心理卫生组织。经过比尔斯和同行们的努力，"美国全国心理卫生委员会"于 1909 年 2 月成立。比尔斯的贡献在于使精神病学家、心理学家乃至全社会在观念上发生了深刻变化，并发起了美国乃至全世界的心理卫生运动，他本人也被视为心理咨询的先驱者之一。

在心理测量技术方面，第一次世界大战期间，由于美国军队面临着对征募的士兵进行甄别和分类的需要，因而委托一些心理学家设计了一种智力测验方法，这样就可以在培训过程中识别和淘汰那些智力低下的人。当时设计的两个测验方法(军队甲种团体智力测验和军队乙种团体智力测验)在军队中尝试成功，推动了其他行业对各种测验方法的使用，心理测量学家也不断设计出适用于各种问题的新测验方法。随后，测量兴趣、态度和能力的技术逐步发展起来，为职业指导提供了科学手段。

二、心理咨询与治疗的发展与繁荣

心理咨询与治疗从 20 世纪 30 年开始发展起来，咨询机构对职业、学校生活、家庭、情感、人格、身体健康等方面的问题都展开了咨询，很多学校还成立了专门的心理咨询机构。在整个 30 年代，最有影响力的事件是由威廉森(E. G. Williamson)所创立的第一种心理咨询理论的诞生，即"以咨询师为中心"的咨询模式，这一种模式在随后一段时间内的心理咨询实践中一直占据统治地位。

20 世纪 30 年代末和 40 年代初，个性与学习理论以及心理治疗理论促进了心理咨询的发展，以心理测量为基础的指导性谈话的临床咨询模式开始被心理治疗的模式所取代。第二次世界大战的爆发以及 20 世纪 30 年代经济萧条局面的缓和所产生的社会历史条件的变化，是造成这种发展趋势的主要原因。社会变化对人们的影响远远超出了教育或职业的问题，人们开始在个人适应的各种问题，尤其是情绪或人际关系方面的问题上寻求帮助，于是出现了所谓的"心理治疗年代"。罗杰斯(C. Rogers)的《咨询和心理治疗》(*Counseling and Psychotherapy*)一书是这个年代的代表性著作。在此书中，罗杰斯对威廉森 "以咨询师为中心"的咨询模式和弗洛伊德精神分析疗法中的主要观点提出质疑，反对传统的以咨询师为中心、以直接提问为基础的指导性咨询(directive counseling)，提出了"以来访者为中心"的咨询模式和非指导性(non-directive)的咨询原则。他强调咨询师应与来访者建立起良好的关系，为来访者主动、自由地倾吐内心的秘密营造适宜的气氛。他认为，个人具有成长、健康与适应的内在动机，应充分发挥来访者的主观能动性，并避免指导性咨询的影响。

20 世纪 40 年代以后，心理咨询这门学科开始迅猛发展。它不仅从心理学的许多分支研究(如学习、动机、情绪、测量、人格和社会心理学等)中汲取营养，也从教育学、社会学、心理卫生学和语言学等领域汲取了养料。

20 世纪 50 年代是心理咨询发展历史上最为辉煌的时期。1952 年，美国心理学会(American Psychological Association，APA)第 17 分会"咨询心理学分会"(Division of Counseling Psychology，DCP)和美国人事与指导协会(American Personal and Guidance Association，APGA)分别成立，这对心理咨询作为一种职业的成长与发展发挥了重要的作用。与此同时，大量新的咨询理论和方法纷纷涌现且逐步成熟，其中包括行为主义咨询理论[如沃尔普(J. Wolpe)的系统脱敏法]、认知理论[如艾斯(A. Ellis)的合理情绪疗法]、人本主义咨询理论及小组咨询方法等。

此后，随着对心理咨询师专业角色的明确定义，各专业学会建立了一系列职业道德规范、培训标准及职业证书制度，心理咨询逐渐发展成一种明确的专门职业。

第三节　心理咨询与治疗在我国的发展状况

在中华人民共和国成立以前，心理咨询和心理治疗工作的开展比较零散，虽然在职业指导、心理测量等方面开展过一些工作，但它们并不属于当今所说的心理咨询与心理治疗的主流，而且也未形成较大的规模。而在中华人民共和国成立之后，心理咨询和心理治疗事业才在曲折中得到了较大发展。

一、我国心理咨询与治疗发展的四个阶段

钟友彬教授于 1991 年根据对国内公开发表的研究论文的统计分析，把我国心理咨询与心理治疗的发展分为三个阶段，即空白阶段(1978 年以前)、准备阶段(1979—1985 年)和初步发展阶段(1986—1990 年)。

钱铭怡教授则将中华人民共和国成立之后的心理咨询与心理治疗的发展划分为四个不同阶段，即启动阶段(1949—1965 年)、空白阶段(1966—1977 年)、准备阶段(1978—1986 年)和初步发展阶段(1987 年以后)。

现采纳钱铭怡的观点，对中华人民共和国成立之后的心理咨询与心理治疗的发展历史作一简要介绍。

(一)启动阶段(1949—1965 年)

启动阶段只有少部分专业人员进行了零散的心理治疗工作。在此阶段影响最大的工作为 20 世纪 50 年代末至 60 年代初对神经衰弱的快速综合治疗。1958—1959 年，中国科学院心理研究所医学心理组、北京医学院精神病学教研组和北京大学卫生院及心理学系合作，首先在北京大学对患有神经衰弱的学生们进行了快速综合治疗，而后治疗对象扩展到工人、军队干部和门诊病人。这种疗法综合了医学治疗、体育锻炼(如学习太极拳、气功、跑步等)、专题讲座和小组讨论等形式，以巴甫洛夫学说来解释神经衰弱的病因，以解释、鼓励、要求和支持等方式对病人进行治疗。从所发表的许多文章和研究报告来看，治疗取得了较好的疗效。后来这一疗法又被应用于精神分裂症、高血压及慢性病中，同样取得了较好的疗效。20 世纪 80 年代末至 90 年代初，李心天教授将此法作了总结和提炼，称之为"悟践疗法"。

(二)空白阶段(1966—1977 年)

由于"文化大革命"的影响，心理学被斥为伪科学，心理咨询和心理治疗更是处于被批判的地位，当时思想政治工作代替了一切，因此 1966—1977 年间几乎没有一篇心理学文章或一本心理学著述发表，故称之为空白阶段。

在此阶段值得一提的是钟友彬等人从 20 世纪 70 年代中期开始，利用业余时间秘密尝试采用心理分析疗法对某些神经症患者进行治疗，这为此后钟友彬创立认识领悟心理疗法奠定了一定的基础。

(三)准备阶段(1978—1986 年)

在准备阶段，有关心理咨询和心理治疗的文章开始在专业杂志上发表，虽然发表论文的数量不多，但毕竟有了一个好的开端。这一时期还引进了一批西方著名心理治疗家的著作，如弗洛伊德(S. Freud)、荣格(C. Jung)、弗洛姆(E. Fromm)、霍妮(K. Horney)等人的著作。

1979 年，中国心理学会医学心理学专业委员会成立。这一专业委员会成立后，积极组织医学心理学学术会议，在每次学术会议上都有心理咨询和心理治疗方面的临床报告、经

验交流和研究探讨，这对心理咨询和心理治疗在全国范围内的推广起到了积极的作用。

在准备阶段，各种不同形式的心理咨询和心理治疗讲习班、培训班开始在全国一些城市和地区陆续出现，这些讲习班和培训班大多属于启蒙性质，传授内容多为某些治疗(如行为治疗)的基础理论及基本技巧，且时间较短，但它为我国心理咨询和心理治疗事业培养了初级人才，为他们日后进一步学习与实践打下了基础。

从20世纪80年代初开始，一些精神病院和综合性医院的精神科开始设立心理咨询门诊，开展临床心理咨询与治疗工作，当时三级甲等医院的评定条件之一即为医院是否设置了临床心理科。此外，上海、北京的一些高校也相继开展了大学生心理咨询工作。虽然从整体看，当时心理咨询和心理治疗工作的开展还不够普及，所采用的咨询和治疗方法还较少(多为支持性疗法和行为疗法)，且咨询和治疗的水平也有限，但这些工作仍在心理学界及精神病学界产生了一定的积极影响，为下一步发展打下了良好的基础。个别有识之士如钟友彬、鲁龙光等已开始进行所谓心理治疗中国化的努力，他们不断地探索与中国国情相结合的心理分析、疏导的治疗方法。

(四)初步发展阶段(1987年以后)

1987年以后，我国心理咨询和心理治疗事业进入初步发展阶段，其主要标志有以下五点。

1. 研究水平不断提高

在初步发展阶段，公开发表的有关心理咨询和治疗的论著在数量和质量上较之以前都有了较大幅度的提高。

在数量方面，钟友彬对1990年以前国内公开发表的文章进行了统计分析，结果表明1987年发表的文章数量首次超过了10篇，以后连年递增，至1990年达到20篇。钱铭怡曾对《中国心理卫生杂志》《中国临床心理学杂志》和《健康心理学杂志》这三种专业杂志中的文章进行统计，发现1994年和1998年先后两次出现了发表数量的高峰。

在质量方面，能昌华等研究者对1982—1994年间我国专业杂志中发表的心理治疗文章的类型进行过统计，在这些文章中最多的是个案报告及案例观察，对照研究文章仅29篇。而钱铭怡对《中国心理卫生杂志》和《中国临床心理学杂志》这两本专业杂志1998年发表的有关心理治疗的文章的统计发现，仅这两本杂志在这一年中发表的研究论文就已超过1982—1994年共13年的半数以上(对照研究文章总数为16篇)。这一数字反映了我国心理咨询与心理治疗专业工作者水平的提高及研究工作的深化。

另外，1987年以后由我国专家自己著述及编著的心理咨询与治疗著作也陆续问世。其中比较引人注目的是钟友彬所著的《中国心理分析——认识领悟心理疗法》、鲁龙光所著的《心理疏导疗法》和许又新所著的《神经症》等。

2. 专业培训和管理逐步规范

为了进一步规范管理，中国心理学会和中国心理卫生协会于1993年颁布了《卫生系统心理咨询与心理治疗工作者条例》。同年，中国心理学会制定了《心理测验管理条例(试行)》和《心理测验工作者的道德准则》。2001年，我国劳动和社会保障部委托中国心理卫生协会组织有关专家，制定了《心理咨询师国家职业标准》，并颁布试行。近几年，中国心理学会临床与咨询心理学专业委员会承担了建立"中国心理学会临床与咨询心理学专业机构与专业人员注册系统"的工作，并于 2007 年中国心理学会常务理事会上一致讨论通过了《中国心理学会临床与咨询心理学注册系统的注册标准》及《中国心理学会临床与咨询心理学工作伦理守则》等文件。

3. 相继成立了若干全国性的学术组织

中国心理卫生协会于 1990 年 11 月在北京成立了自己的下属分支——心理治疗与心理咨询专业委员会。1991 年年初，中国心理卫生协会中的又一分支——大学生心理咨询专业委员会成立。中国心理学会也于 2001 年 11 月成立了心理咨询专业委员会(筹)。这些组织成立后，积极举办国际性及全国性学术交流与合作研究活动，组织撰写高水平的学术著作，培训从业人员，开展形式多样的科普工作，有力地推动了我国心理咨询与心理治疗事业的发展。

4. 心理咨询与心理治疗机构大量出现

在心理咨询与心理治疗机构大量出现阶段，全国各地城市已普遍在综合性医院建立了心理门诊，在高等院校成立了大学生心理咨询机构，一些城市甚至在条件较好的中小学也配备了专职心理咨询人员，此外还出现了专门的心理治疗中心及私人开业的心理门诊。

5. 心理咨询与心理治疗专业期刊相继问世

中国心理卫生协会于 1987 年创办了《中国心理卫生杂志》，5 年之后，又于 1993 年创办了《中国临床心理学杂志》和《健康心理学杂志》。这三份专业杂志的相继问世，促进了心理卫生领域的信息交流、学术研究和科学普及工作，推动了我国咨询心理学和临床心理学的发展。

二、我国心理咨询与治疗的本土化

毋庸置疑，真正意义上的心理咨询与治疗起源于西方国家，至今已有一百多年的历史。在这期间，心理咨询与治疗无论是在理论上还是在技术上都取得了相当高的成就，尤其是近三十年更是得到了很大的发展：咨询和治疗的技术和方法众多(目前已达四百余种)，应用的领域广泛(涉及精神病学、心理学、临床医学、社区保健、教育学与管理学等方面)。在我国，心理咨询与治疗是"舶来品"，它的起步与发展是从学习、移植、改良和借鉴西方心理咨询与治疗的理论和方法开始的，与西方国家心理咨询与治疗事业发展现状相比明显落后。但是近二十年来，随着中国社会现代化的不断推进，特别是社会需求的增强，我国心理咨询与治疗事业获得了长足的发展，而且发展势头强劲。然而对于中国这样一个拥有 14 亿人口、文化底蕴长达五千年之久的东方文明大国，如何将西方的心理治疗理论和方法应用到受东方历史和文化熏陶的中国人身上，一直都是我国心理咨询与治疗专业工作者面临的挑战。

本土化说到底就是一个文化差异的问题，正是因为不同文化会对心理咨询与治疗产生影响，才迫切需要进行心理咨询与治疗的本土化。那么，文化的影响体现在哪些方面呢？中国本土化的心理咨询与治疗应考虑哪些特异之处呢？曾文星在经过长期、深入的临床研究后认为，在对中国人进行心理治疗时，应考虑如下特殊因素：中国人对心理治疗的看法与态度、中国人对心理问题的表达与申诉方式、病人与治疗者的关系、心理治疗操作的形式、心理治疗的分析与解释、处理问题的基本态度，以及健康与成熟的定义等。

1. 文化与心理治疗方法

西方心理咨询与心理治疗的理论和方法虽然是以现代医学和科学心理学为基础，但它却是在研究西方人的心理病理的基础上发展起来的，有着深刻的文化背景和社会根源。

以来访者中心疗法为例。该疗法认为所有人都有成长和发展的天性，若能有一个适宜的环境的话，每个人都有能力指导自己，能够调整自己的行为并控制自己的行动，从而达到良好的主观选择与适应。这一咨询与治疗观念，符合在强调个人独立的西方国家文化环境里长大的年轻人的心理与观念，因而受到美国年轻人，尤其是年轻的大学生和知识分子的欢迎。但如果把这种疗法照搬到中国，恐怕对不少人不能适用，咨询效果也不会很好。比如，按照这一疗法，咨询师常会对来访者说这样一句话："你自己是当事人，你自己是最知道，也最能去处理你自己的问题的！"本来咨询师这样说是为了间接地提高来访者的自信心，但对不少中国来访者就不太合适。因为在我国的社会文化背景下，咨询师应是专家、权威者，可以替来访者解决问题。假如专家说来访者自己有办法解救自己，自己有能力自行解决困难，来访者可能会感到失望，以至于导致咨询中断(来访者脱落)。

2. 文化对临床心理诊断的影响

目前，我国心理咨询与治疗工作者所使用的各种心理测验量表与临床评定量表，几乎都是翻译和修订自西方的。当初西方心理学家编制的这些量表，是以西方人的常态心理特征或心理病理特征为依据的。尽管这些心理测验量表和临床评定量表在引进后都由国内心理学家进行了修订并建立了国内常模，而且在国内使用时也能达到一定的信度和效度，但其内容的西方文化偏向仍是较难消除的。设法消除或抵消引进量表中的西方文化偏向，或者根据中国人的性格和心理特征变量自行设置一些量表，对于我们更正确地诊断变态人格、心理疾病、精神病或鉴定正常人的人格类型和心理健康状况是十分必要的。

3. 文化对中国人心理问题的表达与申述方式的影响

心理治疗专家郑泰安指出，中国人到医院精神科求医时的主诉经常为躯体化、神经衰弱和肾亏等。著名心理学家杨德森认为中国人特有的心理问题主要为神经衰弱、气功诱发的精神障碍、迷信和巫术诱发的精神障碍，以及由于个性受到压抑而出现的"隐匿性抑郁"和"躯体化"现象等。所谓躯体化(somatization)是指一个人本来有某种情绪问题或心理障碍，但却没有以心理症状表现出来，而转换为各种躯体症状来表现，而这种躯体症状通常无法通过各种医学检查找到相对应的器质性病变。换句话说，中国人倾向于以躯体不适的方式去申述自己的心理问题。此一现象在我国内地、台湾以及香港地区都多有报告。神经衰弱是另一个被认为是中国人特有的心理症候群，其特点为疲乏无力、注意力不集中、记忆力减退、失眠、头痛、头晕等。美国精神病学会早在1980年就已取消了这一病名，认为神经衰弱属于抑郁症。中国的精神医学界则继续保留"神经衰弱"这个病名，并将其作为脑力劳动过度的代名词，这可能也是因为中国人更敏感于躯体症状而不是心理症状。因此，对心理疾病充满恐惧与歧视的中国人总是对"抑郁症"患者另眼相看。

4. 文化对中国人有关心理治疗的看法与态度的影响

在西方社会，人们已普遍将心理咨询与治疗作为消除个体心理困扰的有效手段之一，寻求心理咨询与治疗已为大众所接受。而在中国社会，由于人们对心理咨询与治疗尚存有种种成见和误会，使得人们还耻于寻求心理咨询与治疗的帮助。即便是前来求助，中国的求助者也往往不能坦然地在咨询师与治疗家面前披露自己的问题，且往往对咨询和治疗过程抱有一种复杂的态度：一方面怀疑其有效性；另一方面又期望咨询师和治疗家能给予他们直截了当的指导和帮助。这就要求咨询师和治疗家在咨询、治疗过程中，不但要善于倾听，还要善于启发求助者陈述自己的问题，更要善于引导求助者独立思考自己的问题，并在强化其自助能力的同时，给予适当的指导性帮助。

5. 文化对来访者与治疗者关系的影响

在咨询与治疗的过程中，来访者与治疗者之间的关系不仅受到治疗者所采用的治疗理论和方法的制约，同时也明显受到社会文化因素的影响。曾文星认为，中国人希望为自己做心理咨询和治疗的人是"专家""权威"，要有"经验"，是"内行"。因此，治疗者必须有技巧地去符合这种文化上的期待。在与来访者接触的过程中，不仅要表现出共情、真诚、温暖和积极关注的态度，而且还要注意保持专家的尊严，扮演经验的角色，显现内行的实力，否则就不能满足来访者的心理期待。

总之，中国人与西方人不仅存在因种族遗传因素造成的外貌上的差异，更主要的是因受不同文化的影响而存在个性、心理及行为方式等方面的差异。正是由于文化不仅直接影响着人的心理与行为、人所遭遇的挫折与困难，以及人应付与适应心理问题的方式也直接影响着心理治疗的理论、模式和具体方法，所以我国的心理咨询和心理治疗工作者在运用西方心理咨询和心理治疗理论与方法的同时，还面临着如何使之适合于中国国情的任务。多年来，我国许多心理咨询和心理治疗工作者一直在坚持不懈地进行着这方面的努力，许多专业人员致力于对心理咨询与治疗本土化问题的探讨与研究，力争探索出适合中国国情的有效的心理咨询与治疗方法和技术，其中的很多成果都反映在曾文星主编的《华人的心理与治疗》一书中。在我国内地，比较具有代表性的是钟友彬创立的认识领悟疗法和张亚林、杨德森倡导的道家认知疗法，以及朱建军创立的意象对话理论。此外，一些研究者也在整理和挖掘中国传统思想及医学中与心理治疗有关的论述和方法。

第四节　心理咨询师

相比其他职业，心理咨询是一种较为特殊的职业，是一项艰辛复杂、充满挑战而又非常富有意义的助人工作，它对从业者的素质和能力有着很高的要求。一名心理咨询工作者不仅要接受严格的专业教育和训练，掌握较高的专业技能，而且应具备职业行为所必需的个性品质以及其他方面的个人要求。可以说，心理咨询过程是心理咨询工作者知识、技能、心理品质、职业道德、价值观、人性观等诸多方面的展示，并且这些因素在很大程度上决定着心理咨询的效果。正如卡可夫(R. R. Carkhuff)所言："咨询是生命的流露。"

一、作为一个"人"的咨询师

心理咨询是一项充满个性的工作，心理咨询师首先是一个"人"——既不是神，也不是机器。心理咨询首先是人和人的关系，这意味着咨询师一方面要展现和发挥自己的个性去影响来访者；另一方面又需要不断地反思并且谨慎地看待自身对来访者的作用。心理咨询要求咨询师摆脱一成不变的角色，在咨询关系中作为一个真正的人，而不是一个机械的"专家系统"。只有在这种"一个人与另一个人"的关系背景下，来访者才会逐渐成长。如果咨询师躲在专业的角色后面，来访者也会隐藏起来。如果咨询师仅仅变成技术的专家，而不考虑来访者的反应和个性，则咨询可能毫无效果。咨询师只有通过自己的诚恳和真实，才能真正地接触到来访者的内心。

简而言之，咨询师对来访者来说是一个榜样。如果咨询师言行不一、掩饰自己，来访者很可能会作出同样的行为。如果咨询师通过适当的自我开放表现出作为一个人的真实的一面，来访者也将试图在治疗关系中显得诚实。可以肯定的是，咨询可能朝好的方向发展，也可能朝坏的方向发展。咨询师的真诚与否和心理健康的程度是决定咨询效果的关键因素。

心理咨询专家卡瓦纳(M. Cavanagh)对心理咨询师应有的人格特质作了详细的描述，包括自我认识能力、令人信任、诚实、坚强、热情、反应敏捷、耐心、敏感、给人以自由等。他强调，有效的心理咨询更依赖的是咨询师的人格特征，而不是咨询师的知识和技巧。他认为知识和技能不是不重要，而是因为这些是可以通过训练获得的，而教育和训练则很难改变咨询师的那些基本的人格特征。心理咨询专家吉尔伯特(P. Gilbert)等人在谈到什么样的人适宜做心理咨询师与治疗者时曾指出，正如音乐、艺术或写作的能力很大程度要靠天赋一样，专业训练对共情、亲和力等只能起到些许的帮助作用，通过训练虽然可以教会一个人如何运用共情，却很难训练一个人具有共情的态度。

心理咨询专家考米尔(W. Cormier)也认为，最为有效的心理咨询师是那些可以把自己的人格和专业的理论、方法加以完美结合的人。换句话说，就是可以在人际关系和咨询技术之间寻求平衡的人。他提出一个优秀的心理咨询师应具备以下六项心理品质。

(1) 智力。对新知识具有强烈的学习愿望与能力。

(2) 精力。在咨询过程中咨询师充满活力与感染力。

(3) 适应力。可以根据当事人的需要运用适当的理论和方法，而不是只限于某一特殊的理论和方法。

(4) 支持与鼓励。支持当事人自己作出决策，帮助他们发挥自己的潜力，避免强制行为。

(5) 友善。以良好的意愿去帮助当事人重新构筑新的生活方式或行为方式，促进当事人的独立性。

(6) 自我意识。对自己的知识结构、态度与情感有明确的认识，并能认识到对这些情感和态度产生影响的因素。

曾文星、徐静认为，成功的治疗者需具备下述条件。

(1) 要有帮助别人的心。

(2) 要有敏锐的感觉及了解心理的能力。

(3) 要有精神病理的知识。

(4) 要有丰富的经验。

(5) 要保持中立无私的立场。

(6) 要有健康的心理与态度。

钱铭怡认为，除了需有助人之心、敏感性及洞察力和良好的心理健康与态度之外，心理治疗者或咨询师还要在三个方面提高认识：一是对自己的认识，这包含对自己作为一个人的认识和对自己作为专业人员的能力的认识两个方面；二是对治疗过程中治疗者与来访者交互影响关系的认识；三是对自己专业职责及专业道德的认识。

我国的《心理咨询师国家职业标准》对心理咨询师的职业能力特征提出了比较全面的要求，指出观察能力、理解能力、学习能力、思维判断能力、表达能力、人际沟通能力以及自我控制能力、自我心理平衡能力和交往控制能力对胜任该职业是非常重要的。

二、咨询师的个人成长

正如前文所说，心理咨询师首先也是一个人，也需要不断完善自我，并且咨询师的个人经验、态度、价值观等都会极大地影响咨询效果。因此，咨询师个人也要通过接受咨询和督导来不断探索内心世界，体验各种情绪和感受，学习处理各种问题的方法。

资深心理咨询师雅罗姆(I. Yalom)强烈建议初学者参加个人咨询，他主张这是心理咨询训练中最重要的部分。雅罗姆相信，咨询师最有价值的工具是他自己，对学习心理咨询的新手来说，没有比作为来访者参加心理咨询更好的方法。他主张在生命的不同阶段回到治疗中："自我探索是一个终其一生的过程，我主张治疗要尽可能地深和长——治疗师要在生命中的不同阶段进入到治疗中。"

因为咨询师不可能是圣人、完人，因此他们需要不断地通过个人咨询进行自我探索、反思及成长。除此之外，他们所能做的，就是在每一次心理咨询中随时保持警觉，要能够觉察到自己内心产生了什么反应。不恰当的内心反应是难免的，但关键在于，咨询师必须清楚地觉察到这些反应，并且能够防止它对咨询的干扰。我国心理学家许又新认为，在这种情况下，咨询师不妨对自己提出以下问题，并设法努力改进自己。

(1) 过去我有什么心理冲突？现在我还压抑着什么心理冲突？我有没有过分使用某种防御机制的倾向？

(2) 我的基本需要都被满足了吗？如果没有，我就必须通过某种建设性的行为去求得满足，切忌从来访者身上寻求满足，否则，我与来访者之间的关系就成为非治疗性的。

(3) 我是占有型的人吗？占有型的人在心理咨询和治疗中容易急功近利，容易夸大自己的功劳和疗效，容易因治疗成功而沾沾自喜等，这些都是不利于甚至有害于心理治疗的，至少会妨碍咨询技能的进一步提高。

(4) 我的心理是开放的还是封闭的？开放者感到周围世界和处境一般是友好的，而封闭者常感到是威胁性的。对于权威，开放者并不一概而论，而是看权威的某一具体形式(某一个人或某个组织)和他有无利害关系，有哪些优点和缺点，有无合作的可能；封闭者则倾向于把权威绝对化，不是崇拜和认同，便是反对。对人的评价，开放者倾向着眼于特定的言语行动，他宁愿说某一行为是好的或不好的，而不愿意说某人是好人或坏人；封闭者倾向于对整个人作全盘肯定或否定的评价，且往往带有盖棺论定的性质。开放者的时间观是广阔的和具有流动性的，封闭者的时间观则是狭窄而固定的；开放者不大用"非黑即白"或"非此即彼"的观点考察事情和待人接物，封闭者却经常使用这种观点。一般来说，咨询师的封闭性越强，在心理咨询和治疗中遇到的困难就越大。

心理咨询作为一种比较特殊的助人工作，非常容易出现所谓的"枯竭"(burnout)现象。这是由于：第一，在咨询过程中需要咨询师努力与来访者建立良好的咨询关系，使用共情、积极关注、尊重、温暖、真诚、耐心、鼓励、对峙等需要大量情感投入的技能来帮助来访者，这种投入是咨询师向来访者的单向性投入，或至少是非对称性的投入。这种对情感的经常性要求，以及设身处地地体验来访者所经历的种种强烈的紧张情绪，会造成咨询师情绪及情感的极度疲劳。此外，在与来访者相互作用的过程中，矛盾和冲突也不可避免，不满、恐惧、失望、难堪等不良情绪体验时常伴随而生。第二，咨询师面对的是形形色色的心理问题，这就要求咨询师能运用自己的智能去发现错综复杂的心理问题背后的根源，要能进入来访者内心去体验，又不能失去客观性；要在不长的时间内消除来访者长久以来积累起来的"三尺冻冰"，要运用自己的力量去对抗、调整和清除来自来访者周围的不良影响。所以，在咨询过程中需要咨询师投入大量的心智。第三，来自来访者负性情绪的影响。咨询的过程是咨询师与来访者之间的互动过程，这其中包括情绪上的交互影响。对于职业咨询师来说，来访者负性情绪影响日积月累后会在一定程度上损害他们的心理健康。所以，咨询师很容易产生心理疲劳、心身疾病和情绪障碍，导致工作效率降低、服务质量下降、职业成就感降低。

"枯竭"现象对咨询师、咨询师所在的组织，以及咨询师为之服务的来访者来说，都是一件危害极大的事情。有些研究就心理咨询师如何避免心理的高度紧张与疲劳，提出了许多有效的建议，具体如下。

(1) 工作以外，多与健康的人交往。

(2) 理智地选择心理咨询理论和方法。

(3) 对当事人(即来访者或患者)既要保持一种公正、关心的态度，又要善于超然事外。

(4) 善于改变或调节环境中的压力因素。

(5) 经常进行自我测验。

(6) 定期检查和澄清心理咨询的角色、预期和信念。

(7) 经常进行放松训练。

(8) 寻求必要的个体心理治疗。

(9) 拥有一定的私人时间和自由。

除了心理咨询师的自我反思与调节外，定期接受"督导"也是帮助心理咨询师成长的一条必要途径。所谓"督导"，是对长期从事心理咨询工作的心理咨询师和心理治疗师的职业化过程的专业指导。咨询师在理论认识、实践操作以及个人修养方面总是存在着一定程度的主观性和局限性，而心理误区或盲点的存在往往会对心理咨询和心理治疗工作产生一定的消极影响。心理督导可以在以下四个主要方面帮助心理咨询师和心理治疗师。

第一，促进咨询师的个人成长。对于心理咨询师来说，你自己能走多远，你就能引领你的来访者走多远。因此，咨询师个人的心理健康水平是很重要的。

第二，在咨询师本人出现心理问题时，帮助其恢复心理健康。心理咨询、心理治疗是一种高压力职业，甚至有人把心理咨询师比作接受消极情绪的垃圾桶，因此咨询师本人同样需要心理保健甚至心理治疗。

第三，有效帮助咨询师提高咨询技能。心理咨询和心理治疗在本质上是一种经验科学，是一种基于经验的艺术，很多咨询、治疗艺术和技巧，从来都不是写在书本上的，其中的奥妙，很多都是在督导的互动中体现出来的。

第四，帮助咨询师，尤其是新入行的咨询师，及时调整咨询策略。咨询师在咨询过程中因为自身的经验等方面原因，有时会遇到困难，以致咨询很难继续进行下去。这时就需要督导帮助其寻找原因并修正咨询策略，以便更好地帮助来访者获得成长和改变。

国外由于其心理咨询和心理治疗活动开展的历史比较久，已经建立起比较好的督导制度和体系，每一位心理咨询师和心理治疗师都有自己的督导。随着国内心理咨询行业的发展以及心理咨询与心理治疗从业人员的增加，大家已经认识到心理督导的重要性，并且开始尝试使用心理督导这一方式。

关于督导的形式，根据不同的分类原则，可以有不同的类型。根据督导与咨询师的关系，可以分为两类：一是上级督导；二是朋辈督导。前者是经验丰富的督导与咨询师初学者之间进行的督导，后者是同水平、同级别的咨询师之间的相互督导。根据时间安排，又可分为两类：一类是全职督导，另一类是临时性督导。前者是一种持续的、持久的、定期的系统督导，后者是短期的、有一定针对性的、间断的督导。通常咨询师可以根据各自的不同需要进行选择。

三、咨询师的价值观

作为咨询师似乎不应该显露自己的价值观，以免对来访者产生各种各样的影响，但是咨询师并不是没有价值观。尽管咨询师的价值观确实会影响咨询过程，但是咨询师可以保持客观的态度。咨询师需要警惕的是两种极端的态度倾向。一个极端是有些咨询师试图说服来访者接受自己的价值观，他们倾向于引导来访者接受他们所谓"对"的价值观。另一个极端是有些咨询师认为应该把自己的价值观排除在工作之外，他们的理想是尽力做到无价值观的咨询，尽量不去影响他们的来访者。

在咨询中完全保持中立或无价值观是不可能的，或者说不存在完全排除了价值干预的心理咨询。这是因为：第一，制定咨询的终极目标或具体目标本身就带有价值导向的色彩；第二，在咨询的过程中，即使咨询师受过再好的训练也无法将自己的价值观完全隐藏起来，而必定会在与来访者思想与情感的相互沟通中，以言语或非言语的形势微妙地表达出来。如果非要坚持价值中立，则只能说明持这种观点的人对咨询的认知和体验还不够全面。

心理咨询中的价值干预既涉及咨询在功能方面的科学问题，又涉及咨询专业在道德规范方面的伦理学问题，因此需要谨慎地对待。国外心理咨询实践中已经形成了处理价值干预问题的若干公认和通行的原则。

(1) 咨询师应该对自己的价值观有高度的警觉，对咨询中的价值问题有高度的敏感。由于价值干预是一个容易引起道德问题的领域，故要求咨询师在处理价值问题时首先要有一种谨慎的态度。这种态度自然就会要求咨询师一方面对自己的价值观有自觉，知道自己对于一些基本的价值现象持有何种倾向；另一方面要对咨询中涉及的价值问题保持敏感，要能够迅速地意识到在来访者的某种生活抉择或者某种态度后面所蕴含的价值冲突。只有知道自己的价值取向,咨询师才有可能在面临价值问题的时候保持警觉;只有敏感于来访者面临的价值选择,才会意识到自己的价值观可能对来访者产生什么样的影响。这一条是处理其余问题的前提。

(2) 承认多元化价值取向存在的权利。不过,这种承认并不是漫无边际的,对于某些来访者持有的反社会或者边缘性的价值取向,咨询师应该保持警觉。美国心理咨询专家布洛切(D. H. Blocher)曾提到七种在现代西方社会中主流的(即有较多人遵从)价值体系,包括一神论、道德理性论、道德绝对论、功利主义、道德自我论、道德直觉论和追求社会公正。尽管这些价值体系互相并不一致,但它们都是主流价值,不能歧视。

(3) 当涉及价值问题的时候,咨询师应公开、清晰地和来访者讨论,并且不应有意地以任何明白或隐晦、直接或间接的方式把自己的价值观强加于来访者,而要让来访者享有选择和决定的自由。咨询师要明确地向来访者表明哪些是咨询师个人的价值观和倾向,并表明来访者并没有义务要屈从于咨询师。但这不意味着当咨询师发现来访者作出一个明显"不当的选择"时视而不见。这时咨询师有责任与来访者讨论,向来访者提供其他可能的替代性选择,然后把最后决策的权利留给来访者(当然来访者也得对自己的选择负责)。

(4) 咨询师在作价值判断时,必须遵循有相对普遍意义的价值,如尊重人的生命,尊重真理,尊重自由和自主,信守诺言和义务,关心弱者和无助者,关心人的成长和发展,关心不让他人遭到损害,关心人的尊严和平等,关心感恩和回报,关心人的自由等。

(5) 小心地处理咨询师的价值观与来访者价值观不一致的问题。当咨询师的价值观和来访者的价值观不一致,尤其是两者相反的时候,往往会对来访者产生负面影响。如果咨询师没有敏感和自觉,就极易妨碍咨询关系。咨询师应该能够迅速察觉价值观差异,并且与来访者做公开的讨论。与此有关的一点是咨询师要经常对自己的价值、信念体系保持自觉。咨询师不是圣人,不会没有自己的偏见,关键是要能够意识到并且承认自己可能有错,可能会错。

我国学者江光荣在分析归纳了以上各项原则的基础上概括出西方(主要是美国)心理咨询中价值干预的一条总原则,即侧重价值的功能干预,避免价值的内容干预。所谓价值的功能干预是指咨询师引导来访者把自我探索集中于个人选择与个人需要之间的关系上,而不是由咨询师根据自己的价值判断来评判一种选择是否有价值,然后把自己的观点强加给来访者。例如,帮助来访者澄清其价值追求,让来访者意识到自己有什么样的价值观;帮助来访者明确自己的真实需要是什么;帮助来访者认识其价值观之间是否存在矛盾,认识价值选择和自己的需要之间是否存在矛盾或者不一致之处;让来访者领悟其价值观与行为和情感之间的矛盾及其后果,并作出相应的改变等。在做这些工作时,咨询师应尽可能避免价值说教(不向来访者宣讲人应该有什么样的价值追求),也不应对来访者的价值观做好坏、正误判断。咨询师可以引入别的价值观,比如表明自己的价值态度,但这种引入的目的在于扩大当事人的视野,使其认识到多种价值选择的可能性,咨询师不应存有直接或暗示性地迫使来访者接受某种价值的企图。

四、多元文化咨询师

显然,心理咨询必须考虑文化的影响。简单来说,文化是被一个群体中的全部个体所共享的价值观和行为。文化所涉及的不仅仅是种族，也包括年龄、性别、宗教、性取向、身体和智力能力以及社会经济地位等。咨询师的角色是帮助来访者作出与来访者世界观一致的决定，而不是说服来访者以咨询师的价值观来生活。咨询师是带着他们已有的知识和经验进行咨询工作的，因此需要认清文化条件会如何影响其对来访者的指导。

多元文化咨询师应了解他们自己的文化环境、来访者的环境，以及社会政治的系统。心理咨询专家苏(S. Sue)和她的同事提出了对多元文化咨询师的核心要求，包括三个领域，即①信念和态度；②知识；③技能。

首先，咨询师应尽力保证个人偏见和价值观不会干扰他们对来访者进行咨询。他们尊重来访者的宗教、精神信仰以及价值观，他们能够接受和重视文化差异，他们知道传统的理论与技术可能并不适合所有的来访者或者所有问题。

其次，在文化咨询中，咨询师拥有一定的知识。他们非常了解自己的种族和文化，以及它们对个人和专业的影响。他们了解来访者的世界观，熟悉来访者的文化背景，不会把自己的价值观和期望强加给来自不同文化背景的来访者。熟谙文化的咨询师知道如何帮助来访者利用本土的支持系统。

最后，咨询师应具备与来访者文化相符的咨询技能。当咨询师运用的方法、策略及其制定的目标和来访者的文化价值观与生活经历相一致的时候，多元文化咨询的效果会被增强。咨询师要不断寻找教育、咨询和训练的经验，以此来增强自己在多元文化背景中咨询的能力。他们应定期向其他的多元文化咨询专家请教，以确定在何时何地转诊是必要的。

美国心理学会(APA)为专家提供了一个框架，以便将服务实施到不同文化的人群中：首先，心理学家应该认识到，作为文化人，他们可能持有某种态度和信念，并影响与自己有民族、种族差异的人的交往；其次，心理学家需要意识到，文化敏感度在认识和理解存在民族文化差异个体方面的重要性；最后，应鼓励心理学家在心理学的教学中使用多元文化和多样性的结构。

而对于心理咨询师来说，在咨询实践中需要做的是：反思你的基本假设，尤其是当它们被运用于区分不同的文化、种族、民族、群体、宗教和性取向的差异时。心理咨询师需要思考这些假设是否会影响专业工作，检测关于文化的知识是从哪里学来的；关于文化差异的态度是不是只属于自己；知识有多准确，是否与时代同步。心理咨询师需要熟悉那些将用于来访者身上的方法，当一种特定的方法对于某个来访者不合适时，不要随意使用它。

总之，多元文化咨询师需要以开放的姿态适应来访者与情境的需要。真正尊重来访者的咨询师将会谨慎地思考来访者的各种反应，而不是匆忙地去曲解来访者的行为。

第五节　咨询实践中的伦理问题

在各个国家的专业组织中，都有关于心理咨询和治疗的伦理规范和守则。例如在美国，所有的专业咨询师都必须遵守有关法律和所属专业组织所明文规定的道德准则，若违反这些准则，咨询师可能将会失去专业组织的成员资格、被吊销执照，甚至面临法律诉讼。1999年，中国心理学会和中国心理卫生协会联合起草并下发了《心理治疗与心理咨询工作者道德规范准则》，对心理治疗和心理咨询从业者的道德伦理提出了要求。2001年8月我国劳动和社会保障部首次颁布试行的《心理咨询师国家职业标准》对心理咨询师的职业守则和职业道德也都作出了明确规定。但是对于咨询师来说，更加关键的问题是如何将这些规范和守则应用于咨询实践。

一、伦理决策

伦理决策的核心问题是当你面临一个伦理问题时从哪里寻找依据。此时，我们可以参照相应的伦理规范。专业的伦理规范有很多目的，它们能使咨询师和普通大众了解专业的责任。通过对伦理规范的加强，来访者将避免被不道德的咨询所伤害。也许重要的是，规范可以提供一种反映和提高咨询师专业能力的基础。但是，伦理规范毕竟只是一种外部监督，并且很容易成为空洞的形式。在国外一些发达国家中，一种不好的趋势是伦理规范越来越变得本本主义。很多咨询师都非常害怕牵扯到法律诉讼，以至于他们按照法律的最低限度来指导自己的咨询工作，而不是考虑怎样才能对来访者更好。很多有关精神健康方面的伦理规范成为冗长的文本，其中规定了许多"应有的行为"，而这些行为却不一定有益于来访者。即使规范变得再具体，它们还是不能保证为咨询师将会遇到的困难准备好答案。

研究者考瑞(G. Corey)及其同事通过研究认为，伦理决策通常需要经过以下一系列步骤。

(1) 收集与问题有关的信息，这将有助于决定这个问题主要是关于伦理的、法律的、专业的、诊断的还是其他的。

(2) 评估情境中所有人的权利、责任和利益。

(3) 考虑相关的伦理规范，考虑自己的价值和伦理是否与相关的指导方针相冲突。

(4) 考虑能应用的法律与规则。

(5) 从不同来源获得对问题的不同观点。

(6) 同其他咨询师讨论来访者的可能选择。

(7) 列举不同选择的结果，并思考每种选择对来访者的影响。

(8) 决定什么是最合适的选择，并且在执行决策的过程中，对相应的结果进行评估，并决定是否有必要采取进一步的行动。

当然，任何伦理决策都不是循规蹈矩的过程，不同的咨询师将会作出不同的决定。成熟的专业咨询师善于提出问题并愿意与同事讨论遇到的困难，因为伦理规范不能替你作决定。

二、保密

保密是发展信任和建立良好咨访关系的核心问题，也是法律和伦理问题。所有与精神健康相关的伦理规范都会涉及保密的问题。因为除非来访者信任他的咨询师，否则咨询将不会获得效果。

我国劳动和社会保障部颁布的《心理咨询师国家职业标准》关于职业道德的第六条，明确提出了"心理咨询师始终严格遵守保密原则"，具体措施如下。

(1) 心理咨询师有责任向求助者说明心理咨询工作者的保密原则，以及应用这一原则时的限度。

(2) 在心理咨询工作中，一旦发现求助者有危害自身或他人的行为，必须采取必要的措施，防止意外事件发生(必要时应通知有关部门或家属)；或与其他心理咨询师进行磋商，但应将有关保密信息的暴露限制在最低范围之内。

(3) 心理咨询工作中的有关信息，包括个案记录、测验资料、信件、录音、录像和其他资料，均属专业信息，应在严格保密的前提下加以保存，不得列入其他资料之中。

(4) 心理咨询师只有在求助者同意的前提下才能对咨询过程进行录音、录像；在因专业需要进行案例讨论，或采用案例进行教学、科研、写作等工作时，应隐去那些可能会据以辨认出求助者的有关信息。

尽管国内外都有关于保密的规章制度，但是这些规章制度也都不是绝对的。很多时候关于是否要保密咨询师可能并不完全清楚，或者有些情况下无法执行完全的保密制度。在决定何时可以违背保密原则时，咨询师必须考虑他们所在的咨询环境的规定和服务对象。由于现成的伦理规范不会对这样的环境给予清楚的定义，因此咨询师必须进行职业的判断。一般来说，当来访者对自己或他人发生严重危害的时候，必须打破保密的原则。在虐待儿童、虐待老人和对他人有危险的情况下，打破保密的原则是法律的要求，所有的精神健康咨询师和实习医师都需要意识到自己有责任报告这些虐待的事件。中国心理学会制定的《临床与咨询工作伦理守则》中要求，心理咨询师应清楚地了解保密原则的应用有其限度，下列情况为保密原则的例外。

(1) 心理咨询师发现寻求专业服务者有伤害自身或伤害他人的严重危险时。

(2) 寻求专业服务者有致命的传染性疾病等且可能危及他人时。

(3) 未成年人在受到性侵犯或虐待时。

(4) 法律规定需要披露时。

总之，作为咨访关系中关键的一部分，保护来访者的秘密是咨询师基本的责任。当咨询师告知来访者他们的谈话内容将会被保密时，也应告诉他们保密并不是绝对的。在大多数情况下，这并不会影响咨询的进行。

三、多元文化中的伦理问题

只有在考虑文化和环境变量的前提下，才能更好地理解一个个体。对咨询师来说，制定一个与多元社会的各种价值和行为一致的治疗策略是必要的。每种咨询理论都代表不同的世界观，都有它们自己的价值基础和对人类行为的假设。很多咨询方法起源于白人并适用于白人、男性、中产阶层和西方的来访者，当西方的咨询模式应用于黄种人、黑种人或其他特殊人群和少数人群时就会受到很大的限制。

除此之外，由特定文化背景下咨询师倡导的价值取向导致了咨询中的文化偏差。不能否认，现代心理咨询的理论方法是源于欧裔美国文化并以他们的价值体系为核心的，这些理论方法并不是完全公平中立的，也不适用于所有人。例如，很多传统的咨询理论强调个人的独立存在，强调作决定的权利和行为责任取决于个人；但是在另一些文化中，起关键作用的价值观是集体主义，它们更重视个人与集体价值的协调。

个体和文化环境因素给咨询师提供了指引，帮助他们与来访者进行交流。多元文化的实践者认为，只有了解引起来访者问题的社会因素，并努力改变这些社会因素而不是责备来访者，干预才可能有效。

四、诊断过程中的伦理问题

　　心理诊断包括对来访者的问题原因的解释，对问题随时间发展的分析，对心理失调的分级，对治疗步骤的具体化和对成功解决问题可能性的估计。咨询中诊断的目的是确定来访者目前行为与生活中存在的问题。一旦清楚地确定了问题行为，治疗师和来访者就能清楚地确立治疗的目标，然后针对来访者特定的需要运用相应的治疗方式。诊断并不是最终的结果，它只是一个对治疗师如何了解来访者的指导。诊断过程可以对来访者问题的性质提供线索。因此，诊断从会面室的见面就开始了，并在整个治疗阶段都会继续下去。

　　对评估和诊断的讨论是治疗的关键，评估和诊断的过程不能与治疗分离。如果咨询师出于防止犯错误的目的而盲目地依赖各种心理测验，并随意地评估来访者，这就会成为一个伦理问题。一个合格的咨询师应该既能够利用测验帮助评估和诊断，同时又不丧失作为一个主体的判断能力。

　　尽管一些咨询师将诊断作为治疗过程的中心，但还有一些人却认为它是不必要的，因为这可能会导致对女性和少数团体的歧视。心理学家伊文·雅罗姆(I. Yalom)建议治疗师不作诊断，他认为诊断对问题较轻的患者常常会起反作用，诊断限制了治疗师对来访者的判断力，并导致治疗师按照预先的推测建构出虚假的问题。

　　鉴于心理测量对于心理诊断的重要作用，中国心理学会制定的《临床与咨询工作伦理守则》规定了在心理测量中应遵循的伦理规范，包括心理咨询师应正确理解心理测量与评估手段在临床服务工作中的意义和作用，并恰当使用；心理咨询师在心理测量与评估过程中应考虑被测量者或被评估者的个人和文化背景；心理咨询师应通过发展和使用恰当的教育、心理和职业测量工具来促进寻求专业服务者的福祉。具体来说，心理测量与评估的目的在于促进寻求专业服务者的福祉，心理咨询师不得滥用测量或评估手段以牟利；心理咨询师应在接受过心理测量的相关培训，对某特定测量和评估方法有适当的专业知识和技能之后，方可实施该测量或评估工作；心理咨询师应尊重寻求专业服务者对测量与评估结果进行了解和获得解释的权利，在实施测量或评估之后，应对测量或评估结果给予准确、客观且可以被对方理解的解释，努力避免其对测量或评估结果的误解；心理咨询师在利用某测验或使用测量工具进行记分和解释，或使用评估技术、访谈或其他测量工具时，必须采用已经建立并证实了信度和效度的测量工具，如果没有可靠的信度、效度数据，则需要对测验结果及解释的说服力和局限性作出说明，而不能仅仅依据心理测量的结果作出心理诊断结论；心理咨询师有责任维护心理测验材料(指测验手册、测量工具、协议和测验项目)和其他测量工具的完整性和安全性，不得向非专业人员泄露相关测验的内容；心理咨询师应运用科学程序与专业知识进行测验的编制、标准化、信度和效度检验，力求避免偏差，并提供完善的使用说明。

五、咨询中的双重和多重关系

　　咨询中的双重或多重关系，是指咨询师与来访者除了咨询关系外，还有其他人际联系，如亲戚、朋友、同事、商业伙伴或其他私人关系或利益关系。当存在这种双重或多重关系时，咨询过程和咨询效果就有可能受到影响。在心理咨询的伦理规范中，某些关系如性关系是被明令禁止的，但是另外一些关系是否应该绝对禁止则很难作出明确判断。

美国心理学会(APA)制定的道德规范指出，如果多重关系有可能影响咨询师咨询时的客观性、能力和效力，或者有利用和伤害来访者的危险，咨询师就要防止牵涉进这种关系。从这个标准可以看出，APA没有禁止在所有环境下的所有形式的多重关系。尽管多重关系会带来潜在的危险，但是说多重关系是不道德的或者一定会导致伤害也未必正确。一些双重关系对来访者或对咨询关系有明显的损害，但是其他一些双重关系则有可能带来益处。

中国心理学会制定的《临床与咨询工作伦理守则》也指出："心理咨询师要清楚地了解双重关系(例如与寻求专业帮助者发展家庭的、社交的、经济的、商业的或者亲密的个人关系)对专业判断力的不利影响及其伤害寻求专业服务者的潜在危险性，避免与寻求专业服务者发生双重关系。在双重关系不可避免时，应采取一些专业上的预防措施，例如签署正式的知情同意书、寻求专业督导、做好相关文件的记录，以确保双重关系不会损害自己的判断并且不会对寻求专业帮助者造成危害。"

在双重关系的处理中，最好从开始就确定这种关系是否可以避免。有时候，双重关系是可以避免的，卷入其中会使来访者处于危险的境地。当然在另一些例子中，双重关系是不可避免的，例如心理咨询师有可能有多个角色，他们有可能和来访者属于相同的社会组织。

很多研究者一致同意，双重和多重关系在一定条件下是不可避免的，并且全面地禁止也是不可行的。因为人际间的关系不是静态的，而是随着时间的推移不断变化的。处理双重和多重关系的关键是把危险最小化，要考虑到潜在的利益与潜在的伤害之间的权衡。研究者何里希(B. Herlihy)和考瑞(G. Corey)认为以下几点是处理多重关系的关键：在治疗关系的早期建立分界；在开始和整个治疗的过程中要达到知情同意；让来访者加入讨论和决策的过程，对讨论进行记录；与专业同行讨论，以维持客观性；当双重关系成为潜在的问题，或者当伤害的风险很高时，需要在他人监督下工作。

本 章 小 结

心理咨询与治疗是指咨询师运用心理学的有关理论与方法，在咨访活动中帮助来访者解决心理问题、促进其身心健康的过程。现代心理咨询与治疗萌芽于20世纪初期，并于20世纪30年代以后逐步发展，不断走向成熟和规范。我国的心理咨询与治疗工作发展相对较晚，20世纪80年代后期开始逐步繁荣，并且开始探索适合国情的本土化心理咨询与治疗模式。作为专业人员的咨询师也需要接受咨询或督导，以不断获取新的体验，探索自身的价值观，考察多元文化对咨询过程的影响。咨询师也要严守职业规范，注意各种情况下的伦理问题，避免对来访者造成伤害。

思 考 题

1. 心理咨询与心理治疗有何异同？

2. 为什么要强调心理咨询与治疗的本土化？

3. 合格的心理咨询师需要具备哪些条件？

4. 心理咨询需要注意哪些伦理问题？

参 考 资 料

[1] 乐国安. 咨询心理学[M]. 天津：南开大学出版社，2002.

[2] 钱铭怡. 心理咨询与心理治疗[M]. 北京：北京大学出版社，1994.

[3] Corey G. 心理咨询与治疗的理论及实践[M]. 谭晨，译. 北京：中国轻工业出版社，2004.

推荐阅读资料

[1] 马建青. 辅导人生——心理咨询学[M]. 济南：山东教育出版社，1992.

[2] 曾文星，徐静. 心理治疗：原则与方法[M]. 北京：北京医科大学出版社，2000.

[3] 中华人民共和国劳动和社会保障部. 心理咨询师国家职业标准(试行)[M]. 北京：中央广播电视大学出版社，2001.

[4] 钟友彬. 中国国内心理治疗与咨询工作概况. 中国心理卫生杂志[J]，1991，5(1)：38～40.

[5] 钱铭怡. 心理治疗与心理咨询在中国的发展. 见中国心理学会编：当代中国心理学[M]. 北京：人民教育出版社，2001：174～175.

最实用的莫过于好的理论。

——K. 勒温(K. Lewin)

第二章　心理咨询与治疗的基础理论

本章学习目标

> 了解类型论的主要观点。
> 了解认知与发展理论。
> 了解精神分析理论。
> 了解行为主义理论。
> 了解人本主义理论。

核心概念

类型论(type theory)、认知与发展理论(cognitive and development theory)、精神分析理论(psychoanalysis theory)、行为主义理论(behaviorism theory)、人本主义理论(humanistic theory)

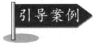

引导案例

心理治疗理论的另类比较[①]

是年三月，春光烂漫，众心理医生结伴出游，正于桃花林中流连忘返，忽见前方黄沙漫漫，原来是一群饿狗飞奔而来。行为主义治疗师首先发话："给我拿根大点的电棒来！谁咬人就电谁，让它在咬人的时候感觉很难受，这样它们就会放弃咬人的恶习了。"众狗愕然止步。认知治疗师接着说："狗朋友们，你们之所以咬人，并不是因为喜欢咬人，而是由于你们的不合理信念，认为人和狗是天敌，这是一种绝对化的错误观念，其实世事无绝对，人和狗也是可以做朋友的……"众狗陷入沉默。精神分析治疗师说："其实，你们并不想咬人，只是因为你们的口欲期没有发展好，造成了口欲期的固着，所以才用咬人来释放你们的焦虑，是你们的狗爸爸狗妈妈没有抚养好你们，现在你们对我们出现了负性移情，你们的防御机制是转移、投射、否认……总之，你们童年有创伤。"众狗凄然泪下。人本

---

① 摘编自互联网，http://blog.sina.com.cn/s/blog_493c5c3f0100hu9y.html。

主义治疗师见此情景，不由眼圈一红说："别哭了，我能感觉到此时此刻的悲伤难过。你们不要这样迷茫地看着我，我不想告诉你们怎样做，我相信，人有选择自己行动的自由——啊，错了，是狗。狗也有让自己走向健康的能力。相信我，没错的。"(深情注视)众狗号啕大哭。

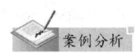

案例分析

　　这段阐述虽然有调侃的成分，但还是比较准确地把握了认知理论、精神分析、行为主义、人本主义等几个主要治疗流派的核心思想，并且指出了它们之间的主要区别。认知理论注重观念和思维的改变，以对不合理信念的探寻和辩驳作为突破口；精神分析注重对过去生活经验和心理创伤的挖掘；行为主义强调通过强化、惩罚等方式塑造和改变行为表现；人本主义则相信人的内在潜能，通过共情等方式创造有利于来访者成长的环境。

　　尽管心理咨询与治疗是一门实践性很强的学问，但理论的指导对于咨询与治疗实践是必不可少的，并且理论基础的好坏对于咨询与治疗效果来说至关重要。下面让我们了解一下当代主要的心理咨询与治疗理论。

第一节　类型学理论

　　将人按类型分类是区分个体差异的方法之一。哲学家、精神病学家、心理学家、小说家曾就人的差异问题提出过许多类型学，而且大多按社会行为、病理学、价值观念、态度以及与气质有关的种种生理构造特征进行分类。每种类型的人都具有相应的心理行为特征，并且在特定类型的人身上可能表现出具有临床意义的心理特点。因此，了解心理学家对于人格类型的划分，有助于咨询师在实践中选择有针对性的方法和技术。

一、类型学理论的历史与发展

(一)体液说

　　早在公元前5世纪，古希腊著名医生和学者希波克拉底(Hippocrates)就提出了体液说，对人的气质类型进行划分。希波克拉底认为：人体含有四种不同的液体，即血液、黏液、黄胆汁和黑胆汁，它们分别产生于心脏(血液)、脑(黏液)、肝脏(黄胆汁)和胃(黑胆汁)。这四种体液形成了人体的性质，机体的状况取决于它们的配合程度。四种体液配合恰当时，身体便健康，否则就会出现疾病。在体液的混合比例中，血液占优势的人属于多血质，黏液占优势的人属于黏液质，黄胆汁占优势的人属于胆汁质，黑胆汁占优势的人属于抑郁质。多血质的人表现为动作言语敏捷迅速、活泼好动，待人热情亲切，但又显得有些粗心、浮躁、注意力和情感都易转移或发生变化。黏液质的人表现为情绪较稳定，心平气和，不易激动，也不外露；行动稳定迟缓，说话缓慢且言语不多；处事冷静而踏实；自制力强但也易于固执拘谨。胆汁质的人表现为精力旺盛、不易疲劳，但易于冲动，自制力差，性情急躁，办事粗心等。抑郁质的人表现为对事物和人际关系观察细致、敏感；情绪体验深刻稳定，不外露；行动缓慢，不活泼；学习和工作易感疲劳；工作中常表现出多虑，不果断；生活中常有孤独、胆怯的表现。体液说从生理基础解释人格特点，在当时的历史条件下是一种进步，但从现代医学和生理学角度看，体液说缺乏足够的科学依据。

(二)激素说

激素说认为内分泌腺的机能与有机体的新陈代谢密切相关，并影响着人的行为。美国心理学家伯曼(L. Berman)等人提出，人的气质是由某种内分泌腺的活动所决定的。他根据人内分泌腺的发达类型，把人划分为甲状腺型、脑下垂体型、肾上腺型、副甲状腺型以及性腺过分活动型。例如甲状腺型，其体态为身体健康，头发茂密，双眼明辉，其气质特征是知觉灵敏，意志坚强，不易疲劳；脑下垂体型，其体态为发育较好，体格纤细，其气质特征是情绪温柔，自制力强等。生理学的研究表明，内分泌腺的活动、激素的合成是受神经系统支配的，同时内分泌腺的活动也影响着神经系统的活动。虽然气质的某些特点与某些内分泌腺的活动有关，但是，孤立地强调内分泌腺活动对人的气质的决定作用，则是片面的。

(三)血型说

血型是 1901 年被人们发现的。比较常用的血型分类是将人的血型分为 A 型、B 型、O 型和 AB 型，这种分类方法被称为 ABO 血型系统。1927 年，日本学者古川竹二提出了他的血型学说。他认为，在血型和性格、气质之间明显地存在相关关系。古川竹二首先从熟悉的人开始进行观察，并从中得到了启发，然后他对 1245 名对象进行了调查，在 1927 年发表了他的学说。他认为，不同血型的人具有不同的心理特征。A 型血的人，性情温和、老实稳妥、多疑虑、怕羞、顺从、常懊丧追悔、依靠他人、感情易冲动；B 型血的人，感觉灵敏、不怕羞、不易受事物的感动、擅长社交、多言、好管闲事；AB 型血的人，外表是 A 型，内里是 B 型；O 型血的人，志向坚强、好胜霸道、不听指挥、爱支使别人、有胆识、不愿吃亏。血型说虽然在民间具有一定市场，但从专业角度看，更多地可以视之为一种娱乐，不可过分相信。

二、心理诊断的类型论

前面列举的几种类型论大多根据生活经验积累总结而成，而下面所说的心理诊断的类型论则是依据临床观察得出的，更加重视具有临床意义的类型划分。

(一)体型说

20 世纪 30 年代，德国精神病学家克瑞奇米尔(E. Kretchmer)根据他对精神病患者的临床观察，提出按体型划分人的气质类型的理论。他认为人的身体结构与气质特点和可能患有的精神病种类有一定的关系，而精神病患者与正常人只有量的差别，没有质的区别。他把人分为肥短型、瘦长型、斗士型等。肥短型者脂肪丰满、肩狭腹大、身体短胖，其特点是情绪变化不定、时狂时郁、狂时大言壮语、情绪兴奋、表情活泼、领悟敏捷；抑郁时默默无言、悲观失望、表情呆板、联想迟钝，此谓躁郁性气质。瘦长型者身躯细长、皮肤干燥、肌肉和骨骼都不发达，其特点是胆小退缩、害羞沉静、寡言多思，此谓分裂性气质。斗士型的人骨肉均匀、体态与身高成比例，其特点是正义感强、注意礼仪、节俭、遵守纪律，此谓黏着性气质。不同气质类型的人在临床上易患的心理障碍有所不同，比如肥短型的人易患躁狂抑郁症、瘦长型的人易患精神分裂症，而斗士型的人则易患癫痫等。

美国学者赛尔顿(W. Sheldon)提出了类似的理论，他将体型与气质联系在一起，把人分为三种类型，即内胚层型(胖，柔软，圆润)、中胚层型(肌肉发达，矩形身材，强壮)和外胚层型(瘦长，虚弱)。内胚层型的人是放松的，喜欢吃东西而且喜欢社交。中胚层的人充满了能量和勇气，并具有过分自信的倾向。外胚层型的人有头脑，爱好艺术且较为内向。

(二)内向型与外向型

类型论中著名的学说也许是精神分析学者荣格(C. Jung)的内—外向理论。1913 年，荣格在国际精神分析大会上提出个性的两种态度类型：内倾和外倾。1921 年，他在《心理类型学》一书中又作了详细的阐述，并提出了四种功能类型，即理性功能相互对立的两种类型——思维功能与情感功能，以及非理性功能相互对立的两种类型——感觉功能和直觉功能。由此，荣格将两种态度类型和四种功能类型组合起来，形成了八种个性类型，即外倾感觉型、外倾直觉型、外倾思维型、外倾情感型、内倾感觉型、内倾直觉型、内倾思维型、内倾情感型。这八种类型人格的主要特点如下所述。

(1) 外倾感觉型：常注意并能记住事物的外部特征、追求欢乐、活泼而有魅力、精明而求实。

(2) 外倾直觉型：对不确定的事物有敏锐的感觉、易变而富有创造性、做事常凭主观预感。

(3) 外倾思维型：对事物的结果感兴趣、对结果后面的观念不感兴趣、思维常以客观事实为依据。

(4) 外倾情感型：为人热情、乐于助人、思维常被情感压抑。

(5) 内倾感觉型：对事物有深刻的主观感觉、情绪易受外部影响、注重事物的效果。

(6) 内倾直觉型：具有超然直觉、富于幻想、性情古怪、思想往往脱离现实、体验奇特怪异。

(7) 内倾思维型：喜欢抽象思维、遇事主观、待人冷漠、倔强偏执、情感受压抑。

(8) 内倾情感型：富有同情心、沉默寡言、不易接近、内心体验丰富、强烈。

总的来说，类型论对心理咨询有一定的价值，例如不同类型的人可能适用不同的咨询和治疗方法。但是，类型论存在非此即彼的缺陷，对于中间型、混合型的人难以把握。此外，类型论也过分强调先天因素，而忽视了环境对人的影响。

第二节　认知与发展理论

一、皮亚杰的认知理论

让·皮亚杰(Jean Piaget，1896—1980)，瑞士心理学家，以研究儿童认识发展而闻名于世。皮亚杰在从事智力测验的研究过程中发现，所有儿童对世界的了解都遵从同一个发展顺序，在认知过程中都会犯同类的错误。因此，他认为儿童是以完全不同于成人的思考方式进行思维的。为了更好地了解儿童的思维，他放弃了标准化测验的研究方法，而开始用临床法研究儿童的智力。通过细致的观察和严密的研究，皮亚杰得出了关于认知发展的几个重要结论。其中重要的是他提出了人类发展的本质是对环境的适应，这种适应是一个主动的过程。

皮亚杰认为，心理、智力和思维既不是起源于先天的成熟，也不是起源于后天的经验，而是起源于主体的动作。这种动作的本质是主体对客体的适应。主体通过动作来适应客体，乃是心理发展的真正原因。皮亚杰从生物学的观点出发，对适应作了具体的分析。他认为，个体的每一个心理反应，不管是指向于外部的动作，还是内化了的思维动作，都是一种适应。适应的本质在于获得机体与环境的平衡。

具体来说，儿童在发展中会主动寻求了解环境，并在与环境的相互作用过程中，通过同化、顺应和平衡的过程，认知逐渐成熟起来。皮亚杰认为智力结构的基本单位是图式，它是指有组织的思考或行动的模式，是用来了解周围世界的认知结构。同化是指个体将外界信息纳入到已有的认知结构的过程。但是有些信息与现存的认知结构不十分吻合，这时个体就要改变认知结构，这个过程即是顺应。平衡是一种心理状态，当个体已有的认知结构能够轻松地同化环境中的新经验时，就会感到平衡，否则就会感到失衡。心理状态的失衡就会驱使个体采取行动调整或改变现有的认知结构，以达到新的平衡。平衡是一个动态的过程，个体在平衡—失衡—新的平衡中，实现了认知的发展。

二、亲子关系理论

英国精神病学家鲍尔比(J. Bowlby)通过研究指出，早期的亲子关系对儿童以后的人格发展有着重大影响。20世纪50年代初，他受世界卫生组织(WHO)委托，对在非正常家庭中成长和养育的儿童做了大量调查并提交了报告《母性照看与心理健康》。他发现在孤儿院长大的儿童，经常表现出各种各样的情绪障碍问题，包括不能和别人建立亲密持久的人际关系。20世纪70年代，鲍尔比就已经注意到亲子关系的异常可以导致学校恐惧症的发生。这种异常的亲子关系往往表现为：①母亲多为慢性焦虑患者，总希望把子女留在家中与自己做伴；②儿童害怕当自己去上学时，父母会遭遇到不幸，因此自己要求留在家中；③儿童担心自己离开家庭时会受到意外伤害，宁肯留在家中；④母亲担心儿童去上学会发生不幸事故。学校恐惧症和儿童离别焦虑障碍存在着十分密切的关系，两者都可能是亲子关系不良的结果。学校恐惧症患儿不愿意上学的现象，更多体现在不愿与母亲分离，基本反映是与母亲分开后表现出来的严重焦虑症状。

鲍尔比认为，亲子关系的不良表现为，一方面对子女态度冷淡、苛责，另一方面又让子女依附于自己，使子女处于一种无所适从的矛盾境地。他进一步指出，在正常的亲子关系下，父母应给子女以安全而温暖的环境，但又不能使他们依赖这种环境。最后他得出以下结论："心理健康的关键是婴儿和年幼儿童应该与母亲建立一种温暖、亲密而持久的关系，在这种关系中婴儿和年幼儿童既能获得满足，也能感到愉悦。""母爱对婴儿期和儿童期孩子的心理健康的重要性就像维他命和蛋白质对他们身体健康的重要性一样。"

三、人生周期理论

埃里克森(E. Erikson)是美国的精神分析医生，心理学家。埃里克森认为，人从出生到死亡是一个持续发展的过程，人格发展贯穿一生，个体出生后在与社会环境互动的过程中，一方面有自我成长的需要，希望能从环境中得到满足；另一方面又不得不受到社会的制约与限制。

埃里克森把整个心理发展过程划分为八个阶段。这八个阶段的顺序由遗传所决定，但每一阶段能否顺利地度过却由社会环境所决定，即人的心理发展是先天因素同环境相互作用的结果。他认为，在心理发展的每一阶段都存在一种危机，然而也是一种转机；顺利地渡过危机是一种积极的解决，反之是一种消极的解决；积极的解决有助于自我力量的增强，有利于个人适应环境和形成积极的人格品质，反之，则不利；并且前一阶段危机的积极解决会扩大后一阶段危机积极解决的可能性，反之，消极解决则会缩小这种可能性。他指出，每一阶段都有相应至关重要的影响人物，第一阶段为母亲，第二阶段为父亲，第三阶段为家庭，第四阶段为邻居、学校、师生，第五阶段为伙伴和小团体，第六阶段为友人、异性、同伴，第七阶段为同事和家属，第八阶段为人类。埃里克森的发展理论常被称为心理社会发展阶段理论，其中人发展的八个阶段所要面对和处理的主要危机和矛盾如下。

(1) 第一阶段(0～1 岁)：信任对不信任。

(2) 第二阶段(1～3 岁)：自主性对羞怯和疑虑。

(3) 第三阶段(3～6 岁)：主动对内疚。

(4) 第四阶段(6～11 岁)：勤奋对自卑。

(5) 第五阶段(11～20 岁)：同一性对角色混乱。

(6) 第六阶段(20～24 岁)：亲密感对孤独感。

(7) 第七阶段(25～65 岁)：生殖对停滞。

(8) 第八阶段(65～死亡)：自我完善对绝望感。

第三节　精神分析理论

精神分析是与一个伟大的心理学家的名字紧密联系在一起的，他就是弗洛伊德。美国著名的心理学史家波林(E. G. Boring)在其巨著《实验心理学史》一书中曾这样写道："谁想在今后 3 个世纪内写出一部心理学史而不提弗洛伊德的姓名，那就不可能自诩是一部心理学通史了。"其他西方心理学家也认为："很难找到心理学或精神病学的一个领域未曾受到弗洛伊德的思想影响。他的学说曾经激起成千上万的富有成果的假说和鼓舞人心的实验。他的影响在社会学和人类学方面也都是同样不可估量的。"在精神分析学说的基本理论中，与心理咨询和心理治疗有关的部分主要有无意识和压抑的理论、性心理的发展学说、人格结构理论以及神经症的心理病理学说等。

一、无意识和压抑的理论

精神分析学说的一个基本概念是：一切意识行为基础是一种无意识的心理活动。在弗洛伊德的早期著作中，他认为人的精神生活主要由两个独立的部分组成，即意识和无意识，中间夹着的很小的一部分为前意识。

无意识(unconsciousness)，亦译作潜意识。无意识这个词有两个含义：一个是指人们不能意识到自己一些行为的真正原因和动机，另一个是指人们在清醒的意识下还在进行着潜在的心理活动。后一种含义的无意识之中，包含了各种为人类社会伦理道德、宗教法律所不能允许的、原始的、动物性的本能冲动以及与各种本能有关的欲望。这些无法得到满足的情感经验、本能欲望与冲动是被压抑到无意识之中的，但它们并不肯安分守己地待在那里，而是在无意识中积极地活动着，不断地寻找出路，追求满足。

前意识(preconsciousness)，介于意识与无意识之间，其中所包含的内容是可召回到意识部分中去的，即其中的经验经过回忆是可以被记忆的。其中的观念可以说暂不属于意识，但随时能够变成意识。

意识(consciousness)，是可以直接感知到的有关的心理部分。这一部分在弗洛伊德的理论中不是很重要，只是一个人心理活动的有限的外显部分。弗洛伊德曾做过这样的比喻，心理活动的意识部分好比冰山露在海洋面上的小小山尖，而无意识则是海洋面下边那看不见的巨大的部分。

人的心理活动中的意识、无意识和前意识之间所保持的是一种动态的平衡。前意识与意识之间虽有界限却无不可逾越的鸿沟，前意识之中的内容与意识之中的内容相互转换非常容易，是转瞬即成的事情；而无意识部分的东西要进到意识中来则非常困难，在意识之中似乎有一种抵抗力，起着"检察官"或"看守人"的作用——严防无意识中的观念进入意识部分。无意识之中的各种本能冲动或动机、欲望一直都在积极活动，有时还很急迫，力求在意识的行为中得到表现，但因其是为社会道德、宗教法律所不能容许的冲动，所以当其出现时，就会在意识中唤起焦虑、羞耻感和罪恶感，对其加以抵抗，进行压抑。弗洛伊德认为无意识的动机都是向上运动的，向外推的，而意识却施以相反的力量，向下、向内紧压，这就是所谓的压抑。

弗洛伊德自己曾对意识、无意识和压抑的关系作过如下形象的说明："我们把无意识的系统比作一个大的前庭，在这个前庭内，各种精神的冲动，作为个别的存在物，彼此摩肩接踵，拥挤在一起。从这个前庭通向另一个较小的房间，类似一个会客室，意识就居住于此。但在这两个房间之间的门槛上，却站着一个看守人，他传递个别的精神冲动，检查他们，如果他们没有得到他的许可，他就不让他们进入会客室……在无意识的前庭内的各种冲动不可能被住在另一个房间的意识看到，因此他们当时必然继续是无意识的。当他们已经成功地向前挤到门槛，但却又被看守人遣送回去时，那他们就是不适于意识，于是我们就能把他们称之为被压抑的。然而那些已被看守人准许跨过门槛的冲动，也并非必然会变为有意识的；因为这只有当他们已经成功地吸引看守人顾盼他们一眼时，才会发生。因此，我们就正当地把这第二个房间称之为前意识系统。对任何个别的冲动来说，压抑就在于未能通过看守人从无意识的系统进入前意识的系统。"

二、人格结构理论

(一)本我、自我和超我

1. 本我

本我(id)又译为伊底。本我是人格中最原始和最不易把握的部分，它是由一切与生俱来的本能冲动所组成的。按照弗洛伊德的看法，本我是储藏心理能量的地方，它仿佛是一口充满本能和欲望沸腾的大锅，这些本能和欲望强烈地冲动着，不懂得逻辑、道德和价值观念，其活动只受"快乐原则"的支配，一味寻求无条件的、即刻的满足。由于本我不能直接同外部世界接触，所以总是在急切地寻找着自己的出路，而其唯一的出路就是通过自我。

2. 自我

自我(ego)是现实化了的本我，是在与现实的反复磨合之下，从本我分化出来的一部分。从本我分化出来的这一部分由于现实的陶冶变得渐识时务，不再受快乐原则的支配去盲目地追求满足，而是在现实原则的指导下，力争既避免痛苦，又能获得满足。自我在人格结构中代表着理性和审慎。它在同外界现实的相互作用中成长，对外感受现实、正确认识现实和适应现实；对内调节本我，节制欲望的宣泄。

弗洛伊德曾把自我和本我的关系比作骑马的人和他的马之间的关系，认为马提供了运动的力量，而骑马的人则具有决定方向和指导他那有力的坐骑的大权。但有时也会出现不合理的情形，如骑马的人必须按马所要去的方向来指导他的马。弗洛伊德也曾指出："自我企图用外部世界的影响对本我和它的趋向施加压力，努力用现实原则代替在本我中自由的占支配地位的快乐原则。"

3. 超我

超我(superego)也称为理想自我，它是从自我发展起来的一部分，是道德化了的自我。它被认为是人格最后形成的部分，而且也是最文明的一部分。它是一切道德准则的代表，其主要作用是按照社会道德标准监督自我的行动。超我是从自我中分化出来，能进行自我批判和道德控制的部分。它反映着儿童从中生长起来的那个社会的道德要求和行为准则。最初，这种角色是由双亲扮演的。从自我中发展出来的那一部分(超我)正是双亲权威的内部化，执行着早年父母所行使的职权。父母施行惩罚的职权，变作了超我中的"良心"；施行奖励的职权，则变成了超我中的"自我理想"。自我理想确定道德行为的准则，良心则负责对违反道德标准的行为进行惩罚。由此看来，超我的特性是从自我中分化而来，大部分是无意识的。它是父母权威的内化，执行父母早年的职责(亦被认为是遵循至善原则)，可分为自我理想(确定道德行为的标准)和良心(对违反道德标准的行为进行惩罚)，其主要作用是监督和控制自我。

弗洛伊德认为人格的这三种构成——本我、自我和超我之间不是静止的，而是不断地交互作用着。自我在超我的监督下，按现实可能的情况，只允许来自本我的冲动中的有限的表现。在一个健康的人格之中，这三种结构的作用必然是均衡、协调的。本我是求生存的必要的原动力；超我负责监督、控制主体按社会道德标准行事；而自我对上按超我的要求去做，对下吸取本我的动力，调整其冲动欲望，对外适应现实环境，对内调节心理平衡。弗洛伊德认为，人的一切心理活动都可以在这种人格动力学的关系中得到阐明。当然，如果这三种力量不能保持这种动态的平衡，就将导致心理失常的产生。

(二)自我的心理防御机制

自我同时服侍着三个严厉的主人——外部世界、超我和本我，而且要使它们的要求和需要相互协调，"它感到自己在三个方面被包围了，受到了三种危险的恐吓。如果它难以忍受其压力，就会产生焦虑作为反应"。焦虑的产生，促使自我发展一种机能，用一定的方式调解冲突，缓和三种危险对自身的威胁，使现实能够允许，超我可以接受，本我又能有满足感。这种机能就是心理防御机制(defense mechanism)。心理防御机制在弗洛伊德最初提出时，专指癔症中病态的特殊防御机制，以后又陆续发现了新的防御机制。其他精神分析家也都有自己的观点和发现。综合弗洛伊德和其他精神分析家的看法，心理防御机制主要有下述几种。

(1) 压抑。压抑是最常见的防御机制，是指一些为社会伦理道德所不容的，意识所不能接受的，超我所不允许的冲动和欲望，在不知不觉中被抑制到无意识中，使人自己不能意识到其存在。任何防御机制的第一步都是压抑，因此说压抑是初步和基本的防御机制。

(2) 投射。投射是把自己的不良动机或恶意投射到别人身上，断言别人有此动机，以免除自我责备的痛苦。投射是一种相对不太成熟的防御机制，但很多人都在不自觉地使用，叫作"以己之心，度人之腹"。

(3) 合理化。合理化是指将部分欲望解释为比较合理的想法。考试考得不好的学生可能会认为今天心情不大好，考试没发挥好，下次可能就不是这样了。日常生活中常说的"甜柠檬"和"酸葡萄"心理也是一种合理化防御机制。

(4) 否认。否认是指不承认内心的感觉、欲望或体验。否认通常在内心感觉非常强烈，同时又一时无法接受的情况下发生。如在汶川地震当中，有的父母会否认子女已经遇害的事实，每天都准点到学校门口等着接孩子回家。

(5) 躯体化。当内心体验过于强烈，相比较起来心理痛苦程度强过躯体痛苦程度的时候，某些人可能会转而专注于躯体的痛苦，甚而怀疑自己生病，出现疑病症状。这种防御机制在中国也比较普遍，很多人都称自己"神经衰弱"，但很少有人承认自己有内心冲突或心理障碍。

(6) 退行。退行是指行为幼稚化，有点返回童年的情绪和行为特征。退行这种防御机制我们每个人都有，只是持续的时间长短不同。成人痛苦的时候会哭泣，其实这时候，就是在退行，只不过这并非长期退行，只是一时性的而已。有些人会比较长期地处于退行状态中，比如精神病人以及心理障碍患者在心理治疗的某些阶段等。

(7) 理智化。理智化是中国人常用的防御机制，对于情感反应采取非常理智的而不是体验的方式。理智化防御的人喜欢通过读书、数据和知识与外界接触。理智化也是一个人无法体验和领会别人情感的主要障碍。

(8) 升华。升华是指把为社会、超我所不能接受和不能允许的能量转化为建设性的活动能量。如将失恋的痛苦转化成为事业奋斗的力量。

(9) 置换。置换是指用一种精神宣泄替代另一种精神宣泄。自我以一种可获得的对象替代另一不可获得的对象，或者以不致引起焦虑的对象或行为替代会引起焦虑的对象或行为，这就是置换。通过置换，个人的真实欲望既可得到部分满足，又不致在精神结构内引起太明显的冲突。恐怖症的症状常是这种置换的结果。例如本来是由于担心自己性冲动的不恰当表现，经过置换作用演变为对公共场所的恐怖(广场恐怖症)。病人自己怎么也不明白为什么要害怕到公共场所去。因为置换作用像其他自我防御机制一样，是无意识地发生的。

三、性心理的发展

弗洛伊德曾说过："精神分析以它的两种断言触犯了全世界……精神分析的这些令人不愉快的断言的第一个，就是肯定精神过程本身都是无意识的，而那些有意识的精神过程不过是一些孤立的动作和整个精神生活的局部……其次，一个被精神分析宣布为它的发现之一的断言，就是肯定那些不论就狭义还是广义来说，人们都只能称之为性的本能冲动在神经和心理的疾病成因中都起着一种不平凡的巨大作用……"

(一)关于性本能

弗洛伊德在早年认为人有两种本能，即以食欲为基础的自我保存本能——自我本能和以性欲为基础的种族保存本能——性本能。在其生活的晚年，他认为自己又发现了一种人类的本能——死本能。此后，他把其早期发现的两种本能合二为一，称为生本能。生本能要使生命得以延续和不断发展，而死本能要使生命回到无机状态。两种本能有机地结合在一起，生命就在它们的冲突和相互作用中表现出来。

然而弗洛伊德晚期的两种本能的影响远不如其早期的关于性本能的论述。他认为这种以性欲为基础的种族保存的本能背后还有着一种潜力(或说驱力)叫做力比多。力比多又称性力，是一种力量、一种本能。性生活即是力比多的机能。力比多驱使人寻求快感的满足，为人的行为提供动力。

由于性生活即是力比多的机能，而力比多的机能发展又经过了一系列的变化过程，在这里，性的概念被扩大了，不再是人们一般概念上的性或性生活，它包括了与生命得以延续和发展有关的广泛内容在内。个体在其生存与发展过程中，其性生活不仅趋向于身体快感的满足，而且在力比多的推动下，个体趋向于有利于其生存的其他快感的满足。这一点在弗洛伊德的性心理发展的有关论述中得到了体现。

(二)性心理的发展

按照弗洛伊德的观点，人的发展即是性心理的发展，这一发展从婴儿期就已开始。儿童在性生活方面是主动的，其发展源于力比多的驱动。弗洛伊德将人的性心理的发展从婴儿期到青春期分为五个阶段，在不同的阶段中性欲满足的对象也会随之发生变化。每一阶段的性活动都可能影响人的人格特征，甚至成为日后发生心理疾病的根源。其中，儿童早期的经历在弗洛伊德看来，对一个人其后的心理发展是至关重要的。

1. 口欲阶段(0～1岁)

口欲阶段，婴儿的主要活动为口腔的活动，快感来源为唇、口、吸吮、吃、吃手指，长牙后，快感来自咬牙、咬东西。

2. 肛欲阶段(1～3 岁)

肛欲阶段，婴儿要接受排泄大小便方面的训练，主要为肌肉紧张的控制，快感表现为忍受和排便。

3. 性器欲阶段(3～6 岁)

性器欲阶段，儿童能分辨两性了，产生对异性双亲的爱恋和对同性双亲的嫉妒。此外，生殖器部位的刺激也是快感来源之一。

4. 潜伏期阶段(6～12 岁)

潜伏期阶段，儿童性欲倾向受到压抑，快感来源主要是对外部世界的兴趣。

5. 青春期阶段(12～18 岁)

青春期阶段，少年兴趣逐渐转向异性，幼年的性冲动复活，性生活继续沿着早期发展的途径进行。

弗洛伊德认为，性心理的发展过程如不能顺利地进行，而停滞在某一发展阶段，即发生固着；如在个体受到挫折后，性心理从高级的发展阶段倒退到某一低级的发展阶段，即发生退行：这两种情况都可能导致心理的异常，成为各种神经症和精神病产生的根源。

四、梦论

弗洛伊德把梦的实质理解为"梦是一种愿望达成，它可以算是一种清醒状态精神活动的延续"。他引用大量梦的例证证明，梦的意义在于愿望的满足。他指出，使愿望在梦中得到满足可以维持精神的平衡，同时也是为了保护睡眠不受干扰。所有人都有一些为其意识所不容的欲望，在意识清醒的时候，这些欲望被压抑到潜意识之中，而在睡眠和梦中，潜意识的冲动就经过改造和伪装而表现出来，得到象征性的满足。

弗洛伊德多次进行自我实验。他故意吃很咸的食物，控制饮水，在口渴的状态下入睡。晚上他梦见喝水，痛饮甘泉。他从梦中醒来确实想喝水。而梦中的喝水可以缓解他的渴，他就不用醒来，使睡眠得以保证。弗洛伊德认为这是一种"方便的梦"。

弗洛伊德年轻时，经常晚上工作到深夜，早上贪睡而懒于起床。早上到来时，梦见自己起床梳洗，心理上有了交代，继续睡下去就觉得心安理得。他还发现与他一样贪睡的医院同事也有类似的梦。有一天早上，同事睡得正香，房东太太喊道："先生，快起床，您该上班了。"于是这位同事梦见自己睡在医院的某个病房里，床头牌号还写着自己的名字，然后一翻身又继续睡觉。

弗洛伊德认为，不论是简单的梦还是复杂的梦，本质上都是愿望的达成。儿童的心理较之成人单纯，所做的梦也很单纯，是通俗的白话文而不是深奥的象形文字。他说，就像我们研究低等动物的构造发育，以了解高等动物的构造一样，我们应该多多探讨儿童心理学，以了解成人心理。小孩的梦，是简单明显的愿望达成，虽然它比起成人的梦显得枯燥、简单，但却证明了人的梦的本质。因为儿童的梦简朴、明白、易懂，它未曾化装或很少化装，因此分析儿童的梦不需要太多的技术。

儿童的梦是愿望的满足，成人的梦也是如此。所不同的是，成人的梦经过了许多伪装和改造，因而需要一些方法进行破译。弗洛伊德指出，梦可以分成显梦和隐梦两个层面。显梦和隐梦就像谜语中的谜面和谜底，释梦就是透过谜面猜破谜底的过程。弗洛伊德认为，要想对梦进行解释，就必须了解梦的运作机制。弗洛伊德指出了梦运作的四种机制，即凝缩、移置、象征化和润饰。建构集合形象或复合形象是梦的凝缩作用在梦中运作的主要方法之一。有些梦的中心发生了转移，选择那些不是最重要的、出现次数最多的内容，甚至是看似毫无关联的内容作为中心，这不过是存在于潜意识中愿望的一种伪装。有些梦倾向于以时间上的同步关系再现逻辑关系，就像戏剧一样，把所有材料结合成一个或单个的环境或事件，把梦中各部分之间的联系全部考虑进去，用戏剧化的方式表现出来。在梦者醒后复述梦的时候总是不自觉地把那些支离破碎的环节串联起来，填补那些巨大的裂缝，所以我们回忆出来的梦境并不完全是睡眠状态中的梦境。

弗洛伊德认为，梦的"凝缩作用"是梦运作的第一个机制："在梦的隐意与显意之间比较，第一个引人注意的便是梦的工作包含了一大堆的凝缩作用。"他说："相对于梦的隐意的冗长丰富而言，梦的内容(即显意)则显得贫乏简陋而粗略了，如果梦的叙述需要半张纸的话，那么解析所得的隐意就需要六或八，甚至十张纸才写得完。"这种说法一点都不夸张，显意与隐意之间的比例失调，是凝缩作用的一个重要依据。例如，弗洛伊德自己曾经梦到一种植物，据他分析，植物一词可以具有园丁、教授，以及名叫 Flora 的患者等多重意义。

第四节　行为主义理论

行为主义是现代心理学的主要流派之一，对西方心理学产生了巨大的影响，被称为西方心理学的第一势力。行为主义研究早在 20 世纪初弗洛伊德进行心理分析研究时就已开始，但直接植根于行为主义的行为治疗(behavior therapy)却是在 20 世纪 50 年代末至 60 年代初这一期间发展起来的。由于行为治疗本身具有独特的理论见解和特殊的治疗方法，所以它在较短时间内就成为可供临床应用的有效的心理治疗方法之一。从理论基础来看，行为治疗的基本理论源于行为主义的学习原理，主要以经典条件作用理论、操作条件作用理论和模仿学习理论为基点。

一、经典条件作用理论

经典条件作用(classical conditioning)学说的建立最早可追溯到俄国生理学家谢切诺夫(I. M. Sechenov)。他在 1863 年出版了《脑的反射》一书，认为一切有意识和无意识的活动就其发生机制来说都是反射。俄国心理学家巴甫洛夫(I. P. Pavlov)在此基础上进行了更为深入的研究。他在实验室中研究狗的消化过程时，无意中发现了狗不仅仅是在食物出现时才分泌唾液，当与食物相关的其他刺激物单独出现时，狗也会有相同的反应。巴甫洛夫对此进行了进一步的实验研究。他在给狗喂食的同时，对狗进行一个节拍器的声音刺激。这样结合多次以后，狗只要听到节拍器的声音，就会有唾液流出。巴甫洛夫将这种后天习得的反射行为称为条件反射。

行为主义心理学的创始人华生(J. B. Watson)则明确地将条件反射的研究纳入了心理学范畴。华生从严格的决定论出发，认为一定的刺激必然引起一定的反应，而一定的反应也必然来自一定的刺激。因此，心理学研究的任务就是确定刺激与反应之间联系的规律，以便预测行为和控制行为。华生曾经说过这样一段话："给我一打健全的婴儿和可用以培养他们的特殊世界，我就可以保证随机选出任何一个，不论他的才能、倾向、本领和他的父母的职业及种族如何，我都可以把他训练成为我所选定的任何类型的特殊人物，如医生、律师、艺术家、大商人甚至乞丐、小偷。"华生还用条件反射来研究情绪的发展变化。他遵循条件反射的程序，使一个叫阿尔伯特的 11 个月大的男孩产生了恐惧反应。小阿尔伯特起初并不害怕白鼠。华生在实验中把白鼠给阿尔伯特看的同时，马上在他脑后用锤子敲击一根金属条，发出巨大的响声。华生将白鼠和锤敲金属声在一周内共同演示了七次以后，阿尔伯特只要一看到白鼠就会惊哭不止。华生将这种通过条件反射产生的某些情绪上的条件反应称为条件情绪反应(conditioned emotional responses)。他认为，不良的条件情绪反应，可以通过条件反射方法如重行条件反射作用或解除条件作用加以消除。

经典条件反射学说已成为行为治疗最基本的理论之一。该学说中有关条件反射的形成、泛化和消退等原理，可以解释人的某些行为是通过学习得来的，一种刺激物或情境也可以泛化到另一种刺激物或情境中去。条件反射形成或消退的规律已成为消除不良行为、塑造健康行为的重要方法。

二、操作条件作用理论

操作条件作用(operant conditioning)理论是由美国新行为主义的主要代表斯金纳(B. F. Skinner)提出的，但有关这一原理的最早论证则是由美国心理学家桑代克(E. Thorndike)在 1911 年作出的。桑代克将一只饥饿的猫关在箱子中，猫一开始作出很多行为，如挤闸门、把爪子从缝隙中伸出等。最后，它偶然碰到了杠杆，笼门打开了，猫于是走出迷箱吃到了食物。以后每次桑代克将猫放进迷箱，猫都能用更短的时间击打杠杆、打开笼门。就这样，通过"尝试错误以及偶然的成功"，猫学会了如何逃出迷箱。

斯金纳进一步发展了这种思想，他把行为分为两种：一种是应答性行为(respondent behavior)，即巴甫洛夫的经典条件反射，指某种特定刺激诱发的行为，如食物引起唾液分泌；另一种是操作性行为(operant behavior)，即个体操作其环境的行为，如人走路、老鼠压杠杆等。操作性行为的特征是，构成行为的反应是自发的，无法确定反应的出现是由何种刺激引起的。斯金纳把几乎所有人类的条件作用都看作是一种操作，认为这是心理学研究的主要对象。

斯金纳设计了著名的"斯金纳箱"(skinner box)作为研究动物操作行为的实验仪器。饥饿的老鼠被关在箱子里，可以自由探索。它在探索中或迟或早地会偶然压到箱内的一根杠杆，从而牵动食物库，一颗食物小丸落入箱壁下的小盘里，老鼠就得到了食物。由于这个压杠杆的行为每次发生时，都立即跟随着一块食物的出现，这样，每次老鼠被放在箱子里时，就更可能去压下杠杆。相对于老鼠在箱中所展示出的其他行为，这个行为的可能性增加了。这就是操作条件反射。"斯金纳箱"非常清楚地说明了行为强化的原理：当一种行为造成了有利的结果时,这种行为更有可能在将来的相似环境中被重复。因此,塑造行为的过程就是学习的过程。

斯金纳根据实验中所得到的观点,提出了一套行为矫正术(behavior modification),广泛应用于各种社会机构,特别是学校、精神病院、智力障碍者儿童教养所、工业管理等方面的心理矫治,且卓有成效。他认为,包括心理疾病在内的大多数行为都是习得的,因此心理治疗和咨询就是要以改变对来访者起作用的强化物的方式来改变其行为,有目的地奖赏那些需要保留、巩固的有益行为,忽视或惩罚那些需要弃除的不良行为,从而创造出一种新的行为模式。

三、模仿学习理论

美国心理学家班杜拉(A. Bandura)通过研究发现,个体在很多习得行为的过程中并未直接得到过强化,学习的产生是通过模仿过程而获得的。班杜拉认为,人的社会行为是通过观察学习获得的,模仿学习可以在既没有模型也没有奖励的情况下发生,个体仅仅通过观察他人的行为反应就可达到模仿学习的目的。

班杜拉的社会学习理论具有以下一些不同于以往行为主义的特点。

(1) 强调人的行为是内部过程和外部影响交互作用的产物。

(2) 强调认知过程的重要性。班杜拉认为认知因素在人类活动的组织与调节中起着核心作用,社会学习是信息加工理论和强化理论的综合过程。

(3) 强调观察学习的重要性。他认为许多行为模式都是通过观察别人的行为及其后果学来的,他尤其强调模仿对象及其特征对激发特定行为的重要性。

(4) 强调自我调节的作用。他认为某个特定行为既会产生外在的后果,也会产生自我评价的反应,所以行为的强化来源于外界反应与自我评价。因此,班杜拉除注意到外部强化、替代强化(因观察别人的某种行为而强化自己的该种行为)对学习的影响外,还特别重视利用自我强化或自我惩罚的方式来加强行为的自我控制。

总之,在提倡模仿学习观点的社会学习论者看来,人们的大量行为都是通过模仿而习得的。人的一些不良行为常常是通过这一渠道而形成的,如儿童的许多不良行为多来自对家长行为的模仿。当然,模仿也有助于人们学会许多重要的技能,并能有效地对一些不良行为加以矫正,建立新的行为模式。

行为主义的基本理论为行为疗法提供了治疗原则。行为治疗基于以下基本假设。

(1) 人的行为,不管是适应性还是非适应性的,都是经过学习而获得的,并由于强化而得以巩固。一般来说,当某一行为的结果不再具有社会适应性时,该行为就会减弱、消退。而某些行为则不同,它们在丧失了适应性后仍不消退,这就需要借助治疗师的帮助来加以改变。

(2) 通过奖赏或惩罚的强化方式,可以控制行为增减或改变的方向。也就是说,个体可以通过学习消除那些习得的非适应性行为,也可通过学习获得所缺少的适应性行为。

概括地说,行为治疗就是以行为学习理论为指导,按照一定的治疗程序消除人们非适应性行为的一种心理治疗方法。

第五节 人本主义理论

人本主义治疗的创始人是著名的人本主义心理学家和心理治疗家卡尔·罗杰斯(Carl Rogers，1902—1987)。以人为中心的心理疗法是人本主义治疗的核心内容。此外，人本主义心理学倡导的健康人格理论在青年心理咨询中也有特别重要的意义。人本主义心理学家不同意精神分析学只研究不正常的人——神经症患者和精神病人，而忽视对健康人积极心理品质的研究；也反对行为主义心理学把人当作"一只较大的白鼠或一架较慢的计算机"的机械论观点。他们主张心理学和心理治疗的研究应以人为中心。因此，人本主义治疗又称以人为中心的治疗。相对于精神分析治疗与行为治疗，人本主义治疗被称为心理治疗中的"第三种势力"。

一、罗杰斯的自我理论

罗杰斯的心理治疗思想是在其职业实践的基础上一步步发展和深化的。罗杰斯的工作是从病态研究开始，通过心理治疗找出病态好转的规律，然后扩展到人格健康的范围。他在治疗心理疾病的过程中发现，心理疾病的治疗与人的健康成长息息相关，与人际关系的交往有着密切的关系。心理治疗应以医师和患者之间的真诚关系为基础。罗杰斯心理治疗的思想基础是对人性的深刻理解和对人的尊重与信赖。他认为人性发展的基本倾向是建设性的，人有追求美好生活、为美好生活而奋斗的本性。健康代表着人格的健全和人性的充分发展，病态是健康人格的异化。心理疾病患者并没有失去自身原有的潜能，医师要相信他们的自我指导能力，创造有利于疾病康复的良好气氛，启发来访者发掘自身的潜能，从而解决内心的困境。

"自我"是罗杰斯理论中的一个重要概念。他起初是反对用这个概念的，认为这一概念不科学。但在后来的临床实践中，他改变了原有的看法。在治疗过程中他发现，如果让患者用自己的语言说明他们的问题和态度，患者会经常使用"自我"这个术语，如"我觉得我不像真实的自我""我不希望任何人知道我的真实自我""我从来也没有表现自我的机会"等。因此罗杰斯接受了"自我"这个概念，并认为它在心理健康中有着举足轻重的地位：自我概念是人格形成、发展和改变的基础，是人格能否正常发展的重要标志。

1. 什么是自我

罗杰斯理论中的"自我"概念与精神分析学中的"自我"含义是不同的，它不是指某种心理发展的动力，而是指对自己心理现象的知觉、理解和评价，是个人意识到的自我。但一个人对自我的看法并不一定与自己的实际情况相符：低估自己会使人自卑，高估自己会使人自傲。罗杰斯还提出"理想自我"的概念，这是个人所希望的自我形象，在自己心目中有很高的价值。理想自我和真实自我之间的差距能够作为一个人心理是否健康的指标：二者差距太大会使人焦虑不安，二者差距缩小会使人感到幸福和愉快。

2. 自我概念的形成

罗杰斯认为，自我概念是在个人与环境相互作用的过程中形成的。刚出生的婴儿并没有自我的概念，随着他(她)与他人、环境的相互作用，开始慢慢地把自己与非自己区分开来。当最初的自我概念形成之后，人的自我实现动机开始激活，在自我实现这一动机的驱动下，儿童在环境中进行各种尝试活动并获得大量的经验。在机体的自动估价过程，有些经验会使他感到满足、愉快，有些则相反。满足、愉快的经验会使儿童寻求保持、再现，不满足、不愉快的经验会使儿童尽力回避。在孩子寻求积极的经验时，有一种是受他人的关怀而产生的体验，还有一种是受到他人尊重而产生的体验。不幸的是，儿童这种受关怀、被尊重需要的满足完全取决于他人，他人(包括父母)根据儿童的行为是否符合其价值标准和行为标准来决定是否给予关怀和尊重，所以说他人的关怀与尊重是有条件的，这些条件体现着父母和社会的价值观。罗杰斯称这种条件为价值条件。儿童不断地通过自己的行为体验到这些价值条件，再不自觉地将这些本属于父母或他人的价值观念内化，变成自我结构的一部分。渐渐地，儿童会被迫放弃按自身机体估价过程去评价经验，而变成用内化了的社会价值规范去评价经验，这样儿童的自我和经验之间就发生了异化。当经验与自我之间存在冲突时，个体就会预感到自我受到威胁，因而产生焦虑。预感到经验与自我不一致时，个体会运用防御机制(如歪曲、否认、选择性知觉)来对经验进行加工，使之在意识水平上达到与自我相一致。若防御成功，个体就不会出现适应障碍；若防御失败，就会出现心理适应障碍。

罗杰斯在其自我理论基础上提出了来访者中心疗法，这是以来访者为主导的治疗方法，而治疗师的作用则退居其后。自我的协调一致是心理健康发展的关键，自我不协调会导致焦虑、自卑或对人敌视、恐惧等顺应不良的状态。自我不协调在心理失衡者身上有明显的表现。心理治疗的宗旨就是要把不协调的自我转变为协调的自我。那么，怎样才能实现这一目标呢？罗杰斯认为关键是治疗过程中的气氛。治疗师在治疗中，更多的是营造一种能够帮助来访者了解其自身的气氛和环境，以减轻他面对自我概念与自我经验矛盾时的焦虑。总之，罗杰斯的以人为中心的治疗目标是将原本不属于自己的、经内化而成的自我部分去除掉，找回属于自己的思想情感和行为模式，用罗杰斯的话说就是"变回自己""从面具后面走出来"，只有这样的人才能充分发挥个人的机能。人本主义的实质就是让人领悟到自己的本性，不再依靠外来的价值观念，让人重新信赖并依靠机体估价过程来处理经验，消除外界环境通过内化而强加给自己的价值观，让人可以自由地表达自己的思想和感情，由自己的意志来决定自己的行为，掌握自己的命运，修复被破坏的自我实现潜力，促进个性的健康发展。

二、存在主义的分析理论

存在主义疗法并非由某个人或团体所创立，而是源自于哲学上的一股思潮。20世纪40年代至50年代，在欧洲不同的地区分别涌现出许多不同的心理学派及精神病学团体，企图协助人们处理生活上的困境，如孤独、疏离和无力感等。存在主义咨询运动主要的焦点是了解这些深层的人类经验，而不是发展出一套咨询原则。

奥地利心理学家弗兰克尔(V. E. Frankl)是弗洛伊德的学生，这导致他步入分析取向的精神病学生涯；随后，他又受到存在主义哲学家作品的影响，开始发展属于自己的一套存在哲学与精神分析疗法。弗兰克尔接受了哲学家尼采(F. W. Nietzsche)的许多观点，认为其所说的"只要拥有一项生存的'理由'(why)，就能忍受任何'如何'(how)生存的痛苦"等话，可作为所有心理咨询实务上的箴言。另外，尼采的"那些没有将我置于死地的事物，将使我更坚强"等话，也成为弗兰克尔自己的经验和其作品的精髓。

弗兰克尔在未踏入纳粹恐怖的集中营之前，就已经在临床上发展出存在主义的咨询理念，而在集中营的生活体验更使他肯定了存在主义咨询理念的重要性。亲身的经历使他更加坚信：爱是人类所渴望的最终极、最崇高的目标。他也深信经过爱才能得到救赎。在集中营的黑暗岁月里，他还确信了另一个观念：在任何环境之下，人都有选择的自由，即使在可怕的环境下，人类也能保持精神的自由与心灵的独立。他从经验中学到："除了人类的最终之时，任何一切都可以从一个人的身上拿走；换言之，在任何既定环境之下，人类均能选择自己的态度及方式。"弗兰克尔坚信人类的本质在于寻求意义和目的。人们通过行动及行为举止，或者借由对价值感的体验及痛苦的经历，均可发现生命的意义。弗兰克尔以生命的悲剧证实了自己的理论，他的一生可以说是其理论的真实写照。

弗兰克尔并不赞同弗洛伊德大部分决定论的观点。他建立了属于自己的心理咨询理念与实务，其基本概念有自由、责任、生命的意义和追求价值等。他又发展出经由追寻意义来咨询的意义疗法。综观弗兰克尔的著作，不难发现他的主题在于"追求意义的意志"。弗兰克尔指出，现代人拥有生活的工具，却没有生活的意义。当人们不再忙于例行事务或工作时，便可时常体验到我们时代的病症是无意义的，或称为"存在虚无"。进行咨询的目的在于促使人们经由外在事务、苦痛、工作和爱来发掘生命的意义与目的。

总之，人本主义理论基础上治疗的主要目标是"去伪存真"。"伪"就是一个人身上那些价值化、条件化了的生活方式，包括其思想、行动和体验的方式。"真"就是一个人身上那些代表着他的本性，属于他的真正自我的思想、情感和行动方式。在《成为一个人意味着什么》一文中，罗杰斯这样谈到咨询者希望在来访者身上产生的变化："他……变得愈来愈接近他真正的自己。他开始抛弃那用来应付生活的伪装、面具或扮演的角色。他力图想发现某种更本质、更接近于他真实自身的东西。"一句话，人本主义的咨询和治疗就是让来访者成为"他自己"。

本 章 小 结

心理咨询是以一定的心理学理论为基础的。类型论以生理特征、心理功能等划分出不同人格类型，对于针对不同来访者选择适合的咨询方法有一定的参考意义。认知和发展理论强调物理环境、家庭关系等对人成长的影响。精神分析理论重视人的潜意识、本能及创伤经验，并以此作为分析心理症状的突破口。行为主义理论重视人行为的塑造和改变机制，以强化、模仿作为理解和改善不良行为的依据。人本主义理论强调人的潜能与价值，重视人内心的真实体验，把寻找自我作为心理咨询与治疗的主要目标。此外，生物反馈理论通过仪器外化人的生理反应，并借此帮助人们学习控制自己的生理变化。而社会建构论认为心理问题存在于人际关系和社会过程之中，咨询师与来访者可以通过对话重新建构生活的意义。

思 考 题

1. 类型论是否因已经过时而没有存在的价值？
2. 精神分析理论与行为主义理论有何共同之处？
3. 人本主义理论为何被称为第三思潮？
4. 你比较认同哪种心理咨询理论？

参 考 资 料

[1] 乐国安. 咨询心理学[M]. 天津：南开大学出版社，2002.
[2] 钱铭怡. 心理咨询与心理治疗[M]. 北京：北京大学出版社，1994.
[3] 徐光兴. 临床心理学[M]. 上海：上海教育出版社，2001.

推荐阅读资料

[1] 汤宜朗，许又新. 心理咨询概论[M]. 贵阳：贵州教育出版社，1999.
[2] 马建青. 辅导人生——心理咨询学[M]. 济南：山东教育出版社，1992.
[3] 舒尔茨. 现代心理学史[M]. 南京：江苏教育出版社，2005.
[4] 郭念锋. 临床心理学[M]. 北京：科学出版社，1995.

心理咨询与治疗的目标是什么？只有当我们对这个问题有了深刻的思考与清晰的了解之后，才能知道心理咨询与治疗究竟需要做些什么。而只有当我们对治疗所要经历的整个过程以及需要遵循的原则有一定了解的时候，才会对心理咨询与治疗有一个更为清晰的理解，知道我们该如何去做心理咨询与治疗。

——题记

第三章　心理咨询与治疗的原则、目标与阶段

本章学习目标

- ➤ 了解心理咨询与治疗的基本原则。
- ➤ 了解心理咨询与治疗的终极目标与中间目标。
- ➤ 了解心理咨询与治疗的内部目标与外部目标。
- ➤ 了解心理咨询与治疗目标的确立原则及注意事项。
- ➤ 了解心理咨询与治疗的基本阶段。
- ➤ 了解心理咨询与治疗的一般技术。

核心概念

终极目标(ultimate goal)、内部目标(internal goal)、外部目标(external goal)、参与性技术(attending skills)、影响性技术(influencing skills)

引导案例

咨询过程体现的基本原则与目标设定的片段

李某，男，大二学生，近一年来学习压力大，有睡眠困难，并且开始反复不自觉地冒出"人为什么活着""我是谁"这些问题，成绩也因此下降很多，自己很苦恼。当咨询师了解到来访者有睡眠问题时，就以此为重点，围绕睡眠的话题谈论起来。"你每天睡几个小时？""睡觉时做什么梦？""你知道梦的解释吗？""睡前有没有喝牛奶？""你睡觉是不是要求环境特别安静？"咨询师从睡眠的性质、意义，谈到了梦的解释，并给来访者提出了具体的建议，指出应该如何克服睡眠障碍。在之后的咨询中，咨询师又将重点放在来访者重复出现的问题上："你怎么知道别人没有想这些问题？""你怎么看待这些问

题？""为什么会因为经常想这些问题而觉得自己很倒霉呢？""你有没有跟家人和朋友说到此事？""你很怕同学发现，那他们有发现吗？"咨询师与来访者讨论这些问题的不合理性以及不必要性，并且告诉来访者要放松，不必为这些经常出现的问题而烦恼。

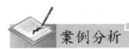

首先，咨询师虽然收集到了足够的信息，但是并没有作出正确的诊断。咨询师并没有诊断出来访者可能患有强迫症，而是将注意力放在其睡眠及反复出现的问题上。其次，正是因为咨询师对来访者的病症没有作出恰当的诊断，所以也就无法与来访者达成一致的目标，因此咨询师只能很盲目地进行咨询，先处理睡眠的问题，发现没有效果，再处理反复出现的问题。咨询师虽然注意到反复出现问题是不正常的表现，但是却只想与来访者探讨问题本身，并纠正其不合理认知，但是来访者的理性逻辑非常强大，所以从这一点切入，是无法获得治疗效果的。最后，咨询师在咨询过程中，并没有关注到来访者的焦虑情绪，只是一味地提问，有一些问题甚至带有质问与指责的口气。咨询师没有在理解与接纳的基础上与来访者进行探讨，因此很难与来访者建立起较好的咨访关系，甚至让来访者感到自己不被理解，也就导致谈话内容无法深入下去。通过这个咨询片段可以看到，咨询师需要遵循一定的原则并设立治疗目标，这样才能够保证咨询顺利有效地进行。此外，咨询还有不同的阶段，只有每一个阶段都处理到位，才有可能顺利地发展到下一个阶段。否则就会像这个案例中所展现的，初期的诊断错误导致之后的咨询目标无法建立，选择的治疗方式也并不适合来访者。

第一节　心理咨询与治疗的原则

心理咨询与治疗的原则是对咨询工作的基本要求，在咨询与治疗过程中，能否遵循心理咨询的基本原则，关系到咨询工作能否顺利开展，也决定了咨询工作的成败与效果，因而心理工作者有必要了解并遵循心理咨询与治疗的基本原则，从而更好地帮助来访者。

一、职业规范性的原则

(一)来者不拒、去者不留的原则

这一原则既是由咨询的自助目标所决定的，也是由咨询的人际互动性质所决定的。来访者必须要能意识到自己的困惑或问题，有自我改变的意愿和动机，并积极主动地寻求咨询师的帮助，这样才能够使自己完成自我改变，这也是咨访关系得以建立的前提。忽视来访者的求助意愿和动机，或违背来访者意愿的咨询将变成一种强迫性质的说教，背离咨询的本义。即使是咨询师认为他人需要帮助，出于热心，希望帮助他摆脱心理问题，也不能强行让他人前来咨询。

此外，来访者有权利在任何时间结束咨询，甚至来访者在选择咨询师、暂停咨询过程方面的意愿都应该受到尊重。咨询师可以向来访者说明这样做的影响，但应该尊重来访者的最终决定。

在实际的咨询工作中，可能有许多来访者迫于他人的要求前来咨询。对此，咨询师不能简单地以来访者缺乏意愿而予以拒绝。因为来访者的意愿虽然不是特别充分，但毕竟是自己来到咨询室的，这也反映了他一定的意愿。因此，简单地拒绝他的求助，会违背来访者的意愿。当然，面对这类来访者，咨询师要付出更多的精力来激发其求助动机，消除他的自我封闭倾向和被动、抵触的心态。

另外，有时还存在替代他人前来咨询的现象，如家长替代孩子来咨询，家人、朋友替代自己的亲朋好友来咨询。对此，咨询师也不能简单地予以拒绝。这是因为在咨询实践中，有一部分替代者本身就是问题的一部分，也需要帮助；另一些替代者本身没有问题，但需要在如何适应和帮助潜在当事人方面获得帮助。这两种情况都使替代者成了当事人。还有一些替代者不属于以上两种情况，咨询师可以从发展与适应的角度给潜在当事人提供一般性的指导和意见，但应该明确告诉替代者，要提供有针对性的帮助，切实解决问题，还需要真正的"事主"出马。如果潜在的当事人因为对咨询有一些错误的理解而拒绝前来，咨询师也可以适当地做一些解释和说明工作，或提供一些正确介绍咨询的书籍。

(二)时间限定的原则

心理咨询必须遵守一定的时间限制。咨询时间一般规定为每次 50 分钟左右(初次受理时可以适当延长)，原则上不能随意延长咨询时间或间隔。咨询过程中控制时间具有非常重要的作用，可以推动咨询过程顺利开展，对来访者的成长有积极的促进作用。

一般来讲，一次长达 2～3 小时的咨询的效果并不如两次时间为 50～90 分钟的咨询的效果好。长时间的咨询会使咨询师与来访者都感到疲劳，不能将注意力集中于要解决的问题上。一次长时间的咨询看似能讨论很多问题，但是来访者并没有时间去思考咨询中发现的问题，只是一味地发泄痛苦，表达自己的观点，或者接受咨询师的观点，而没有一个反省、成长的过程，这样的咨询并不能达到解决来访者问题的目的。另外，限定时间可以使来访者产生一种安定感，可以知道咨询将在什么时间结束。

与此同时，限定时间可以使来访者意识到现实时间的存在。这种做法可以使来访者意识到自己并不能控制任何事情，不能想怎么样就怎么样，需要遵守一定的规则，咨询师不可能一直围绕自己转，他也有自己的生活和工作。咨询师通过遵守限定时间的准则，让来访者在咨询过程中体验到这一点，其效果比特意用言语告诉他要好得多，更能使来访者受到一定的触动，从而能有效地推动来访者去反思自己的问题与不足，进而能更好地成长。咨询师也应该避免被来访者牵制，因为想要更好地帮助来访者而随意延长时间或者根据来访者的病情状况更改时间，这些都不利于来访者的成长。有些来访者会在还未到约定咨询时间时就与咨询师联系，希望提前进行咨询，或者要求马上见到咨询师。此时，咨询师需要分析具体情况，若不是非常紧急的情况，咨询师应该在电话里跟来访者说清楚，让来访者等到约定的时间，再与咨询师商讨问题。否则咨询师会受制于来访者，而来访者会以自己的病情作为一种控制手段，把咨询师当作逃避问题的挡箭牌，这样不仅不能帮助来访者成长，反而有碍于来访者问题的解决。

然而，需要注意的是，咨询时间的限定并不是绝对的。咨询师要根据来访者的病理状态、心理发展程度和年龄大小等具体情况，考虑是否缩短咨询时间和间隔，增加咨询次数。

例如，当来访者有巨大的情绪波动或是自杀倾向时，可以适当延长咨询时间，帮助来访者控制情绪，并及时通知相关人员或单位；对于行为化倾向较强的来访者，可以考虑增加咨询次数；而夫妇同时咨询的时候，可能需要一个小时以上的时间才能满足双方的需要，使双方能够进行充分的沟通与交流。

当咨询师由于自己的原因，需要变更咨询时间时，应提前告知来访者，说明原因，避免给来访者带来不安或者不愉快。

二、咨询活动中的原则

(一)理解与接纳原则

理解与接纳原则是指咨询师要认识到来访者的心理与行为是可理解的，要抱着一种尝试理解或尽量去理解来访者的心态，深入体验并接纳来访者的心理世界和精神世界。咨询师要对来访者的语言、行动和情绪以及当前出现的问题等给予充分的理解，不得以道德的眼光评判对错，也不可加入自己的价值判断，对来访者或他人妄加指责，而是要帮助来访者分析原因并寻找出路。

例如，来访者向咨询师倾诉，自己最近不想上课了，觉得在学校没有意思，老师教的东西也不实用，还不如自己去社会上打拼，学一些真本事。来访者表示："我不是不努力，只是觉得学校不能让我满意，留在学校只是白白浪费时间。"咨询师给予的反馈是："你对学校不满意，我能理解，但我觉得你的想法有些极端。人生不如意的事太多了，既然我们不能改变环境，就应该改变自己，去适应这种环境。"这种反馈就没有充分地理解来访者的心理，颇有指责和说教的意味，并不能让来访者感到被理解与支持。更好一点的反馈是："你对学校目前的教学状况感到不满、厌倦，但你又想继续学业，这让你感到很矛盾。"

(二)主体原则

在心理咨询与治疗中，来访者既是咨询的对象，又是咨询活动的主体。在咨询过程中，咨询师要以调动来访者的积极主动性为主要目的，使他们能积极地发现自己存在的问题，主动去寻找解决问题的方法，积极地改变自己，而不是仅仅被动地接受咨询师的指导和安排。咨询师的作用是助人自助，而非教导来访者该如何去做。这一点对于来访者的成长是至关重要的。咨询师要遵照咨询过程的主体原则，对来访者和自身树立正确的理念，主要包括以下几点。

1. 相信来访者的潜力

咨询师应该相信人都是有发展潜力的，并且都有认识自我、完善自我的潜能。咨询师应该更多地启发、调动来访者自身的积极性、创造性，把更多的注意力放在其发展潜能上，而不要因为来访者当前的困境，就对他的发展潜能失去信心，这样必然会将咨询变成一种包办代替的解释和指导。

2. 咨询师的角色是"协助者"和"推动者"，而非"救世主"

在咨询过程中，咨询师不应该主观地指示来访者一定要如何去做，而是应该给来访者创造机会，让他自己去认识问题，找到问题的解决方法。咨询师要做的是与来访者共同分析、讨论，设想有助于问题解决的方案，以及不同方案所导致的后果，但最终如何选择，依旧应由来访者决定。咨询师的最终目的是帮助来访者自己去应对生活，形成自助的能力。咨询师不应该认为自己是"救世主"，而要认识到自己与来访者是平等的，要改变自己能够帮助来访者解决所有的问题，并且只有自己的方法才是最好的这样的想法。咨询师为来访者包办代替并不能帮助来访者自己去认识问题，反而会使其对咨询师产生依赖性，更难独自去应对生活中的困难。

(三)综合性原则

综合性原则有多重含义，具体如下所述。

(1) 心身的综合。咨询师要意识到心理与生理是相互作用、互为因果的。当来访者不愿意正视或没有清楚地意识到自己的心理问题，又或对自己所产生的心理困惑感到难以启齿时，就有可能出现心理问题躯体化的情况。此外，有时心理问题仅仅是因为生理问题带来的紧张、焦虑等引起的。咨询师在进行心理咨询与治疗时，要注意区分这两种情况。

(2) 原因的综合。来访者前来咨询的问题往往是由于多方面的原因造成的，咨询师要抓住主要的原因，对此进行梳理，帮助来访者找到自己可以改变的方向。

(3) 问题的综合。来访者来到咨询室所咨询的问题往往不是单一的，某一个问题会牵连出其他问题。思维、情感、行为三者是紧密联系的，往往很难割裂开来，分别对待。咨询师应该抓住来访者所遇到的主要矛盾，寻找合适的突破口。有时，由于主要矛盾对来访者来说太难以面对，咨询师可以从与之相关的细小问题先入手，慢慢帮助来访者增强其心理承受力。

(4) 方法的综合。当前的应用心理学界已经发展出了诸多心理咨询与治疗的方法，每一种方法都有其独特的地方，也有其弊端。因此，有针对性地综合使用一些方法比单一地使用一种方法更为有效。但前提是要选择适合于来访者的方法，无论用什么方法，目的都是为了更好地促进来访者的成长。

总之，心理咨询与治疗的原则是为顺利地进行心理咨询与治疗，并获得一定的成效而服务的。制定这些原则的目的只有一个，那就是更好地帮助来访者获得心理健康和发展。

第二节　心理咨询与治疗的目标

促使来访者在心理上发生变化是心理咨询与治疗过程中咨询师和来访者需努力达成的目标。希望发生什么样的变化，以及向什么方向变化，就涉及心理咨询与治疗的目标问题了。所谓心理咨询与治疗的目标，就是心理咨询与治疗工作期望的结果。心理咨询与治疗的目标或者说期望的结果往往不是单一的，其中既有长远的总体的期望和目标，也有根据来访者存在的问题提出的近期的具体的期望和目标。此外，不同理论倾向也会导致其治疗目标各不相同。排除理论倾向的因素，可以看到下述一些目标的特性与区分。

一、医学目标与心理学目标

　　心理咨询与治疗的目标应该是心理学目标，咨询师一定要将医学目标与心理学目标区分开来。心理治疗的干预手段通常只能对来访者的认识、情感和意志行动过程施加影响，而不能对来访者的生理状况产生直接影响。治疗的目标应为心理学方面的，如使来访者变得更为自信、不再自卑、少发脾气等，这些目标是有利于来访者心理或人格健康发展的目标，而不是生理学方面或物理条件方面的目标。有时来访者有些躯体症状，如果这些症状是与心理因素有关的，其目标也不是消除或减轻这些生理症状，而是怎样改变引发这种躯体问题的心理因素。而对于纯粹生理学的目标，就只能通过医学的手段进行治疗了。

二、终极目标与中间目标

　　心理学者帕洛夫(M. B. Parloff)曾提议将心理咨询和治疗目标划分为终极目标和中间目标，他认为这样会使这种目标变得更易于理解。他指出，所有心理治疗的终极目标都是要减少焦虑，提高来访者的生理机能和社会能力；中间目标则可以看作是向着终极目标迈进的步骤，其可以获得的效果与咨询师及其所采用的理论有关。

　　心理咨询与治疗的终极目标是增强人们的心理素质，增进身心健康，提高适应环境的能力，这对具体的治疗工作有指导意义。尽管心理咨询与治疗的各个学派所用的专业术语不同，但在其终极目标上存在着相当程度的一致性，即要使来访者成为一个心理健康的人。许多心理学专家都曾对心理健康的标准进行了论述。比如，美国学者杰何达(M. Jahoda)在对文献进行研究的基础上，提出了六条心理健康的标准。曾文星等在综合了心理学与医学的观点之后，也曾提出心理健康者应具备的有关条件。

　　然而，终极目标只能是我们心理治疗工作的总体方向，要想真正实现还有很长的路要走，会受到很多因素的制约。而实际的治疗过程往往以达到中间目标为目的。例如，使来访者的某种症状消失或减轻，即是一种中间的治疗目标；若在此基础上要进一步达到人格的重建，则是在向治疗的终极目标努力。心理咨询的近期或具体目标是根据来访者的具体心理问题确定的，我们将在后面的章节中具体叙述心理咨询不同阶段的咨询目标的确立，这里不再赘述。

三、内部目标与外部目标

(一)内部目标与外部目标的概念

　　内部目标是指来访者自己对自己所提的目标；而外部目标则是由其他人对来访者提出的，比如父母、配偶、咨询师等。来访者的内部目标常常是与其问题相联系的，这里是指那些他们自己无法解脱，需要得到咨询师帮助的问题。例如来访者的内部目标可能是"我老是觉得很悲哀，很抑郁，真希望我能不这样""我觉得孤独极了，似乎没有一个人能理解我"等。

　　通常，各理论学派所提出的治疗目标多为外部目标。有时，某些学派咨询师的工作重点及其术语与来访者所设想和希望的不相投合，或者某些咨询师认为他们对某种类型的来访者或某些问题能提供更好的帮助，因此不大鼓励其他类型来访者的来访。无论是什么情况，只要治疗能够持续进行，咨询师与来访者总可以在某种程度上达成一致的治疗目标。

(二)不同流派对咨询与治疗目标的陈述

由于心理问题本身的复杂性，更由于应用心理学正在走向成熟，因此咨询与治疗领域中对治疗目标的研究和观点存在着很多分歧，从而形成了目前对治疗目标众说纷纭的局面。各理论流派的基本咨询目标在表 3-1 中可以很清楚地看出来。

表 3-1 各主要流派的咨询目标

理论流派	基本目标
心理动力学派	将无意识意识化；重组基本的人格；帮助来访者重新体验早年经验，并处理被压抑的冲突，作理智的领悟
行为主义学派	消除来访者适应不良的行为模式，帮助他们学习建设性的行为模式以改变行为；帮助来访者选择特殊的目标，将一般性的目标转化成确切的目标
人本主义学派	营造一种共感的气氛，引导来访者进行自我探索，以便来访者认识成长的障碍，能体验到从前被否定与扭曲的自我；使他们能开放性地体会，更相信自己的肌体和自我；有投入咨询的意愿并增强自发性和活力
格式塔学派	帮助来访者觉察此时此刻的经验；激励他们承担责任，以内在的支持来对抗对外在支持的依赖
理性情绪疗法	消除来访者对人生的自我毁败观念；帮助他们更能容忍，更能有理性地生活

引自：马建青. 辅导人生——心理咨询学[M]. 济南：山东教育出版社，1992.

虽然各理论流派的治疗目标有不少分歧，但有一条却是肯定的，即每个咨询人员心中都应该有一个理想的有关人的发展模式的理念，这在确立咨询目标时是必不可少的。

四、心理咨询与治疗目标的确立

(一)确立咨询目标的作用

确定心理咨询目标是一个很重要的问题。如果没有明确的目标，咨询工作就容易出现盲目性，就难以取得成效。确立心理咨询目标的作用，主要体现在以下几个方面。

1. 可为心理咨询提供方向，引导心理咨询与治疗的进程

在咨询过程中，咨访双方进行哪些咨询活动，如何进行，都必须根据心理咨询所确立的目标而定。在咨询过程中，来访者往往会提出多个问题，这时就需要咨询师分清主次，抓住主要问题进行干预。如果没有设立目标，咨询师与来访者都会感到毫无头绪，不知道应该从何下手，感觉每一个问题都很重要，都需要解决，但是似乎又没有那么多的时间和精力，咨询过程无法围绕一个主要的问题进行，最终只能是任何一个问题都无法得到很好的解决。所以，首先确立好咨询目标，将为以后的心理咨询与治疗的进程起到指引方向的作用，可以在咨询过程中及时将偏离的主题拉回来，使咨询师与来访者都集中注意力去解

决某一个主要的问题。

2. 便于对心理咨询的进展和效果进行评估

在心理咨询进行的过程中，要保持对心理咨询活动的监控，这种监控是以咨询目标达成情况为依据的；在判断咨询过程是否可以终止的时候，也是由咨询目标提供衡量的基本标准。如果没有明确的咨询目标，心理咨询师与来访者就很难评估咨询与治疗的进展水平，不知道何时适合停止咨询，也不知道咨询还需要持续多久，从而陷入一种迷茫、不知所措甚至是麻木的状态。这样咨询师就不能很好地把握咨询过程的各个阶段，也就不能针对来访者发展的不同阶段作出恰当的反馈与治疗，因而会大大影响咨询与治疗效果。

3. 督促咨访双方积极投入心理咨询与治疗中

向来访者谈论并与其讨论咨询目标有助于调动来访者的咨询积极性，唤起其获得帮助的愿望。来访者是否有参与的积极性，是否对问题改善有信心，是影响心理咨询成败至关重要的因素。同时，明确咨询目标对咨询师也有促进的作用。如果没有目标，咨访双方都会感到咨询与治疗遥遥无期，没有方向，那么就会产生焦虑与无助感，大大降低双方的积极性，这必然有碍于咨询与治疗的顺利推进。

(二)确立咨询目标的影响因素

咨询目标的确立常常受到许多因素的影响。

从来访者的角度看，来访者来访的问题不同，其所寻求治疗的目的和希望实现的治疗目标也就不同。此外，来访者的经济条件、生活水平和可用于来访的时间也在某种程度上影响着治疗目标的确定。例如，如果来访者与咨询师生活在不同城市，且来访者经济状况不好，不可能长期在咨询师所在城市停留，那么其治疗目标明显会受到限制。

从咨询师的角度看，每一个咨询师所受到的专业训练都不同，其所遵循的治疗理论的差异，也会影响治疗目标的制定。此外，咨询师自身工作时间的长短，也可能限制来访者的来访时间及会谈次数，从而影响治疗目标的确立。

由此看来，咨询目标的确立受制于来访者和咨询师两个方面。实际工作中的治疗目标，是出自对各种现实情况及条件的综合考虑。许多咨询师都希望通过自己的工作，使来访者能实现人格改善得较完美的治疗目标。但人格的改善是长时间的工作，心理治疗受各种因素的限制，往往只能实现某些中间的、不完美的治疗目标，如消除或减轻某种症状、解决某个问题等。因此，终极的、完美的治疗目标虽令人振奋，在心理治疗实践中却很难实现。

(三)确立咨询目标的原则

确立心理咨询的目标除应遵循心理咨询的基本原则外，还要满足以下要求或原则。

1. 具体性原则

有时候，来访者的目标可能比较模糊或抽象。目标不具体，就难以操作；目标越具体，就越容易见到效果。比较具体的心理咨询目标更能激发咨访双方投入心理咨询的积极性。同时，只有确立了具体的咨询目标，咨访双方才易于对心理咨询的进展进行评估。

具体性是一个比较有弹性的说法，也就是说具体性有程度的差别。一般来说，咨询目标与生活中的实际情境、实际反应联系得越紧，就越具体。但应该注意的是，目标越具体，则目标的全面性就越小。为了解决这一矛盾，可以采取分类取样的策略，把一个比较概括的目标分解为若干方面，然后在每一方面确立具体目标。

2. 可测性(可以评估)原则

目标无法评估，则不能称其为目标。及时评估，有助于看到进步，鼓舞双方信心，并可发现不足，及时调整目标或措施。这一原则与具体性原则有着直接的联系，只有具体的目标才是可测的。这一原则主要是为满足评估的需要而提出的。因为可测性越高，评估的精确性就越高。

可测性的含义有两层：一是目标是可观察的(包括内省观察和外部观察)；二是能将观察到的东西数量化，即用数量表示目标行为的大小、多少及强弱。在心理咨询的过程中，行为反应的次数、持续时间、反应速度等常是测量的指标；对一些主观、内隐的感受，也可以按来访者的主观估计来区分强度等级。

3. 现实可行的原则

心理治疗的目标应该是现实的。如果目标没有可行性，超出了来访者可能的水平(如让一个根本不会游泳的人成为游泳健将)，或超出了咨询师所能提供的条件等，则目标就很难实现。咨询目标应该是在预期的来访期间能够达成的。要做到这一点，就需要综合考虑来访者的问题性质和程度、来访者已有的心理发展水平和潜力，以及环境条件和咨询师的条件等，使目标限制在这些条件允许实现的范围内。

4. 系统性原则

咨询目标是多层次的，既有眼前目标，又有长远目标；既有特殊目标，又有一般目标；既有局部目标，又有整体目标。有效的目标应是多层次目标的协调统一。

只重视眼前的局部目标，虽可促进来访者的变化，但其改变可能是个别的、局部的、表面的、暂时的。只有把这些变化纳入一个更庞大的变化、发展系统之中，才能使来访者发生更大的、更根本的变化。既要力求使目标成为一个有序的结构，又要力争使结构的主次、先后合理有效，有系统性。

5. 积极的原则

这一条容易被人忽视，但意义很大。目标的有效性，在于它是积极的，是符合人们发展需要的。有些目标的实现虽然能暂时解决来访者的问题，但却是消极地解决。

6. 双方均可以接受原则

无论是咨询师的目标还是来访者提出的目标，都要经双方讨论、认可。因为双方可能有不同的价值观，如果目标有悖于其中一方，则咨询效果就会受影响。

(四)确立咨询目标时应注意的问题

在遵循上述原则的基础上，在确立心理咨询目标的过程中，还需要注意以下常见的问题。

1. 谁来确定目标

在这一点上，不同学派之间是存在争议的。一般来说，确立心理咨询目标的过程是需要咨访双方共同参与的。我们认为，在确立心理咨询目标的过程中，应由咨询师起主导作用，同时也需要咨访双方的共同参与。

2. 来访者的期望与目标

在确立心理咨询目标的讨论中，来访者的期望是个需要慎重对待的问题。处理得好，期望会成为改变的助力；处理不好，则可能失去这一宝贵的力量甚至可能产生阻力。处理的原则是设法激起或维持来访者的期望，并把来访者的期望转化成咨询目标或把期望塑造得与目标一致。

3. 留有回旋余地

虽然我们要求目标要尽量具体，但具体不等于不留余地。让目标有一定的弹性，留有回旋余地，是必要的。这就要求在进行和结束目标讨论时，不要把话说得太肯定、太绝对。否则，当遇到困难或发觉中途需要调整目标时，会给来访者造成受挫、失望的感觉。

4. 处理目标焦虑问题

过高的咨询目标有可能诱发来访者对目标的焦虑。为了避免出现这种问题，对过程性目标应详细讨论。因为过程性目标的连续会导向终极目标的实现，而过程性目标是"跳一跳，够得着"的。

5. 治疗目标常常是分轻重缓急的

有些来访者只有一个治疗目标，而另一些来访者可能会有好几个治疗目标。如某位来访者要解决考试焦虑、学习方面无效率的问题，要解决和某一同学关系紧张的问题，还要解决社交能力方面的问题。此时，咨询师要帮来访者分出轻重缓急。如这位来访者后天就要参加一次重要的考试，很明显，咨询师要首先帮助他解决考试焦虑的问题。当几个问题的紧迫性不明显，如假定上述来访者无考试焦虑时，咨询师可以问他，在这几个问题中，哪个对他影响最大，他最希望解决的是哪个问题，其次是哪个问题等，以此排出先后次序来。常常会出现这样的情景：前面两个问题解决了之后，来访者就已能自己处理后面的问题了。

在治疗过程中，随着咨询师对来访者的深入了解，这些治疗目标可能会重新排序，或者也可能引申出其他目标。此时新出现的目标可能更为重要，往往会马上成为治疗中的首要目标。

6. 让来访者对目标负起责任

再好的目标，只有来访者作出艰苦的努力才能实现。来访者越是愿意对改变努力负责，心理咨询的效果就越好。不过，中国的来访者在这方面比较消极一些。他们一般比西方的来访者更易信任咨询师，依赖性也更强一些。

总之，在目标讨论中，以共同参与的方式，并且让来访者自己提出改变目标(即使仅仅在形式上)，将有助于唤起来访者承担责任的热情。另外，确定心理咨询的目标是咨询全过程的一项阶段性任务，下一节中我们将会详细叙述心理咨询的每一个阶段具有什么样的咨询目标。

第三节　心理咨询与治疗的阶段

如同其他很多事情一样，心理咨询与治疗也要遵循一定的原则，经历若干阶段。要想使咨询与治疗收到预期的效果，就必须使咨询关系顺利度过每一阶段。对这一点，每个从事心理咨询或即将从事心理咨询的人都要有足够的认识。这样，他们才能在适当的时候进行自我评估，弄清目前自己的任务是什么，下一步又该怎么办。当然，这些阶段是人为划分的，划分的方式也不止一种，在实际应用时要灵活掌握，不宜过于拘泥。

对于心理治疗过程的看法，不同的心理治疗家提法各异。有的认为治疗过程可分为分析、综合、诊断、预测、劝导或治疗以及追踪六个阶段，有的认为可分为确定问题、提出假设、检查假设、采取措施、参与行动以及评价六个阶段。美国教授伊根(Gerard Egan)把治疗过程分为确认和分析问题、设立目标以及行动三个阶段。卡瓦纳则把治疗过程划分为信息收集、评价、反馈、治疗协议、行为改变和结束六个阶段。美国心理咨询专家科特勒(J. A. Kottler)认为，咨询一般可分为判定问题(assessment)、探索问题(exploration)、理解问题(understanding)、采取行动(action)和检查结果(assessment)这五个步骤。有的国内学者将心理咨询分为构建关系、诊断定位、劝导帮助和检查巩固这四个阶段。也有学者认为一个完整的心理咨询过程大致可分为判定问题、探索问题、解决问题和反馈跟进四个不同阶段。

实际上，虽然心理治疗家们对治疗的基本阶段提出了不同的看法，但所有的治疗过程却是大致相同的。其中有几个必须经历的阶段，这就是心理诊断阶段、帮助和改变阶段，以及结束阶段。在这三个阶段中，心理诊断阶段又可细分为信息收集、心理诊断、信息反馈和咨询协议确立这样几个分阶段。

每个阶段的任务各有不同，第一阶段中，咨询师的主要任务是对来访者的问题进行确认，制定出治疗目标；第二阶段的主要任务则是帮助来访者改变其认知、情绪或行为；最后在结束阶段中，咨询师要帮助来访者巩固其治疗所获成果，适应结束治疗的情况。这三个阶段的治疗过程，根据具体情况，时间可长可短，第二阶段一般耗时最长，而且各阶段之间可能互有重叠。

一、心理诊断阶段

对这一阶段的工作，我们将按信息收集、心理诊断、信息反馈及咨询协议确立这样几个分阶段来介绍。

(一)信息收集

在信息收集阶段，主要任务就是深入收集与来访者及其问题有关的资料。一般来说，咨询师收集到的资料越多，对于下一阶段所要进行的心理诊断就越有利。咨询师所收集的信息越全面，评价越中肯，他们的信息反馈就越准确，提出的建议也就越具有针对性。但是，心理门诊时间有限，不可能做非常详尽的个案收集。因此要在有限的时间内，最大限度地收集来自对方的有关信息。收集信息时可以从以下几个方面来考虑。

1. 时间的维度

对于来访者过去经历的了解，可以得知他发展至今的概况；对于来访者现时状况的了解，有助于获得他对自己和自身问题的理解及看法等有关信息；而对于来访者对将来的看法和打算的了解，可以更进一步认清他对自己、对他人及对周围世界的看法，并对他现有问题之所以产生烦恼与困惑的背景和原因有进一步的理解。对来访者过去、现在和将来的了解往往可以构成一幅连续的图景，有助于了解对方是一个什么样的人以及他为何前来求助。

2. 内在和外在维度

在咨询过程中，既要了解个人内在信息，又要了解他在与人相处时的外在信息。个人内在信息大致有如下几方面：①他对现实的认识；②他的内在冲突以及处理这些冲突的方式；③他是什么样的人，他认为自己是什么样的人，他希望别人把他看成什么样的人；④他有什么样的价值观和期待。而人际之间的外在信息包括此人与他人交往的原动力，他自己或对方对这种交往是否满意等。

3. 思维与情绪的维度

咨询时应注意来访者对于他自身、他人及有关事件的看法，以及由此而引发的情绪活动。对思维与情绪的认识有助于了解思维与情绪之间的交互作用，以及在治疗过程中常常出现的理智与情绪不协调甚至对立的问题。

4. 思维与行为的维度

咨询时应注意来访者对于现实的理解和看法，注意他怎样处世待人，怎样处理自身所遇到的各种事物，注意他出现心理矛盾和冲突时，采取了怎样的防范、应急等措施，以及他对自身处理这些事物的看法。这有助于了解对方是怎样一个人，有助于了解其思维与行为之间的联系，并可预测其今后在某事上的反应。

除了言语方面的信息，咨询师还应认真观察来访者在咨询室中的行为、与自己的互动，以及来访者对自己所提出的要求作出的反应，这些二手信息都能够间接地反映出来访者对咨访关系的态度及来访者的性格等信息。

由于信息收集是在治疗的最初阶段进行的，咨询师在收集信息的同时，还要努力建立起良好的治疗关系。步入心理门诊的人绝大多数都是带着自身的问题来的，因此往往非常敏感和易受伤害。咨询师对此应有足够的认识，并努力营造出某种能使来访者产生温暖、有安全感的气氛。初见面时，咨询师应友善地向对方打招呼，尽可能起身迎接对方步入治疗室，并请对方入座，可向对方作自我介绍，然后转而了解对方个人情况。此外，咨询师对对方谈话的耐心倾听，对对方所谈内容的真诚关注，友好的面部表情，对对方思维与情感活动的理解达到共情的境界等，都是建立良好治疗关系的必要条件。

咨询师在这一阶段还应具有敏锐的洞察力，能够在来访者提出的较为复杂的人物及事件中找到必要的线索。有时来访者急于说出自己的苦恼与问题，表达凌乱而无头绪，咨询师可帮助他们从中选择出一件事先讲，然后再说另一件事；或先了解其主要的治疗目的，然后帮助来访者围绕着这一目的展开而谈。

(二)心理诊断

心理诊断阶段的任务，主要是对来访者的问题及原因进行分析和确认。此外，是否接受来访者并给予其治疗，也是咨询师在此阶段要确定的工作之一。心理诊断主要包括以下几个方面。

1. 症状

来访者的问题会呈现出各种形式，主要可分为两大类。一类是通用的诊断类别中所包括的症状，包括精神病的症状，这属于精神病学所辖范围，咨询师一般要注意区分；还可能是某些神经症症状，如抑郁、焦虑、恐怖症、强迫动作或强迫观念，也可能是性行为障碍等。另一类是无法归到某种症状范畴里去的一些问题，如适应不良、害怕某事、愤怒情绪、犹豫不决、过于敏感、负疚感、受挫感、内心矛盾冲突、效率低下、人际交往问题等。中国心理咨询创始人之一赵耕源、中国心理学家苏复等人的文章表明，在我国的心理门诊中，占首位的来访者问题是神经症症状。

2. 来访者的筛选

对于来访者的筛选，主要应考虑两个方面：一个是来访者是否适合进行心理治疗；另一个是咨询师是否适合为该来访者进行心理治疗。

针对来访者是否适合进行心理治疗这一点，咨询师要注意到不是所有的来访者(除精神病人之外)都适宜做心理治疗，或者换句话说，有些来访者的个人因素会影响治疗过程，使之难以取得积极的结果。确认来访者是否适宜做心理治疗，这一工作也应在诊断阶段进行，要对来访者的心理准备程度进行评估，主要包括以下几方面。

(1) 对自身问题的责任感。越是勇于承担责任的人，越适合心理咨询。以不同方式表示自己想学习新的看待问题、处理问题方式的人，比那些一味把责任推到别人身上的人更容易从心理咨询中获益。

(2) 治疗动机。在分析来访者前来咨询的动机时，首先，要区分来访者是否有意愿改变自己，从而解决问题。那些愿意付出努力以改善目前状况的人，比那些不愿改变自己的行为、一心只想早日渡过难关的人更适合进行心理咨询。有些来访者虽然想改变其感觉、感情或目前状况等，但却不打算作任何改变自己认知、思维、情绪或行为的努力。在这种情况下，咨询师经过一番努力，对方仍坚持其看法时，宜中断对对方的治疗。其次，要区分来访者的改变动机是来自内部还是外部，发自内心想改变自己的人比起那些迫于外力才想改变的人更适合心理咨询。

(3) 有无良好的社会支持。如果具有良好的外部支持，拥有关心、爱护自己的人，那么在咨询中进步就较快，否则，进步就比较慢。

(4) 对症状的反应方式。那些对症状表现出苦恼、焦虑和恐惧的人，比起那些采取饮鸩止渴的方法解决问题的人，更容易获得咨询师的帮助。那些将自己的表现(症状)当作引起他人注意的手段，或用症状诱导他人内疚感的人，通常不适合进行心理咨询。

(5) 交流的能力。由于咨询大部分都需要语言沟通，所以那些能够较清楚、明白地表达自己的问题，能很好体会咨询师的话并随之采取行动的人，较适合心理咨询。从这个角度来说，处于严重抑郁、愤怒、退缩状态的人，有明显幻觉、妄想、记忆力及定向力障碍的人，有语言障碍的人，以及极度沉默寡言的人，不太适合心理咨询。

（6）来访者是否适合治疗师选用的疗法。某些心理疗法对来访者有一定的要求，如对某些采用心理分析、认知改变疗法的咨询师来说，文化水平极低、不善于观察自身体验及没有一定领悟能力的人不宜做治疗对象。此外，对某种疗法采取不信任态度的来访者也不宜做以此疗法为主的咨询师的治疗对象。

不过，在决定谁是理想咨询对象时，一定要谨慎从事。有的人一开始并不适合心理咨询，但经过一定时间，通过双方的努力，就可顺利地接受心理咨询。有的人开始时需要到其他机构接受专门的帮助，如吸毒者首先要戒毒，有精神症状的人要先用药物控制等，之后，他们又有可能成为理想的咨询对象。

针对咨询师是否适合对来访者进行心理治疗这一点，咨询师应该注意到，咨询涉及咨询师与来访者两个方面。因此，咨询的成功与否，并不仅取决于咨询师，也不仅取决于来访者，而是取决于双方的相互配合。很多咨询师有这样的偏见，认为自己有能力向每一个到咨询室来的人提供有效的帮助，实际上这种想法对心理咨询工作是非常有害的。

需提请注意的是，咨询师本身也是人，同样具有人的弱点、偏见以及自己的价值判断。虽然可以通过学习弥补自己的不足，通过不断地自省了解自己的价值判断取向，但是咨询师仍旧会犯错误，会有自身不可克服的问题，这些弱点与价值取向不可能不对咨询工作造成影响。如果咨询师发现自己对某一来访者的治疗是不适宜的，最好的办法是把来访者介绍给其他咨询师。此时，若勉强继续治疗过程，其效果难以保证。

一般来说，咨询师自身的人性越完善，他们对各种各样的人和形形色色的问题也就越敏感，也就越有可能为来访者提供帮助。因此，对咨询师来说，要增加帮助他人的可能性，就需要不断地完善自己。

因此，咨询师应对每一位来访者进行审慎的筛选，这既有专业上的考虑，也有伦理方面的原因。从专业角度来说，只有筛选合适的来访者，才有可能使咨询获得成效。从伦理角度来说，如果将不适合自己咨询的来访者留下来，不让他到更适合于他的咨询师那里去，这实际上是在耽误来访者，剥夺他获得进步的机会。

(三)信息反馈

在信息反馈阶段，咨询师要与来访者一起探讨有关信息。此阶段的目的是将信息反馈给来访者，得以证实或肯定，并使来访者能够作出进一步决定，以考虑是否继续进行治疗。在反馈过程中应注意以下几点。

1. 信息反馈的方式

提供信息时要尽可能做到清楚、简明、具体而又谨慎。不用套话，简单明了；言语简短，不用烦琐的形容词和类比；运用通俗易懂的概念：咨询师在谈话时应投入一种关切感，这样就不至于惊动对方。

2. 信息反馈的内容

（1）优点和弱点。咨询师所反馈的问题可以既包括优点，也包括弱点。通常，较好的方法是从优点开始，以弱点结束。如果反过来做，来访者就会变得充满戒心，情绪低落，以致在讨论中忽略或不能领会问题的重要部分。另一种方法是穿插进行关于优点和弱点的讨论。

(2) 诱导性问题。咨询师可以诱导来访者在信息反馈过程中和信息反馈之后问些问题并给予直截了当的回答。有时，来访者会在咨询过程中提出一大堆问题，阻碍信息反馈的进行。在这种情况下，咨询师可以提醒来访者将问题留到本次咨询快结束时再问。

(3) 建议。在把信息反馈给来访者之后，咨询师可以提出一些建议，大体包括以下几个方面：调整或维持咨询次数、咨询方式(个别、集体、婚姻、家庭心理咨询等)、咨询师，向来访者建议更适合于他的干预措施；提醒来访者不要再到处求助，说明其问题并不严重，在正常范围，或是生长发育过程中必须经历的阶段；说明来访者的问题已不需要进一步处理，因为到目前为止来访者已经获得较好的内省力及足够的勇气，可以自己处理问题；建议来访者不再继续进行心理咨询，因为虽然来访者的问题依然存在，但他在心理上尚未做好准备。在对最后这类来访者提出建议时，要注意分寸：第一不要让他们觉得自己的问题毫无解决的希望，第二不要让他们觉得自己根本不需要咨询。咨询师应设法让他们明白，他们的问题是确实存在的，但目前时机尚不成熟，可在将来某个时间再来咨询。

无论咨询师所提的建议如何，来访者都不应在当天就作出下一步的决定。因此，咨询师可以提请来访者对咨询过程中的反馈情况进行思考、分析，或与他人进行讨论。要注意的是，咨询师千万不要摆出高高在上、盛气凌人的姿态，同时也不能对自己的建议采取一副无所谓的态度。较为中和、务实的表达方式是："我认为我的建议是合理的，希望你认真考虑，不过，最终的决定权在你自己。"

(四)咨询协议确立

通过前三个步骤，双方都比开始时掌握了更多的信息。下一步骤就是如何把这些信息加以利用，在咨询师与来访者之间达成共识，形成咨询的协议。首先，要与来访者确定咨询的频度、每次咨询的持续时间、咨询的预约与取消的要求及方式、交费的有关问题等。其次，咨询师可以表达对来访者的角色期待，具体的做法应视咨询师、来访者以及特定情境而定。比如，咨询师可以解释说，来访者的角色与前三阶段相同，或是应变得更加被动、更爱思考、更富于变化、更喜欢对质、更直接、更含混、更善于提问、更沉默、更积极或更善于倾听等。咨询师最好能向来访者简单地说明一下，来访者的某种角色变化为什么有助于获得进步。再次，双方表明自己对此次咨询的期待。比如咨询师都希望看到来访者对咨询能有所反应，这种反应包括开诚布公、能为实现咨询的目标而进行努力、把咨询当作头等大事、做好家庭作业、与别人相互讨论等。当然，来访者也可以把自己对咨询师的希望讲出来，比如，可以直截了当地告诉咨询师，哪些做法对自己有帮助，哪些做法根本不适用于自己。最后，确立咨询目标。当然，在正式确立咨询目标以后，随着咨询的进展，目标还可以有相应的调整。咨询师应不断对既定目标作评估，以便及时调整以适应来访者的发展。

二、帮助和改变阶段

这一阶段是治疗中的重要阶段，对心理咨询的效果有着极为重要的影响。具体来说，在这一阶段采用何种方法，来访者产生何种变化，完全与来访者及其问题有关。在这一阶段，咨询师应通过领悟、支持、理解及行为指导等方式帮助来访者解决其在认知或行为等方面的问题。此外，咨询师要对来访者自我转变中的反复变化有足够的心理准备，不要指望来访者一下子转变过来，要注意随时调整行动计划。在这一阶段，咨询师要明确以下几个问题。

(一)责任

这是在咨询师与来访者之间存在的一个典型的问题。在很多时候，尽管咨询师已经作出了努力，但依旧会出现此类问题。前来治疗的人往往容易把咨询师当作心理的建筑大师，认为咨询师的角色就是为他个人提供一种建筑蓝图，即告诉他，他是谁，他的问题是什么，他应该怎样解决这个问题，何时应向前走出哪一步等。即使是很有经验的咨询师，也常常在不知不觉之中扮演起这种角色来。但在这种情况下，咨询师往往不仅在解决来访者的问题方面承担职责，而且也在为来访者本身承担责任。似乎咨询师是万能的人，甚至能为来访者的一生指引道路似的。咨询师完全可以抵抗住来访者的操纵与诱惑，成为来访者治疗过程中的管理者。如果某些来访者确实想把其一生维系在咨询师身上，那么门诊式的心理咨询往往不能满足他的要求，他很可能需要更深入的治疗。要记住，咨询师对待来访者的立场永远是：你来告诉我你是谁，你来告诉我你的问题，你来告诉我你希望怎样解决它，你来告诉我你准备什么时候采取什么方法解决它。要知道，咨询的基本假设是，上述问题的答案就在来访者身上。咨询师的任务不是越俎代庖地回答这些问题，而是提供有利于来访者进步、成长的气氛与环境，使来访者获得必要的内省力来自行回答这些问题，并把它们付诸实践。换言之，咨询的总目标之一就是帮助来访者成为他自己的咨询师。

(二)领悟

在这一阶段，咨询师往往可以帮助来访者重新审视自己内心与问题有关的内容，并帮助对方达到某种程度的领悟，使其更为清晰地看到自己的认知与情绪中存在的问题，从而更好地觉察与控制它们。这种领悟的第一个作用是可以达到一种能使来访者问题严重程度降低，并使其在心理上真正强健起来的心理平衡。此时，也许来访者的问题仍然存在，但他已开始有所改变。帮助来访者进行内心的探索，使之得到某种领悟的第二个作用是可以为他改变其外显行为提供心理依据。这两点都有利于来访者的成长。在帮助来访者领悟的过程中，要注意以下几点。

(1) 要着眼于让来访者看到自己的内部问题，而不只是去寻求外在的解决办法。

(2) 咨询师可以做来访者的一面镜子。咨询师可以将来访者的一举一动反映出来，让对方对自己的行为作出恰当的改变。但这样做往往并不能真切地反映实际情况，因为镜子上常常有"雾气"，将来访者不愿看到的那部分遮住。咨询师还可以通过自身向来访者反映他与别人相处的情况，看看他的行为会引起什么样的反应。咨询师可以向来访者表达自己的情绪体验，如"我现在感到被操纵了"或"我觉得生气""我很同情你"等。咨询师要让来访者明白：当来访者按照自身的愿望行事时，咨询师的反应很可能就是别人的反应。只要咨询师对眼前的事在情感上保持中立，我们就有理由相信，咨询师的反应与实际生活中他人对来访者的反应相近。在这种模拟生活状态的反应时，咨询师要尽可能不盛气凌人。

要知道，这种模拟有一定程度的危险性，因为当人们听到一些关于自己的评论时，尤其是那些自己不了解的事情时，虽然表面上作出积极的反应，但他们的内心往往会变得更加焦虑不安。这种情绪很可能影响咨询的进行。

(3) 咨询师可以通过给来访者指明在某一事件或情境中积极、有益的方面，或通过真诚地给予对方的好行为以表扬、鼓励和支持等方式来减轻对方的焦虑，促进对方积极行为的增长。支持的方式在治疗过程中作用重大，但要注意的是，咨询师的基本出发点应当是立足于现实的。有些咨询师出于好心，对来访者作出"这件事情一定会变好的"或"我能肯定你可以做得很好"等保证式的鼓励，这实际上反而不利于治疗。较好的方式是采用如下这类话语："让我们一起尽自己的最大努力试一试，万一发生什么事情，我们可以一起来想办法对付它。"这种方式比之前面的方式是更为现实可靠的，是以治疗关系作为现实保证的基础的，而不是把某件事直接和成败维系在一起。此外，咨询师还要注意不能让来访者依赖于自己的鼓励而进步，来访者最理想的进步是自己奖励自己，应减少对咨询师奖励的需求。但来访者在治疗开始尚未达到自己能奖励自己进步的状态时，咨询师的鼓励却又是必不可少的。

(三)心理咨询与治疗方法的选择和运用

在心理咨询与治疗过程中，方法的选择与使用是咨询师的核心工作，是确保心理咨询与治疗取得良好疗效的关键。现有的成熟的心理咨询与治疗方法，已经过长期的心理咨询与治疗实践的检验，有其自身的特点及功能，如果能够正确使用，将会取得较好的治疗效果。大量的临床研究和实践显示，每一种疗法的产生与发展都有其特定的历史背景，每一种疗法又具有其适合和不适合的治疗对象，每一种疗法在使用上还具有一定的局限性，因此咨询与治疗方法的选择与运用就成为咨询师的一项关键任务。只有根据求助者的具体心理问题等因素，慎重地选择和运用咨询与治疗方法，心理咨询与治疗才能取得良好的效果。

心理咨询与治疗方法的选择和运用应该遵循以下几个原则。

(1) 依据来访者的问题性质选择和运用咨询与治疗方法的原则。心理咨询中来访者的问题性质呈现出多种多样的特点，如个体成长与发展性心理问题、人际关系心理问题、身心性心理问题、应激性心理问题、压力性心理问题等。解决不同的心理问题，采用的咨询与治疗方法必然不同，这一点在咨询与治疗过程中非常重要。这看似简单的问题，事实上在心理咨询过程中经常被忽略。常见问题有四类：①咨询师的咨询理念存在问题。有些心理咨询师忽视咨询过程中诊断的重要性，为了满足来访者对心理咨询的好奇心，过度使用心理分析技术，从而导致方法不对症，无法完成咨询任务，甚至还会对来访者产生消极影响。②咨询师过度使用共情与接纳技术，导致来访者自我成长因素受阻，无法实现助人自助的咨询目标。③咨询师过于依赖某一种咨询技术。如有些咨询师对一种咨询技术情有独钟，无论什么问题，也不管该方法是否适合来访者的问题特点，都不加选择地刻板使用。④咨询师对来访者的问题没有作出正确的诊断，导致方法选择出现问题。

(2) 依据来访者的个体特征选择和运用咨询与治疗方法的原则。来访者的人格特质、文化程度、生活与工作状态及社会支持状况等，都是心理咨询与治疗过程中选择和运用咨询与治疗方法时要考虑的因素，因为这些因素是咨询方法能否有效实施的保证。如来访者的人格特质影响其与咨询师之间的相处，来访者的文化程度影响咨询过程中咨询师的解释程度，来访者的生活与工作状态影响咨访关系的配合程度，来访者的社会支持状况左右咨询过程的顺利进行等。

(3) 依据心理咨询与治疗的目标正确地选择和运用咨询与治疗方法的原则。咨询目标的达成程度是评估咨询效果的一个重要标准，而目标能否达成和选择的方法与目标的一致性程度密切关联。如果心理咨询设定以缓解情绪为目标，那么就应选择相对应的方法。

(4) 依据心理咨询与治疗的阶段特点正确地选择和运用咨询和治疗方法的原则。正如本章所述，心理咨询与治疗过程一般都会经历诊断阶段、帮助与改变阶段及结束阶段，每一阶段都会有其目标与任务，而阶段性目标与任务的完成，能够确保心理咨询顺利地进入下一环节。一般情况下，在诊断阶段，为了最大限度地获得来访者的资料，访谈法特别是摄入性访谈和测验法会被广泛使用。进入帮助与改变阶段后，针对来访者的问题，会出现如下方法选择模式：①多种咨询方法并用模式，②以一种方法为核心其他方法辅助模式，③采用一种咨询方法模式。在结束阶段，谈话法则会被更多地使用。

(5) 依据最大限度发挥咨询师技术所长选择和运用咨询与治疗方法的原则。咨询师的个体在专业上的差异，会导致咨询师在技术掌握上呈现出明显的个体特征。例如，有些咨询师擅长心理分析技术，有些则擅长行为矫正技术，还有些咨询师对人本主义治疗技术掌握得游刃有余等。因此在心理咨询过程中，选择和运用的方法应能最大限度地发挥咨询师的优势技术，以确保咨询过程得以顺利进行。

三、结束阶段

结束阶段的工作也不容忽视，这一阶段的工作对治疗质量也有很大影响。在这一阶段，咨询师要向来访者指出他在治疗中已取得的成绩和进步，并向其指出还有哪些应注意的问题。咨询师传递给来访者的信息更可能是这样的："你现在做得越来越好了，你自己也可以做好它了。"咨询师还要帮助来访者重新回顾治疗要点，检查治疗目标实现的情况，进一步巩固治疗所取得的成果。如果有可能，还可将来访者在治疗中提高的对某一事物的认识扩展到其他事物，帮助来访者真正掌握治疗中习得的新东西，以便使来访者在日后脱离了咨询师仍可自己应付周围环境，自己做自己的咨询师。

咨询师可以依据来访者的具体情况，与来访者共同决定结束咨询的时间。关于咨询结束的标准，并没有特别严格的规定，但也有人提出了一些参考指标，以帮助咨询师更好地把握结束时间。如心理学家尼考尔茨(Robert C. Nichols)等的"变化认知评定尺度"中就规定了四项指标：第一，来访者的症因、症状消解的程度；第二，来访者对自身行为的理解程度；第三，来访者对人生的思考、情绪变化的程度；第四，来访者对自身重要问题的认识变化程度。而日本心理学家河合隼雄则给出了"比较完善的终结"的四项指标：第一，由自我实现的观点来看，来访者的人格必须出现所期待的变化；第二，来访者所存在的症状或烦恼等以外的问题也得以解决；第三，充分辨明来访者内在的人格变化与外在的问题解决的相关性；第四，对以上三点，由咨询师与来访者相互确认，达成共识之后，决定心理咨询的结束。当然，咨询师并不一定要完全按照这些指标来评估咨询是否要结束，而可以根据自己的经验、来访者的状态、下一步的咨询是否还能对来访者有效等因素最终决定是否可以结束咨询。特别值得强调的是，咨询的结束不应该由咨询师单方面决定，而应注意与来访者协商。

当涉及结束咨询的话题时，来访者的反应各式各样，有的会说："你判断得真准，我确实在考虑这个问题。"有的会说："我还没有认真想过这事，但我最近会考虑的。"还有的会回答："不，我还没想过这事，我认为我自己还不行。"咨询师必须设法弄清这些回答背后的动机。比如，最后一种回答很可能表明来访者与咨询师的看法有区别，或来访者已经对咨询师产生了依赖性，已经离不开咨询师了。此时，咨询师应该仔细分析，来访者是因为还没有能力独立应对生活，还是仅仅因为对咨询师形成依赖，不愿意自己去面对生活。如果是前者，可能还不适宜停止咨询；如果是后者，咨询师就需要帮助来访者建立自信，让他摆脱对咨询师的依赖，有勇气去独立面对生活。

咨询师可以和来访者就咨询的时间与方法进行协商，一般来讲，应该循序渐进地终止咨询，如果突然停止，可能会导致来访者出现分离性焦虑的症状，甚至使咨询效果产生倒退，使得此前的咨询成果付诸东流。在临近终止阶段，重温一下目标的本质是有很大益处的。这可以帮助来访者更加接近于他们的目标，使得他们认清眼前的自己与所要实现的目标之间的距离，并较为顺利地走完剩下的路。咨询师可以通过提前告知来访者，或逐渐减少咨询频率等方法结束咨询。总之是要让来访者有一个心理准备，并且认识到"没有咨询师的帮助我也能很好地生活"。当然，来访者已经有了一定的心理准备，但在最后一次咨询时，难免会产生失落感，由于咨询过程强调彼此的共感协调关系和感情上的融洽交流，因而彼此产生一种恋恋不舍的情感也是很自然的。所以在告别的时候，对来访者说上一句"如果今后还有什么问题的话，请您随时再来"，或许能帮助他减少一些这样的失落感与无助感。

本 章 小 结

了解心理咨询与治疗的原则，可以让我们更好地规范心理咨询过程，并且树立起正确的心理咨询与治疗的理念，因此咨询与治疗的原则指导着整个心理咨询与治疗的过程，只有遵循了咨询与治疗的基本原则，后续的咨询与治疗过程才可能是有效的。心理治疗的目标制定是非常必要的，它直接影响着整个咨询的导向以及咨询结果，所以制定一个切实可行又能够与来访者的问题相符合的目标是非常重要的。要想使咨询收到预期的效果，就必须使咨询关系顺利度过每一阶段。对这一点，每个从事心理咨询或即将从事心理咨询的人都要有足够的认识。清楚地了解心理诊断阶段、帮助与改变阶段以及结束阶段的目标、注意事项、原则、方法等内容，可以帮助咨询师更好地把握整个咨询过程，也会使咨询获得良好的效果。

思 考 题

1. 心理咨询与治疗的基本原则有哪些？
2. 心理咨询与治疗的目标应该如何设定？
3. 心理咨询与治疗需要经历哪几个阶段？每个阶段应注意哪些问题？

参 考 资 料

[1] 陈智. 心理咨询：实用咨询技巧与心理个案分析[M]. 成都：四川大学出版社，2002.

[2] 钱铭怡. 心理咨询与心理治疗[M]. 北京：北京大学出版社，1994.

[3] 许又新. 心理咨询与治疗原理及实践[M]. 北京：北京大学医学出版社，2007.

[4] 林崇德. 咨询心理学[M]. 北京：高等教育出版社，2002.

[5] 汤宜朗，许又新. 心理咨询概论[M]. 贵阳：贵州教育出版社，1999.

[6] 中国就业培训技术指导中心，中国心理卫生协会. 国家职业资格培训教程——心理咨询师(三级)[M]. 北京：民族出版社，2005.

[7] 李正云. 学校心理咨询[M]. 北京：中国轻工业出版社，2002.

[8] 严文华. 做一名优秀的心理咨询师——心理咨询师面谈训练手记[M]. 上海：华东师范大学出版社，2008.

[9] http://hi. baidu. com/bdjda.

[10] Jahoda M. Current Concepts of Positive Mental Health[M]. New York: Basic Books, 1958.

[11] 曾文星，徐静. 心理治疗[M]. 北京：人民卫生出版社，1987.

[12] 张日昇. 咨询心理学[M]. 北京：人民教育出版社，2001.

推荐阅读资料

[1] 徐光兴. 西方心理咨询经典案例集[M]. 上海：上海教育出版社，2003.

[2] 岳晓东. 登天的感觉[M]. 上海：上海人民出版社，2004.

[3] 科米尔，纽瑞尔斯. 心理咨询师的问诊策略[M]. 5 版. 张建新等译. 北京：中国轻工业出版社，2004.

技

能

篇

虽然各学派具体的心理咨询与治疗方法各不相同，各有侧重，但在心理咨询过程中依旧存在基础性咨询技术。不论咨询师倾向哪一学派治疗方法，都必须正确掌握和应用这些咨询技术，方可更好地理解来访者，帮助来访者达到领悟并作出改变。

——题记

第四章　心理治疗技术(一)

本章学习目标

- ➤ 了解如何进行有效的会谈。
- ➤ 了解心理咨询中用于促进良好咨访关系的技术。
- ➤ 了解参与性咨询技术。
- ➤ 了解影响性咨询技术。
- ➤ 了解咨询的评估技术。

核心概念

会谈法 (talks)、参与性技术 (attending skills)、影响性技术 (influencing skills)

一例治疗儿童创伤后应激障碍的案例片段[①]

背景介绍：9 岁的卡尔死于车祸，他的朋友苏珊反应会如何呢？苏珊从读幼儿园开始就和卡尔熟识，他们的母亲关系也很好。苏珊没有哭，甚至在葬礼上也没有哭。自从出事以后，她也没有谈到过她死去的朋友卡尔。当她和母亲造访卡尔的母亲时，她拒绝进入他的房子，而是在外面的车子里等。苏珊一直做噩梦，她的母亲很担心她，因为她"抑制了她所有的感情"。苏珊的母亲在卡尔出事三周后带苏珊去做了咨询。

苏珊 9 岁，四年级，积极参加女童子军活动。苏珊和卡尔出生在同一年，在孩子的学前阶段，两位母亲在一起过了很长的时间。苏珊和卡尔在同一所幼儿园上学，进了同一所小学，尽管不在同一个班级里。

对苏珊进行心理咨询的基本评估之后，发现苏珊符合创伤性应激障碍。

---

① 徐光兴. 学生心理辅导咨询案例集[M]. 吉林：吉林出版集团有限责任公司，2012.

(1) 第一次面谈

在约定的时间，我的门铃响了，苏珊的母亲慌张地进入会客室，说苏珊待在车里拒绝进来。我的即时反应是告诉这位母亲我会到车里去和她女儿谈话，没有考虑到这是纽约 3 月份华氏30度(-1.1℃)的气温。我没有穿外套就离开了办公室，在出口处我立刻发现了车内的苏珊。我走向车窗，她看上去很不情愿，但她意识到我没穿外套，而天气很冷。我记得自己对她说：“进来吧，这样我们可以在室内进行谈话。这儿太冷了！”苏珊走出车子，和我一起进了办公室。

咨询师：嗨！很高兴你同意进来。那儿可真冷！我猜你不想进来，但既然你在这儿了，我们还是试着互相了解一下吧！我知道你最近度过了一段难熬的时间，你知道你妈妈为什么要带你来见我吗？

苏珊：我每天夜里都从噩梦中惊醒，早晨不想起床。我一直很累，即便是在晚上 8 点就上床了。

咨询师：听上去真是糟糕！你能告诉我你做了些什么梦吗？

苏珊：我梦见在我的壁橱里有一只大猩猩，它偷偷溜到我的床上抓我，把我带走，在烘烤架上烤我。

咨询师：那一定很恐怖！梦把你惊醒了吗？

苏珊：是的，然后我跑到妈妈的床上去了。

咨询师：我知道你的朋友在一次意外中死了。你刚经历一次可怕的体验！关于这个，你能告诉我你发现了些什么，你被告知了些什么吗？

苏珊：妈妈和爸爸都告诉我了，那天我得了流感待在家里，没去学校。

咨询师：听到的是多么可怕的事啊！我知道你和卡尔是好朋友。

苏珊：今年我的生日派对没有邀请他。

苏珊妈妈：苏珊举办的是一个“全是女孩”的保龄球派对。

咨询师：我知道很多 9 岁的孩子都那样做，我相信卡尔能理解。

我和苏珊进行单独谈话。我拿出一些画笔和纸，想知道苏珊是否会通过绘画来交流。

咨询师：你妈妈告诉你我是哪种医生了吗？

苏珊：(看上去不确定。)一个治疗师？

咨询师：对了，我是一个治疗师。你知道治疗师是做什么的吗？

苏珊：(耸耸肩，看上去不确定。)

咨询师：我帮助孩子和他们的父母缓解焦虑，有时我们谈话，有时我们做游戏。我知道你现在有很多担心，谈话中断一会儿如何？当孩子们在这儿时，我通常邀请他们画一些东西。画一个人怎么样？(苏珊很热切地选了一张纸，开始画一个女童子军：在人像的周围有很多标记，可能意味着风雨或者是混乱。从画中我明白她是一个女童子军。)

咨询师：你画得很好。今天我们就到这儿，但我想再见到你，我和你妈妈再定一个约期。

苏珊：好的，谢谢你！

考虑到苏珊不情愿过来，这应当是一个好的开始。她接受帮助的动机是因为噩梦，关于卡尔之死她不带任何感情。我们最初建立的关系可能有助于缓解她对梦的不适感。

（2）某一次咨询，苏珊扭伤了脚踝

咨询师：自从上次见到你以后有一段时间了。你好吗？

苏珊：我不再做噩梦，也不头痛了。

咨询师：那太好了！那么你的生活部分恢复正常了，除了你的脚。

苏珊：真为我的脚生气，因为现在我不能为我的女童子军野营工作了。我不能到处跑。

咨询师：你的脚是怎么受伤的？

苏珊：它就发生了，没什么特别的。我们在体育馆玩接力赛，我滑倒了，所以就扭到脚了。医生拍了 X 光片，骨头没有裂。

咨询师：好，我很难过你要经历这事，好像你没有充分应付好！

苏珊：你不知道整个经历。我的豚鼠死了，我朋友的父亲死了(用一种很平常的音调，好像在复述与她无关的事件)。

咨询师：告诉我。

苏珊：好的，我从学校回家，发现我的豚鼠死了，我们在后院埋葬了它。现在我想要一只鸟。

咨询师：你悲伤吗？你觉得怎样？

苏珊：没什么，我不担心它。

回应我有关她朋友父亲之死的表述时，苏珊同样很不耐烦。当我想获得一个情感反应时，苏珊会回答一些事实的信息。她告诉我，贝基曾经问过一个问题"为什么每个人都会死？"——进一步确认了我的预感，贝基表达了苏珊已经感受到了但不愿意承认的焦虑。

（3）最后一次咨询

一个月之后与苏珊进行了最后一次面谈。她的母亲说苏珊去了卡尔的陵墓。下面是和苏珊的谈话。

咨询师：我很高兴听到你去了陵墓。

苏珊：这是一个很大的"房间"，墙上写有名字，前面有鲜花得像是个祭坛。

咨询师：你看到卡尔的名字了吗？

苏珊：是的，我在它前面的架子上放了些鲜花。

咨询师：你去那儿感觉怎样？

苏珊：我给你画张画。(开始画画，指出她放鲜花的地方。)

咨询师：想到卡尔在那儿，你一定很伤心吧！

苏珊：(快乐的、没有悲伤的迹象。)卡尔的妈妈告诉我，他的灵魂在天堂里，我们有一天会再见到他。

咨询师：我相信现在他不在你身边，你仍然很想念他。

苏珊：如果你想，你可以保留图片。

咨询师：是的，我会把它和你的其他图片保留到这个文件夹里。这是我们最后一次面谈了，但我会在文件抽屉里保留你的画。在将来的某一天如果你感到焦虑或只是想谈谈，你可以再回来。如果你想这样，让你的妈妈给我打电话，见到你我会很高兴。

最后苏珊画了自画像，这幅自画像和第一次相比，没有风雨，人看上去很快乐。

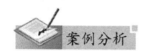 案例分析

在这个案例片段中，咨询师的一些做法值得我们借鉴。最初，因为苏珊不愿意接受治疗，所以咨询师表现得非常谨慎，她小心翼翼，没有给苏珊压力。在苏珊不愿意进入咨询室，躲在车里的时候，她冒着严寒，把苏珊请到了温暖的室内，这会让苏珊感到这个陌生人是真正关心她的，虽然她没有说什么。这样做，可以减少苏珊对咨询师的抵触心理，从而在她们之间建立较为良好的咨询关系。另外，咨询师已经知道苏珊处于悲伤的情绪之中，苏珊最需要的就是缓解情绪，所以她并不急于提出关于卡尔死亡的问题，她意识到卡尔之死以及卡尔头部受伤画面的想象会使苏珊不适。因此，咨询师有意识地让苏珊一开始就感觉舒适，而不是急着让她进入痛苦的回忆，因为进入痛苦的回忆可能会使苏珊拒绝治疗。咨询师一直以一种非批判性的、尊重的态度来对待苏珊。咨询师是参与性的，经常与苏珊进行互动交流。咨询师始终给苏珊提供一个安全的环境，不逼迫苏珊违背自己的意愿。这种关系本身就是一种治疗。

在咨询过程中，咨询师遭遇了苏珊的种种阻抗。苏珊是一名 9 岁的儿童，儿童遇到麻烦，产生悲伤、担忧、焦虑、恐惧、愤怒等负面情绪的时候，有时会把自己封闭起来，保护和抑制自己，不愿意去表达。这是一种本能的反抗，咨询师在面对苏珊反抗的时候，始终是以一种尊重的态度对待苏珊，用尊重、热情的态度来为苏珊营造一个安全、舒适的咨询环境。

整个咨询与治疗的过程中，咨询师表现得非常耐心，咨询师的循循善诱帮助苏珊慢慢地展现出自己的内心世界，使苏珊慢慢地进入咨询状态中。

通过以上案例可以发现，咨询师在与来访者进行咨询时，一方面，咨询师会热情地接待来访者（"嗨！很高兴你同意进来。""我会很高兴能够见着你"），对于来访者的不情愿参与咨询表现出极大的耐心和尊重，在严寒天气下不穿外套出门去迎接苏珊，以及"你觉得在将来的某一天如果你感到焦虑或只是想谈谈，你可以再回来"，对来访者表现出关注（"那一定很恐怖！""我很难过你要经历这件事"），不断地为来访者营造一种安全温暖的咨询氛围；另一方面，咨询师进行巧妙的提问，不逼迫来访者（"你觉得怎么样？""有什么使你烦恼的吗？"），使来访者愿意逐渐表达自己，并且在倾听的过程中引导和启发来访者（"有时我们关注一种焦虑的事时，我们就会忽略自己的工作或者学习"），不仅如此，还积极参与进入交流中（"我知道你和卡尔是好朋友"），与来访者共同面对问题。以上都是心理咨询与治疗中的基本技术的体现，无论使用何种心理治疗方法的咨询师，都会灵活地使用基本的咨询技术，使来访者进入心理咨询的状态，以实现心理咨询与治疗的最终目标。

心理咨询与治疗遵循一定的步骤和阶段，基本的心理咨询技术贯穿于整个心理咨询与治疗过程中。心理咨询师在与来访者建立关系时，咨询师表现出对于来访者的尊重、热情、真诚、共情以及积极关注等都有助于推动良好的咨访关系的建立；心理咨询师会根据不同的目的对来访者采用不同的谈话方法；在整个心理咨询与治疗过程中，心理咨询师会灵活运用参与咨询技术和影响咨询技术来推动咨询进程；心理咨询师会根据常用的心理咨询评估技术对咨询的有效性进行评价，进而能够在每一次咨询中取长补短，做到有效地帮助来访者。

第一节　谈话咨询技术

临床心理学家将谈话法(会谈法)定义为依据一定的目标而进行的谈话。从某种层面来讲，心理咨询是一种谈话疗法，在咨询过程中，咨询师与来访者的对话初衷应该以帮助来访者成长为目的，并且根据谈话所期望获得的效果进行。从事心理工作的人员，在正式的咨询开始之前，都应该事先与来访者进行谈话，对来访者各方面的信息进行了解。从最初的谈话开始，咨询师就应该关注与来访者建立良好的关系，进而获得更多的有效信息以及达到谈话目的，这对取得良好的咨询效果具有深远的意义。

一、初始面谈与摄入性会谈

初始面谈是在开始心理辅导、咨询、治疗之前所进行的评估性面谈。心理咨询与治疗通常以摄入性会谈的方式获得初始面谈中所需的临床资料，从而对来访者的状况进行评估分析。摄入性会谈是指以会谈的方式采集来访者的个人背景资料、健康状况、工作和生活状况以及在会谈过程中了解来访者的当前状态、对于前来咨询的感受、咨询的大致原因以及对于咨询的疑问等。

在心理咨询过程中，初始会谈可以获得来访者的基本临床资料，为之后的心理咨询与治疗过程奠定基础。会谈中应该注重谈话技巧。心理咨询师在会谈之初，要把握住会谈的大体目标、内容以及范围，围绕来访者的求助问题和关键点确定会谈的目标，把握会谈的内容，控制住会谈的基本范围，会谈中的提问方式、说话技巧都对收集有效的一般资料有影响。同时咨询师要控制会谈的方向，否则会使来访者感到漫无目的，影响心理咨询的效果。最后应该对收集到的一般临床资料进行分类整理和分析，获得会谈的初步结果。

(一)基本步骤

1. 实施过程

在初始会谈中，咨询师应确定谈话的内容和目的以及控制谈话方向，少做指导性的反应，使来访者既能够自我表达，也能够在咨询师的引导下进行有效的表达。

2. 资料收集

在心理咨询过程中，一般不能进行录音和录像，如果由于特殊的原因需要进行录音和录像，要征得来访者的同意。在会谈中，可以按照以下事先设置好的项目进行简单的笔录。

(1) 来访者的人口学资料、个人经历、成长史。

(2) 来访者的家庭背景、婚姻、生活、工作、学习状况。

(3) 来访者的人际交往现状。

(4) 来访者对自己身体状况的主观判断，病史、医疗史。

(5) 来访者的行为举止、衣着与精神状态、情绪状态等。

(6) 来访者认为自身存在的问题和困扰，即来访者主述的问题。

进行初始会时，应根据以上的六个条目对会谈的内容进行简短的记录。会谈有一定的时间，如果心理咨询师在会谈中发现还有其他重要的问题没有涉及，可以跟来访者商量是否可以延长会谈的时间。

3. 资料整理分析

资料整理分析即获得来访者全面的个人信息资料，在资料的基础上进一步分析。

(1) 找出来访者求助的问题和原因。

(2) 了解来访者的人际关系模式、人际交往能力。

(3) 评估来访者当前的生活、社会功能。

(4) 评估来访者的精神状态。

4. 得出初步诊断结果

初始会谈一般会得出初步的诊断结果，但不能在初始会谈之后告诉来访者一个绝对性的结论。在会谈结束之后，应告诉来访者本次会谈的初步诊断结果，并向来访者说明会谈的初步结论，与来访者一起探讨，并且征求来访者是否同意这个初步结论，然后在下次会谈中商定咨询方案。另外，如果在初始会谈中发现来访者可能有精神方面的疾病，那么应该告知来访者，并且建议来访者去医院就诊；对于特别严重的症状，心理咨询师应遵循心理咨询保密例外的原则，告知来访者的家人(监护人)。

(二)确定谈话范围以及控制谈话方向

初始会谈一般会根据谈话的目标进行，从事心理工作的人员要善于从谈话过程中确定对来访者的谈话目标和内容，咨询师应控制来访者所叙述内容的方向，以保证获得有效的资料。

1. 确定会谈范围

(1) 最直接明了的方式就是根据来访者自述的问题、求助的内容来界定其问题。比如来访者会直接说"我快要考试了，很焦虑""我和男朋友总是吵架，我都快被烦死了"等，根据来访者这些自述的内容，可以将谈话的大体内容确定为考试焦虑和恋爱方面的问题。

(2) 心理咨询师要密切关注来访者在会谈中行为举止、精神状态等方面所表现出的疑点，也要对来访者的认知、信念和内心对白进行关注。如来访者在会谈中出现针对某个问题欲言又止的现象或者来访者看上去情绪低落，咨询师可以将这些欲言又止的问题或者是情绪低落的原因纳入谈话的内容和范围。来访者所表现出的情绪状态以及表达出的模糊内容等显示来访者有自己没有意识到的心理问题或者困扰，咨询师所观察到的疑点对进一步探索来访者未意识到的深层心理问题具有重要作用。

(3) 心理咨询师可以依据来访者心理测评结果所呈现出的问题来确定会谈的目标、内容和范围。如用SCL-90对来访者进行施测，初步结果分析发现来访者可能存在焦虑症状，咨询师就应该将探索来访者焦虑的原因以及了解与焦虑相关各类问题作为会谈的目标、内容和范围。

(4) 明确应该优先解决的问题，以之作为会谈的范围。通常，来访者诉说的问题不仅仅只有一个，这时要对来访者所述问题进行排序，明确应该优先解决的问题。心理咨询师可以根据以下原则明确来访者应该优先解决的问题：①促使来访者寻求帮助的问题；②来访者最根本、最影响生活的问题；③最有可能成功解决的问题；④最先解决了才能够解决其他困扰的问题。

2. 控制谈话方向

心理咨询师不仅需要紧扣会谈的目标和内容范围，也需要掌握转换话题的技巧，以控制谈话方向。

心理咨询师常用的控制会谈内容以及方向的技巧有释义、中断、引导、情感的反射作用。释义是指重复来访者所说的话并且作出简单的字面意思的解释，顺便提出另外一个问题。有时，来访者表达了很多，但是来访者表达的内容都是偏离会谈目标和范围的，这时咨询师中断谈话，之后，咨询师再提出新的问题，以使会谈紧扣目标和内容范围。咨询师也可以有意识地去谈一下某类问题，使来访者将谈话内容转向这个问题，这个技巧叫作情感的反射作用。还有一种比较实用和常见的技巧是引导，即咨询师间接地从原来的话题中引申出新的话题。

(三)技巧运用

在初始会谈中，心理咨询师应根据会谈的目标内容来确定会谈中的提问方式。一般来说，为获得更加全面的资料，会谈之初通常使用开放式提问而不是封闭式提问，但有时根据会谈的需要，也会使用少量的半开放式提问。在特殊情况下，心理咨询师需要了解来访者确定的基本临床资料以作出良好的心理评估，可以紧扣会谈的内容使用封闭式的提问。

心理咨询师以合适的提问方式提出问题后，要带着谈话的目标和内容去听，在倾听中要注意来访者谈话内容的关键点。

有关提问方式、倾听的内涵和咨询师的态度会在接下来的内容中详细介绍。

二、谈话技术的注意事项

以上对心理咨询与治疗中的初始会谈进行了简要介绍。通常，在会谈中要注意以下这些问题。

首先，在会谈中，注意倾听。咨询师对来访者的叙述耐心地听，对于来访者来说是一种激励和关注，是使来访者能够放心地讲述自己的问题的一个安全前提。心理咨询师要倾听来访者的叙述，不仅要听，而且要听懂，抓住求助者话语中的关键点，及时发现问题并且延伸出新的问题。

其次，会谈中，咨询师的态度非常重要。咨询师的态度要中立，不在会谈中对来访者所叙述的内容进行评价。非批判性的态度能够促进来访者呈现自己的内心世界。在咨询师必须表明自己态度的特殊情况下时，咨询师的态度必须是中性的，既不作为来访者的支持者，也不是来访者的反对者，这样可以使来访者放松，进而使会谈更加顺利。

再次，在会谈中要使用恰当的提问方式和技巧。在会谈中，咨询师的提问应该根据具体的会谈目的而灵活变通，用来访者能够接受的提问方式达到促进其表达的目的。

最后，在谈话内容上，要有可接受性、有针对性、有建设性。具体地讲，会谈内容要符合来访者的接受能力，有针对性地去了解访者的心理问题，并且该谈话内容要有助于来访者心理问题的改善，对于初步诊断有精神性疾病的来访者，不能谈论精神性疾病的具体症状，这是会谈中的一个大忌。遇到此类心理咨询与治疗的特殊问题时，应该按照心理咨询的相关规定进行及时处理。

三、谈话中咨访关系的建立

咨询师与来访者之间的关系，习惯上称咨访关系，也叫作帮助关系、治疗关系，在心理咨询与治疗中具有关键性作用，在初始会谈中就应逐渐建立。对于咨询师来说，与来访者建立起良好的关系是顺利开展心理咨询的前提，是进行有效心理咨询的先决条件，咨询师会运用促进良好咨访关系建立的技术来推动有效的心理咨询目标的实现。

来自咨询师与来访者双方的因素共同影响着治疗关系的建立。咨询师作为助人者，其态度对于治疗关系的建立值得关注。人本主义心理学家卡尔·罗杰斯提出心理咨询师对来访者表达真诚、共情、无条件积极关注，能够使心理咨询更加有效。在心理咨询与治疗中，咨询师掌握表达真诚、共情以及积极关注的真实内涵以及注意事项，才能灵活运用，使咨询会谈顺利有效地进行。

(一)营造咨询的氛围：热情与尊重

大多数来访者对于心理咨询与治疗有所了解，但并不十分清楚。一方面，他们对心理咨询的期望很高，希望咨询可以对他们有帮助；另一方面，他们对于在咨询中应如何表现、咨询师的态度如何也比较担心。为了营造轻松愉快、温暖安全的咨询氛围，使来访者感受到友善、平等的态度，心理咨询时，咨询师要对来访者表达热情和尊重，以此消除来访者的担忧和紧张，并且促进来访者表达。

热情带有浓烈的感情色彩，应贯穿于整个心理咨询与治疗的始终。心理咨询师在咨询过程中表达热情一般的言语可能是："有什么我可以帮到你的吗？""你希望得到哪方面的帮助？"等。诚然，咨询师通过富有感情的言语能够对来访者表达最为直接的热情，另外，咨询师对来访者所表达内容的认真、耐心、不厌其烦地倾听也是一种热情的表达。尊重即心理咨询师把求助者视为有思想情感、内心体验、生活追求及有独特性与自主性、有价值感的平等的人。可以说，来访者和心理咨询师是两个带着不同文化背景的人，他们之间的价值观、生活观念可能是完全不同的，面对如此大的差异，咨询师应采取接纳的态度对来访者表达热情和尊重，接纳来访者所叙述的与自己相同的观点和看法，同时也接纳来访者与自己不同的观念。在咨询的最初阶段，由于来访者对咨询关系的信任度不高，所以在某些敏感问题上面会迟疑，会有意无意地去掩饰一些问题，咨询师应理解来访者的这些表现，并且极大地表达对来访者的热情与尊重，以此来促使求助者增强解决问题的信心。

(二)真诚

心理咨询与治疗中的真诚是指心理咨询师对来访者态度诚恳、表里如一，将真实的自己置于与来访者的互动交流中。咨询师对来访者表达真诚，来访者也会在咨询师真诚的感染下逐渐学会与心理咨询师真诚地交流，使双方的沟通清晰而明确。

在心理咨询与治疗过程中，双方真诚的关系必须建立在咨询师的正确咨询理念以及对来访者表现接纳等基础之上，咨询师要不断地进行自我净化以提高咨询中真诚表达的效果。以下两个方面是表达真诚的核心内涵。

(1) 表达真诚应该平衡实话实说和实事求是。正确的真诚表达绝对不是实话实说，真诚与实话实说既有联系，又不完全等同。真诚在于咨询师将来访者呈现出来的自身的缺点、客观现实以一种来访者可以接受的委婉有力的方式反馈给他。这种来访者容易接受的反馈方式不是实话实说，但也应该建立在实事求是的基础上，真诚不是一味地讨好和顺应来访者，不能脱离实际情况。另外，真诚表达中的实事求是也是对咨询师自身的要求。例如，来访者前来咨询的问题各异，咨询中可能涉及心理咨询师不擅长的领域，这时，咨询师要立足于事实，诚实地告知来访者，这样不仅更容易让来访者接受，也维护了来访者的利益。

(2) 真诚不等于过多的自我暴露，表达真诚应该适度。咨询师在表达真诚的时候应该思考自己所自发表达的话语是否有助于促进咨询。当来访者前来咨询的问题或者困惑可能触及咨询师的类似问题或者经历时，咨询师应避免将来访者当成诉苦的对象，过多地有感而发和宣泄自己的情感。这样就变成了咨询师的自我发泄，会让来访者怀疑咨询师的助人能力，严重影响咨询的效果。真诚只有适度，才能发挥其效果。

(三)共情

共情，也叫作"同理心""同感心"等，是指心理咨询师能设身处地理解以及体验来访者的处境、内心世界等。

共情并不是简单地去理解来访者的感受，而是要求咨询师能从来访者的角度看待来访者及其存在的问题，从来访者的认知行为方式、生活工作状况、文化背景、年龄性别甚至来访者的种族以及宗教信仰等来理解。咨询师有丰富的生活阅历和经历，可以更好地帮助他们站在不同社会角色的角度来对来访者共情。诚然，咨询师的人生阅历和经历有助于在咨询中共情的表达，但对来访者表达同理心，并不意味着咨询师必须与来访者有相同或者类似的经历，而是要求咨询师具有设身处地去理解他人的能力，共情的表达需要智商和情商的高度配合。

咨询中对不同的来访者，共情的表达也有差异。对于一些共情的经典语句，比如"我了解你的感受""我理解"，咨询师要斟酌表达，有的来访者更需要得到共情，而有的来访者可能非常抵触有人去体验他的内心世界，来访者可能会怀疑"你怎么会理解我的感受？你才跟我谈话没多久"。共情要适度，以言语和非言语的方式都可以表达，咨询师在咨询过程中应及时地去验证是否与来访者达到了共情，并判断接下来的咨询应该如何进行或者是否需要进行更多的共情，这样可以做到适度地共情，使咨询中的共情恰到好处。

(四)积极关注

咨询师间接地向来访者表达积极关注，来访者就能够感受到无论自己的认知、情绪状态、思维方式、价值观等如何，咨询师都是乐于接受和理解的。咨询师要客观地看待来访者，同时去关注来访者正向的方面，以帮助来访者发现自身积极、正向的优点、资源，去关注一个全面的自己。

为了能够客观地看待来访者的正向内容以及帮助来访者关注自己正向的方面，咨询师通常会通过允许来访者以自由的方式谈论自己的想法观点，以重复、归纳来访者所说的话语显示对来访者所谈论内容的关注，以及传递愿意跟来访者在这种咨询关系中一起努力的愿望。咨询师要立足于现实，既要帮助来访者分析出存在的问题与不足，也要及时帮助来访者发现自身的能力、优点、资源，帮助来访者建立解决问题的自信。但是咨询师在表达积极关注时应避免出现失误，切记不可一味地忽视来访者的不足和缺点，盲目放大来访者的优点，正确的积极关注是要做到使来访者能够平和地去看待自己的不足，然后寻找解决办法。

第二节　参与性和影响性咨询方法

一、参与性咨询技术

在心理咨询与治疗中，有效地运用诸如倾听、提问方式等技术，可以帮助咨询师发现来访者可能存在的问题，对推动咨询的有效进行具有不可忽视的作用。这种咨询师积极地参与到咨询过程中的一系列技术叫作参与性技术。

心理咨询上常使用的参与性技术有倾听、开放式提问和封闭式提问、鼓励、重复、内容反应、情感反应、具体化、参与性概述、非言语的理解与把握等。

(一)倾听

在来访者进行自我表达时，无论他抱有怎样的态度，表现出怎样的感情，咨询师都应该能够接纳它，使来访者能够感受到咨询师积极、认真、关注地倾听，这有助于为来访者营造一种安全舒适的氛围，促进来访者的自由表达。咨询师应沉着、冷静、温和地倾听来访者的倾吐，并时而对应着"噢""嗯""哎""原来是这样""是吗""是这样"等话语。这些话语可以看作对来访者的一种强化，这种强化会影响到来访者进一步谈话的内容，也表达了咨询师对来访者所述内容的关注与理解。除了倾听来访者的语言表达外，咨询师还应该关注来访者的非言语行为，主要包括面部表情、肢体动作、语音语调、目光等，这能提供许多言语不能直接提供的信息，甚至是求助者想要回避、隐藏及作假的内容。借助于求助者的非言语行为，咨询师可以更全面地了解求助者的心理活动，也可以更好地表达自己对求助者的支持和理解。比如，有一位来访者在向咨询师倾诉问题时表现得很难过，攥着拳头抵住嘴巴，默默流泪。咨询师通过这个动作可以看出，来访者是在有意克制自己的情绪表达，不希望别人看到自己软弱的一面，不希望与别人分享自己的痛苦。仅仅通过这一个动作，咨询师便可以了解到来访者的心理状态。可见，非语言的行为是不容忽视的。

在来访者叙述问题时，咨询师可以根据具体的需要，使用开放式询问与封闭式询问及鼓励和重复技术。

(二)开放式提问和封闭式提问

开放式提问通常使用"什么""如何""为什么""能不能""愿不愿意"等词来发问，让求助者就有关问题、思想、情感给予详细的说明。封闭式询问限定谈论的范围和重点，通常使用"是不是""对不对""要不要""有没有"等词，而回答也是"是""否"式的简单答案，以此来确定来访者的想法。

来访者对于开放式的提问没法只用简单的语句来回答，因此开放式提问可以让咨询师进一步获得所需要的基本事实材料。在提问时，咨询师应本着平等、中立的原则，所提的问题不能带有倾向性或者感情色彩，灵活使用开放式提问的发问词，才能使来访者感觉适宜并且愿意表达。当咨询师需要对具体的问题得到明确的回答时应使用封闭式提问，但该种类型的提问得到的信息量有限，而且封闭式的提问不能过多地使用，否则会使来访者产生被讯问的感受，并且来访者被动地回答咨询师的问题，压抑了其自我表达的愿望，剥夺了其自我表达的机会，就会使咨询过程受到阻碍。

(三)鼓励和重复技术

直接地重复求助者的话，如来访者说"我感到什么都不知道了……"时，咨询师可以说"噢，自己感到什么都不知道了……"，或仅回应某些词语如"嗯""讲下去""还有吗"，等等，这样可以让来访者知道咨询师正在认真地倾听自己的谈话，同时让来访者感受到咨询师的共鸣和理解，这既是重复技术，也通过重复体现出鼓励技术，从而引导来访者的谈话向纵深进行。例如，来访者说："人一多我总是非常容易紧张，这回他们都看出我紧张了，他们会看不起我，我们班那么多人看着，我紧张得连话都说不好。"面对这一情况，治疗师重复的话语可以有很多种，如"人一多你就容易紧张……""他们都看出你紧张来了……""他们都看不起你"，等等。不同的重复内容会将咨询引向不同的方向，也会影响治疗的深度，所以咨询师要有选择地重复话语，找到重要的切入点。在上述的例子中，可能选择"你觉得非常难堪"作为重复的句子最好。这种反应，一方面可以抓住来访者问题的重心；另一方面也可以表示出对对方的鼓励。通过这种鼓励，可以促使对方对这一问题再进行详细的说明，如来访者为什么感到很难堪，希望自己在众人面前的表现是怎样的等，进而推进访谈内容。

在咨询过程中，来访者有时未必都能明确表明自己的感情和态度，较多的是处于一种模棱两可的、不知所以然的状态。这时候，咨询师应尽可能地将来访者所表现出来的感情和态度理出头绪来，使其明了化。咨询师可以运用以下几项技术。

1. 内容反应、情感反应

内容反应，即把来访者的主要言谈和思想加以综合整理，再反馈给来访者；情感反应，即把来访者的感受、情感内容重新梳理加工并且反馈给来访者。一般来说，咨询师对于来访者所表达的情感与思维的反应是同时的。比如，"你说你的同学从来都不会主动打扫宿舍卫生"是内容反应；而"你似乎对他们很生气"就是一种情感反应；如果变成"你的同学从来都不主动打扫宿舍卫生，你为此感到很气愤，是这样的吗？"这就是综合了内容反应与情感反应。

2. 具体化

具体化，即心理咨询师协助求助者清楚、准确地表述他们的观点、所用的概念、所体验到的情感以及所经历的事件。心理咨询师会针对来访者呈现的问题，运用具体化技术："请你具体谈谈……"具体化技术可以帮助咨询师澄清来访者所述内容的模糊不清、混乱、矛盾以及不合理，从而把握真实的情况，促进来访者对自己的问题进行梳理。

3. 参与性概述

心理咨询师将求助者各方面的信息整理成归纳性的材料，以提纲的方式对求助者表达出来。通过这些方式，咨询师与来访者都能够更清晰地了解当前的具体问题。

4. 非言语的理解与把握

在咨询过程中，咨询师留心观察并且及时觉察来访者的非言语行为(如目光、语音、动作、躯体姿势等)，准确地把握这些非言语的含义，可以从更加细微的角度对来访者的心理状态有更全面的了解。

二、影响性咨询技术

影响性咨询技术主要用于帮助来访者领悟并作出改变。在心理咨询与治疗过程中，影响性咨询技术包括面质、解释、自我开放、内容表达、情感表达、影响性概述、非言语行为的运用等。

(一)面质

面质，即咨询师对来访者的认知方式与思维方式提出挑战与异议的过程，其目的在于推动来访者重新审视其生活中遇到的困难与挫折，克服其认知方式中的某些片面性与主观性，帮助来访者看到自己及问题的不同侧面，深入了解自己所处的境地，激励来访者消除防御心理及掩饰心理，真诚地面对生活与自我，从而能够进一步地认识自我，看到自己本身具有但被忽视或被掩饰的能力与资源，积极开发自我，产生建设性的活动，看到深层的动机与行为之间的矛盾等。此时咨询师的信息往往都是这样的："你说是这样，但事实并非真的是这样的。"

一般在遇到下列几种矛盾时，应考虑使用面质技术。第一，理想自我与现实自我之间的矛盾。例如，某位上三本学校的学生，想要申请出国，并且一定要申请到美国前十名的学校。对此，可以给予这样的反馈："你可以怀有远大的理想，但是也要看到自己当前能力的局限性，有没有想过这之间的差距？"第二，实际行动与其感受认识、思想之间的矛盾，自我评价与现实之间的矛盾。例如，某女大学生将其失恋的原因归结为自己很丑。对此，可以给予这样的反馈："你认为自己丑，我看你很漂亮，你热恋时是否也认为自己很丑呢？""那时你觉得你很有魅力，现在这么丑，是否有巫婆一夜作怪呢？"第三，想象世界与现实世界之间的矛盾。这时可以给予来访者如下反馈：现实世界是丰富多彩的，但总会与理想世界存有差距，如果不调整，就会产生挫败感。

当来访者遇到这些矛盾时，往往会产生三种表现。第一，言行不一致。"你说你和妻子分手很痛苦，可你却面带微笑？"第二，理想与现实不一致。"你说你想……，可是你现在的情况是……，你认为这种可能性有多大？"第三，前后言行不一致，比如来访者叙述前后事实有出入。"你刚才说他无微不至地照顾你，现在又说他对你的生活不闻不问，完全不关心。"

咨询师在这一阶段采用此种方法时，要特别注意的是面质对于来访者来说很可能是应激性的事件，所以面质的运用必须建立在良好的治疗关系的基础之上。另外，面质的内容一定要有事实依据，在事实不充分、不明显时不宜采用此法。还要注意面质应选择合适的时机，要在来访者对自己的问题已经有了进一步的了解与接纳时进行。面质的意义不在于否定、贬低或教训对方，而是旨在促进来访者的领悟与改变，所以咨询师也应该注意到，面质要以尊重为前提，以同感为基础。

(二)解释

解释是指对求助者的思想、情感和行为的原因及实质进行描述。它可以来自各种不同的心理咨询与治疗的理论，也可以来自咨询师个人的经验、实践与观察。解释旨在为来访者提供对现实世界的另一种看法，可以让他从一种全新的角度来看待问题，这可能会非常有助于他的认知以至行为、情绪的改变。例如，一位男性来访者，小时候一直被寄养在某地农村的亲戚家中，常常受到当地小朋友的欺负。他长大后也不善与人相处，没有交往很深的朋友，与别人谈自己感兴趣的事情还可以，如果谈的东西自己不太了解，就会感到无趣而自行离开。他希望改变这种状况，但又不知如何是好。针对该来访者的情况，精神分析式的解释可能会是"你从小到大与人交往时都缺少安全感"，这一句话就将来访者的幼年经历、现在的行为及心理体验都联系到了一起。而认知疗法的解释可能会是"因为你当时的想法，使你离开了人群，你可能会想，别人聊的东西我不知道，如果别人知道我不懂，就会看不起我，我忍受不了他人看不起我的眼光，所以我得马上离开"。虽然不同的学派会有不同的解释，但它们都会给来访者提供一个新的角度去看待自己的问题。

在进行解释时，咨询师首先应知道向对方解释的内容应是什么，其次要注意何时解释以及怎样解释。像所有影响性技术那样，只有适时适当地应用解释，才能收到良好的效果。最后，解释的应用应该是很谨慎、仔细的，不宜过多应用。当代著名心理咨询专家艾维(Allen E. Ivey)等人认为，对任何一次咨询来说，2~3个运用得当的解释可能是其最大的限度。对来访者现存的认知体系来说，这是他所能承受的来自外部的挑战的上限。如果解释应用过多，会使来访者产生抵触情绪，质疑咨询师的才智，甚至会停止咨询。

(三)自我表达

自我表达，也叫作"自我暴露""自我表露""自我开放"。咨询师可以将自己的想法与情绪传达给来访者，或者将自己的情感、思想、经验与求助者共同分享。咨询师恰当、适度的自我表达能够促进来访者的自我表达，能够起到互相影响的作用。自我表达有两种方式。第一种，向来访者传达自己对其言行问题的体验。例如，咨询师说："这样的沉默，让我感到有些不安，也有些不知所措，或许这种情绪有一部分是我自己的，但我想，也有可能你现在也有这样的感觉。"咨询师用这样的方式打破沉默，并且表达出对来访者的共情，可以推动咨询继续进行。咨询师在表达此类语句的时候一定要真诚，这样可以使来访者心情愉悦并且能够感受到来自咨询师的真心的鼓励。不能为了拉近与来访者的距离而作出一些虚假的自我表达，因为来访者会很容易察觉进而破坏心理咨询的效果。第二种，咨询师谈及与话题相关的个人经验。例如，咨询师说："你说你感到一种可怕的孤独感，我可以想象得出，我也有过类似的体验。它使你害怕一个人待着，要出去找一个人，什么人都行，但是和其他人在一起的时候，这种感觉还是缠着你，紧紧抓住你不放……你能说说什么时候这种感觉最容易出现吗？"咨询师用这样的方式，表达了自己对来访者的理解，来访者也会感到被他人理解，从而进一步促进了咨访关系。同时，咨询师推进咨询过程，提出了一个开放性的问题，可以有助于咨询师进一步了解来访者的孤独感是怎么回事，是否与自己刚才提到过的问题有关。但要注意这种直接的表达是为了表达对来访者情况的理解，咨询师不能过多地陈述自己的事情，目的不是谈论自己的事情，重点应该放在来访者身上，咨询师这样表达只是为了促进来访者更多地表达自己。

在自我表达中，应主要做到简明扼要，要明确地意识到，咨询师自我开放是为了帮助来访者领悟，而不是为了诉苦、夸耀等个人的因素。此外，咨询师的自我表达应该适量，如果过少，可能会让来访者觉得有距离感，也不会做过多的自我表达；如果咨询师自我表达得太多，则会占用太多咨询的宝贵时间，而且会使来访者感觉咨询师也不是一个心理健康的人，从而产生不信任感，或者转而开始关心咨询师的问题。

(四)内容与情感表达

内容与情感表达即咨询师向来访者传递信息、提出建议、提供忠告、给予保证、进行褒贬和反馈等，或者告知来访者自己的情绪、情感活动状况，让来访者明白。要注意的是，内容表达时应注意措辞的和缓、尊重，不应该认为自己的忠告和意见是唯一正确、必须实行的。咨询师所作的情感表达，其目的是为来访者服务的，而不是为了满足自己的表达欲或宣泄自己的情感，因此其所表达的内容、方式应有助于来访者的叙述和咨询的进行。

(五)影响性概述

在咨询告一段落时，咨询师可以将自己所叙述的主题、意见等组织整理，并以简明扼要的形式表达出来，帮助来访者把握谈话重点，然后再次回顾那些重要的信息，以获得承上启下的效果。一般来讲，影响性概述可以与参与性概述结合使用。

咨询师可以先总结一下本次治疗中来访者都有一些什么问题，在下一次的咨询与治疗中重点将对哪个问题进行讨论，最后可以概括一下本次咨询的治疗重点。这样的总结，有时还可以以咨询师提问让来访者回答的方式进行，这样效果会更好。但要注意一点，不能够笼统地问来访者"我们今天都谈论了些什么"，这时应该提出具体的问题，比如"我们刚才说到，如果你下次感到愤怒的时候，应怎么办？"，这样比较具体的问题有利于对方作答。

(六)非言语行为的运用

咨询师可以运用大量的非言语行为，对言语内容作补充、修正，或独立地出现，代表独立的意义，这在咨询活动中具有非常重要的作用。比如，咨询师的微笑与点头，对来访者来说都是一种鼓励与支持；当咨询师在倾听来访者的诉说时，与其诉说情感一致的表情也会让来访者有自己的心情被他人理解的感觉。在咨询与治疗中，咨询师有很多时候都是在倾听来访者诉说，此时，非言语行为的运用就显得格外重要了。

第三节 心理咨询评估技术

一、心理咨询诊断评估

在心理咨询与治疗过程中，心理咨询师通过观察、初始会谈、心理测验等方式，可以获得来访者的全面信息，并以此信息资料为基础对来访者的生理、心理、社会功能作出评估，从而对产生心理问题的性质以及原因进行系统、全面以及客观的分析，确定来访者的问题及程度，最终提出一个相对来说较为完整的心理诊断评估报告。心理诊断评估报告可以作为对来访者进行心理诊断的证据，也可以为心理咨询师采取何种应对措施或者是心理治疗方法提供有效的依据，并且能够为最终的心理咨询效果的评估提供参考。

(一)基本步骤

首先，收集资料。心理咨询与治疗中通常以来访者背景资料采集法的摄入性会谈方式为资料的收集与整理作准备，心理咨询师将初始会谈中获得的信息以及在谈话过程中观察到的信息整理成临床面谈资料。从来访者的自述中，咨询师已经了解大部分问题，心理咨询师也相信来访者在会谈中的所述内容都是真实可靠的，但为避免个别来访者在会谈中提供与自身相关事件的不可靠信息或者是由于记错而告知错误的信息，以及为了更全面地掌握信息，通常情况下，在获取来访者同意后，应尽量完成与来访者问题相关人员，如家人的访谈或者调查。比如，一名高中生由于连续两周不肯去上学，家长陪同前来心理咨询，心理咨询师不仅要和这名高中生进行会谈，同时还要与家长进行谈话，从侧面了解与孩子有关的信息，同时核实高中生所说的信息是否有遗漏。

其次，整理分析资料，对来访者心理问题程度进行评估。在初始会谈中，通过来访者自述和心理咨询师"有目的的谈话"一般会对来访者的生理、心理状况以及社会功能情况产生初步的印象，根据会谈中获得的信息对来访者心理问题程度进行评估，并清晰地认识来访者的生理状况、问题持续的时间以及社会功能受损程度等方面的情况，关注与心理问题相关的事件。

最后，分析出现生理、心理问题的原因以及心理问题的性质。心理咨询师不仅要初步判断来访者的心理问题是什么，同时还要探索分析该问题产生的原因，即透过现象看本质。

另外，也可以借助恰当的心理测验来辅助心理诊断评估，心理测验的得分可以作为评估参考的一种依据。

(二)报告的内容

(1) 罗列通过初始会谈得到的基本临床资料，并且注明是来访者自述的、心理咨询师通过谈话观察到的，还是来访者的家人等补充的资料。

(2) 来访者出现了何种心理问题以及具体表现如何，心理问题严重程度，社会功能状况以及受损害程度，生理方面状况如何。

(3) 与心理问题出现的相关事件和人物。

(4) 心理问题的性质(是否属于器质性病变、神经症性以及精神病性)。

(5) 分析产生心理问题的原因(不同流派的心理咨询师对于同一心理问题可能会用各自流派的观点来分析)。

(三)不足与完善

在心理咨询中,往往结合初始面谈获得临床资料之后,形成初诊报告。初诊报告影响并决定着咨询师对来访者采取的心理治疗技术与方法,所以心理咨询师在形成初诊报告时都是非常谨慎细心的。但严格地说,初诊报告可能受到两方面的影响进而导致不全面。首先,初诊是在会谈之后快速地进行,缺乏深入的证实与探讨;其次,在初次会谈限定的时间内想要完成对来访者的多方面的信息掌握较为困难,由此作出的评估报告相对来说不全面。特殊情况下,初次心理诊断报告可以通过在心理咨询会谈中进行复诊和会诊,进一步完善初诊中可能出现的不全面的诊断信息。

二、心理咨询效果评估

(一)咨询效果影响因素

咨询师的特质会影响咨询效果。正确地使用心理咨询各种基本技术可以实现有效的心理咨询,咨询师自身的特质比如咨询师的自我觉察、自我概念、咨询经验、咨询态度能够影响其自我意识以及与来访者的互动,进而对咨询效果产生影响。另外,来访者的特质,即来访者的求助动机、自省能力、问题程度等多种因素也共同影响着咨询效果。

(二)评估过程

整个咨询结束时的咨询效果评估是最全面的一次,咨询师在每一次心理咨询的过程中都应做到对心理咨询效果不断地总结与评估。

首先,评估每一次咨询效果。心理咨询与治疗是一个过程,心理咨询过程一般会由若干次咨询构成,在每一次咨询结束之后,心理咨询师都应对本次咨询进行小结。对来访者的单次咨询效果评估,主要看在本次咨询中来访者的表现,咨询的阶段性目标实现得如何。咨询师也应该对自己在每一次咨询中的成长、体验和感受进行评估。咨询师通过对来访者和自身的小结,能发现咨询中的疗效或者不足,使咨询师在咨询过程中能够紧紧围绕咨询整体目标与来访者商定希望作出的调整以及下一步应该努力实现的目标。

其次,评估咨询中出现的问题是否得到妥善处理。在心理咨询与治疗初期,咨询师要对每一次咨询的效果与进度有所察觉并且作出评估,以便为下一步的咨询制订计划和目标,同时咨询效果的评估也包括咨询师对咨询过程中出现的问题的察觉与处理水平。例如,来访者在心理咨询中出现反复现象是正常并且常见的,反复现象是指来访者在心理咨询中觉得自己的问题解决了,可是回到现实生活中问题又出现了,或者是咨询前一阶段问题有所缓解,可是后一阶段问题又严重了。咨询师在面对反复现象时,能否做到耐心地分析其原因,减少反复现象的发生,既是评估咨询效果的依据,也是促进咨询效果的具体表现。

再次,评估心理咨询全程是否协调一致。心理咨询一般由若干次单次咨询构成,单次咨询应该既独立又具有连续性,以获得循序渐进、逐渐提高的咨询效果。各次心理咨询不能简单生硬地构成一个完整的心理咨询过程，各次心理咨询之间应具有内在联系，下一次咨询的实施是根据上一次咨询的结果而进行的进一步地深入和发展。因此，各次心理咨询既独立又具有连续性，能够逐渐累积成为一个全面的、有效的咨询结果。

最后，心理咨询效果的评估不仅仅限于在咨询时间内，也有可能在几周、几个月甚至几年之后对来访者进行回访来评估咨询的效果。

(三)疗效评估的方法

心理咨询效果的评估内容应依据咨询的整体目标，实现咨询目标是咨询效果的整体体现。对心理咨询效果评估，一般可以将心理咨询诊断评估报告作为基本参考，以咨询的目标实现程度作为参考依据，考察来访者的目标行为出现的频率、持续的时间、强度的变化。心理咨询与治疗的效果评估方法不仅应该具有测量学的意义与实用性，并且要评估与来访者紧密相关的问题，同时要适应来访者自身的条件(能力、性别、文化、资源)。

(1) 来访者对心理咨询满意度评价。目前已有关于求助者满意度的相关量表的使用，是来访者对心理咨询效果的自我评估，该类型评估测量的指标对于心理咨询效果的评估是主观的但是不可缺少的。

(2) 来访者自我监测评估。自我监测评估可用于来访者收集与咨询目标行为问题相关的私下或公开的表现，将目标行为问题发生的数量记录下来，以此来自我监测评估咨询对目标行为问题是否有效。这种自我评估方法，更准确地报告了来访者在咨询之后目标行为问题的变化，进而可以准确地评价来访者的问题行为、症状等的改善程度。

(3) 心理量表测验。对来访者使用适合的心理测验。来访者在心理测验上的得分低于风险值可以作为咨询效果的一个参照，例如，如果来访者在心理诊断评估时做了心理测验，那么以前测后测对比，即再进行相同的测验，看得分是否有变化。

(4) 他人评估。这一类评估方法一般是采用观察法和口头报告法。来访者家人、朋友、老师等对来访者行为表现的评价，一般是通过与来访者接触时的感受和观察，缺乏测量上的准确性。另外，心理咨询师与来访者一起商量制定了咨询的目标，对来访者在咨询中的表现最熟悉，咨询师通过临床观察对来访者目标的实现程度进行评估，也是评估疗效的一种直接的方法。

咨询师在咨询过程中应不断地总结与完善，及时发现与处理问题是取得良好的心理咨询效果以及最大限度地帮助来访者获得成长与改变的重要前提。主观的疗效评定结果可能受期待效应等因素的影响，评估的疗效具有片面性，为了准确地评估心理咨询与治疗的效果，应将主观评定与客观测量紧密结合，方能发现来访者在咨询干预后的改变。

本 章 小 结

心理咨询与治疗的基本技术是每一位踏入心理咨询行业人士必备的技能。恰当、适时、适度地使用基本技术是心理咨询与治疗成功地进行并且取得良好效果的关键因素。我们既要学习每一项基本技术的使用方式、特点和注意事项，也要不断地提升自我的内在涵养，不断地进行自我修炼以帮助我们在使用这些基本技术时做到不死记硬背、生搬硬套，将这些基本咨询技术内化于心，并且渗透到心理咨询过程中，为在心理咨询中不同流派的治疗方法的使用打下坚实的基础。

思 考 题

1. 在心理咨询与治疗中，会谈法的注意事项有哪些？
2. 简要说明谈话中如何促进并建立良好的咨访关系。
3. 参与性咨询技术有哪些？
4. 影响性咨询技术有哪些？

参 考 资 料

[1] 徐光兴. 学生心理辅导咨询案例集[M]. 吉林：吉林出版集团有限责任公司，2012.

[2] 钱铭怡. 心理咨询与心理治疗[M]. 北京：北京大学出版社，1994.

[3] John Sommers-Flanagan，Rita Sommers-Flanagan. 心理咨询面谈技术[M]. 4 版. 陈祉妍，江兰，黄峥译. 北京：中国轻工业出版社，2014.

[4] 郑希付，宫火良. 心理咨询原理与方法[M]. 北京：人民教育出版社，2008.

[5] Harold Hackney，Sherry Cormier，武敏. 专业心理咨询师助人过程指南[M]. 5 版. 米卫文，张敏译. 北京：高等教育出版社，2009.

[6] Sherry Cormier，Paula S.Nurius，Cynthia J.Osborn. 心理咨询师的问诊策略[M]. 6 版. 张建新，等译. 北京：中国轻工业出版社，2009.

推荐阅读资料

[1] John Sommers-Flanagan，Rita Sommers-Flanagan. 心理咨询面谈技术[M]. 4 版. 陈祉妍，江兰，黄峥，译. 北京：中国轻工业出版社，2014.

[2] Sherry Cormier，Paula S.Nurius，Cynthia J.Osborn. 心理咨询师的问诊策略[M]. 6 版. 张建新，等译. 北京：中国轻工业出版社，2009.

心理咨询与治疗方法的数量可能超过上千种，每一种心理咨询与治疗方法的诞生都有着它特有的内涵，而精神分析疗法、行为疗法、合理情绪疗法和个人中心疗法是每一个有志于从事心理咨询工作的咨询师都需要掌握和了解的。

——题记

第五章　心理治疗技术(二)

本章学习目标

➢ 了解精神分析疗法的核心思想和常用方法。
➢ 了解行为疗法的基本原理和操作技术。
➢ 了解合理情绪疗法的基本原理和常用技术。
➢ 了解个人中心疗法的基本原理和常用方法。

核心概念

精神分析疗法(psychoanalytic therapy)、行为疗法(behavior therapy)、合理情绪疗法(rational emotive therapy)、个人中心疗法(person-centered therapy)

引导案例

弗洛伊德早期做的一个案例片断：少女德拉的案例①

德拉是一位患有歇斯底里症的少女，每次遇到心理挫折时她就会产生咳嗽、厌恶、失声和轻生等症状，因而被父亲带到弗洛伊德处接受心理治疗。弗洛伊德发现，是"恋父情结"或者"三角关系症结"导致了德拉的歇斯底里症状的发作。德拉的"三角关系症结"表现在多个方面：一是迷恋父亲，而对母亲有逆反心理，这就形成一个家庭的俄狄浦斯三角关系；二是既羡慕又妒忌父亲的情人 K 女士，一方面暗地里模仿她，一方面又拼命想从她的手里把父亲夺回来，这又形成一个新的恋爱三角关系；三是德拉受到 K 先生的诱惑，她既厌恶又想利用这种诱惑，来对抗 K 女士，赢回父亲的爱，于是形成另一个危险的三角关系。这一系列错综复杂的三角关系终于导致德拉的心态失衡，性心理发展异常以及情绪遭到极度的困扰，结果引发了歇斯底里症状的出现。

---

① 徐光兴. 西方心理咨询经典案例集[M]. 上海：上海教育出版社，2003.

弗洛伊德对德拉第一个梦的分析如下。

德拉向我报告了一个周期性反复出现的梦，该梦是这样的："有一栋房子失火了。我父亲站在我的床边，并把我叫醒。我赶紧穿上衣服，母亲要停下来抢救她的珠宝盒，但父亲说：'我不愿让自己及我的两个小孩为了你的珠宝而被烧死。'我们于是匆促奔下楼梯。一到外面，我的梦就醒了。"

因为这梦重复发生，我当即问她第一次是在什么时候，她说忘记了。但她记得在 L 地(湖边度假的地方，在那里她曾和 K 先生有过一段不愉快的遭遇)的时候，有三个晚上连续做了这个梦。在维也纳这里，它几天前又出现过。当我听到她的梦和 L 地有关时，了解这个梦的希望随之大增。

我首先要找出是什么原因促使它最近又重现，于是我要求德拉详细地把与梦的内容有关的背景告诉我。

"发生过一件事，"她说，"但它不属于那个梦，因为它是最近发生的，而那个梦的确在以前就有了。"

"没有关系，"我回答说，"开始说吧！最近发生的事到头来就会和梦相吻合的。"

"很好。父亲和母亲前几天一直在吵嘴，因为母亲晚上把饭厅的门锁起来。我堂弟的房间没有另外的入口，只有穿过饭厅的门才能进去。父亲不愿堂弟晚上那样被锁在房间里。父亲说那要不得，晚上也许会发生什么事，而他也许必须离开房间。"

"因此，那使你想起失火的危险？"

"是的。"

"现在，我要仔细推敲你说过的话。我们也许必须利用它们。你说晚上也许会发生什么事，而他也许必须离开房间。"

德拉现在发觉了最近做梦的诱因和最初那个梦的关联，因而她继续说道："当我们(父亲和我)到达 L 地时，他坦白地说他怕失火，我们在雷雨中到达 L 地，并看到那小木屋没有避雷针。所以他的忧虑很自然。"

现在我要做的就是找出 L 地的事件和重现的梦之间的关系。于是我说："在 L 地的第一个晚上你做过那个梦吗？或者在最后几个晚上？换句话说，在湖边树林里那段遭遇之前或之后？"(我必须说明，那一段遭遇在第一天并未发生，而且在那事过后她还继续留在 L 地数天，并对那事只字未提。)

起初她回答说不知道，但过了一会说："是的，我想那梦是出现在那一段遭遇之后。"所以我现在知道那梦是对那段遭遇的反应。可是，为何它要在那里重现三次呢？我又继续问道："在那段遭遇之后，你还停留在 L 地多久？"

"四天。第五天我就和父亲离开了。"

"现在我确信那梦是对你和 K 先生遭遇事件的直接反应。它是在 L 地第一次做的梦。你记忆的不确定性只是想抹去心里头的那种不愉快的联想，但我仍不太满意。如果你多停留在 L 地四天，那个梦应重现四次。也许是吧？"

她不再争论，但避开我的问题，她说道："在湖边郊游之后，我们(K 先生和我)在中午回来，那天下午我照常躺在寝室的沙发上小睡。突然我醒来，看见 K 先生站在我身边……"

"事实上，就像在梦中你看见父亲站在你床边一般？"

"是的，我厉声问他要做什么。他顺口答道，如果他要进入自己房间的时候，他不会受人阻止；何况，他还要进来拿一些东西。这个经验使我有了戒心，于是我问 K 女士是否有房门的钥匙。第二天早上当我穿衣服的时候，我把门锁起来在沙发上小睡时，钥匙却不见了。我相信是 K 先生取走了。”

“因此，在这里我们有了锁房间或不锁房间的题目，这是那个梦的第一个联想，而且也是最近的梦重现的动因。我正奇怪‘我赶紧穿上衣服’这句话是否和这有关？”

“那时，我决心不在父亲离开的时候和 K 先生在一起。随后的几天早晨，我不由得害怕 K 先生会在我穿衣的时候吓我，因此我总是很迅速地穿上衣服。你知道，父亲住在旅馆里，而 K 女士总是一大早就赶去和他幽会。不过，K 先生倒不再骚扰我了。”

“我了解。在树林里那段遭遇之后，第二天下午，你想要躲避他的侵袭，而在第二至第四天晚上你利用睡眠重复那种‘躲避’。(在第二天下午你已经知道，在做梦之前，你没有钥匙。在下一天，即第三天早晨在你穿衣服时，便把门锁起来，而且你只好尽快地把衣服穿起来。)你的梦每天晚上重复出现，是因为那相当于一种解脱。‘解脱作用’在实现以前一直存在着。你好像在告诉自己：‘在我离开这房子之前，我将不会安宁，也不能安睡。’但你做梦的时候，你不是这样说，而是一到外面，我就梦醒了(即解脱了)。”

不过，那个梦仍有许多地方需要进一步解析，我继续问道：“你的母亲想要抢救珠宝盒，这怎么说？”

“母亲很喜欢珠宝，父亲给了她许多。”

“那你呢？”

“曾一度，我也是很喜爱珠宝的；但自从我害病以后，我就不戴了。那是四年前(做那个梦的前一年)，父亲和母亲为了一件珠宝大吵一架。母亲想要一件特别的东西，即珍珠耳坠。但父亲不喜欢那种东西，却买了项链给她。她大为恼火，说与其花那么多钱买一件她不喜欢的礼物，不如送给别人好了。”

“我敢说，你会乐意接受它的。”

“我不知道。我真不知道母亲怎会进入梦中的，那时她并不在 L 地，也不和我们在一起。”

“这一细节，稍后我会向你解释的。你对珠宝盒真的没有别的联想吗？到目前为止，你只谈到珠宝而没有提到跟盒子有关的事。”

“是的，此前不久 K 先生曾送我一个昂贵的珠宝盒。”

“于是回礼应该是很适当的。也许你不知道，所谓‘珠宝盒’也就是和你不久前用小手提包来比喻的东西有着相同的表示。”

“我知道你会这样说。”

“换句话说，你知道既然如此——这个梦的意义现在变得更清楚了。你自问说：‘这男人想害我，他要强行进入我的房间。我的‘珠宝盒’危险了，要是有什么三长两短，那都是父亲的过错。’为此，你在梦中选择了一种处境，表现出相反的意思——在一种危险中，你父亲救了你。在梦的这一部分，所有东西都正好相反；你将马上会知道为什么。正如你所说，你的母亲奇怪地被扯上关系，你问她怎会进入梦中？正如你所说，她是你以前竞争父爱的对手。在项链那件事中，你很乐意接受你母亲拒绝的珠宝。现在让我们以‘给予’代替‘接受’，以‘保有’代替‘拒绝’，那么它的意思就变成你准备给予父亲的是母亲不给他的东西；那个东西与珠宝有关。现在回顾 K 先生送给你的珠宝盒。你从此开始有了一种平行的念头，即 K 先生取代了你父亲，并且他也是站在你床边的人。他送你一个珠宝盒，所以你也应该给他你的珠宝盒。这就是我刚才之所以提到'回礼'的缘故。在这种想法下，你母亲又和 K 女士形象相合(你不会否认她当时在场吧！)。因此，你准备给予 K 先生的是他的太太不给他的东西。这就是被如此强烈地压抑的念头，这种念头使得梦中所有的成分，都必须转变成与之相反的东西。"

"这个梦再度证实我在你做梦以前告诉你的，即你在召唤你以前对父亲的爱，以便保护你免于爱上 K 先生。但是，所有这些努力显示了什么？你不仅害怕 K 先生，更害怕你自己会屈服于他的诱惑。总之，这些努力再度证明你是多么地爱他。"

很自然，德拉不愿苟同我这部分解析。然而，我自己则能作更进一步的分析。这是要使这案例免于丧失记忆的材料，以及为了完成梦的分析理论不可或缺的步骤。我答应德拉在下一次与她沟通这一点。

我相信，我已能清楚地发觉德拉做梦的元素，这些元素可以拼凑成她孩提时代的一个故事。

直到本案例停止治疗 15 个月后，我才得到当事人的情况以及我的治疗效果的消息。有一天，那天并不是完全无关的日子，在四月一日德拉再度来看我，以结束她的故事，并请求再一次的帮忙。不过，对她脸上的一瞥，我已知道她并不热衷于治疗。她说，停止治疗后约有四五个星期，她一直是"一团糟"，然后在一次很大的转变后，病的发作次数减少了，她的精神也好转了。那年五月，K 家的一个孩子死去了。她利用他们丧子的机会去慰问他们，而他们接待她的方式像三年来彼此未发生过什么事一般。她报复了他们，她得到了补偿，她自圆其说，自我陶醉。她对 K 女士说："我知道你和我父亲有一段情"，K 女士并不否认。从 K 先生那里她也得到了在湖边那段遭遇有不良企图的承认，而且她把这个消息告诉了她父亲。从此之后，她不再和 K 家有任何联系。

以后，她过得相当不错，直到十月的中旬，她失声的毛病又发作，并且持续了六周。我很吃惊，问她有没有受到任何刺激时，她告诉我说，发作是随着一种剧烈的恐惧而来。她看见有人被车碾过，后来她知道发生意外的正是 K 先生。有一天她在街上看见他，他们在一处交通频繁的地方相遇，他站在她面前发呆，而在他不注意的时候被车撞倒了。不过，她希望他没有受到什么伤害。如果她听到有人提起她父亲和 K 女士的关系，她仍然有点轻微的激动。

 案例分析

这个精神分析治疗案例是弗洛伊德的早期代表性个案。

此案例中的主角少女德拉卷入到了一个成人"畸恋"的世界中，因而成为一个无辜的受害者，或者成人爱情游戏的牺牲品。

在整个心理治疗和精神分析过程中，弗洛伊德和少女德拉仿佛在进行一场智力的较量，有时甚至是一种情感上的对抗。弗洛伊德像英国老练的侦探夏洛克·福尔摩斯一样，他的足智多谋、精于分析，使他能够把这个案例的要点剖析得一目了然。

梦一向被视为神秘的或者不可思议的现象。德拉讲述的梦的内容中，被压抑的欲望、象征、隐喻以及伪装和倒错，都表现得淋漓尽致，而弗洛伊德解析梦中投影的来源时也是

十分的酣畅淋漓。

弗洛伊德的精神分析术有时像"X 线透视"，他捕捉少女心理失常背后的因果关系：那失常的少女有一个失常的父亲，失常的父亲又有一个失常的情妇(K 女士)，而这失常的情妇又有一个失去常态的丈夫(K 先生)，这失常的男人又去引诱心理有病态的女孩当情人。于是这就形成了一个在异常环境中循环的"怪圈"，我们把这个"怪圈"称为"畸恋"。最后德拉在弗洛伊德使人无所遁形的精神分析(X 线透视)下，一"羞"之后，"愤"然中止治疗。但她还是从治疗中得到了有益的提示和警醒，最终从这个怪圈中挣脱出来，"重新回到真实世界的怀抱中"。

通过前面的学习，我们了解到精神分析疗法、行为疗法、合理情绪疗法和个人中心疗法是目前几大主要的心理咨询流派的咨询方法。上面这个案例就是精神分析的鼻祖弗洛伊德早期做的一个案例。从这个案例中我们可以看到作为一名精神分析学派的心理咨询师所持有的观点和需要掌握的方法。

作为一名咨询师，无论其自认为是哪个流派，使用哪种咨询方法，都需要对精神分析疗法、行为疗法、合理情绪疗法和个人中心疗法这四种基本的心理咨询的原理和操作技能有一个初步的了解。

第一节　精神分析疗法

精神分析理论是由弗洛伊德创立的，迄今已有一百多年的历史。经过多年的思考和实践，精神分析已经取得了长足的发展，成为当今主流的心理咨询理论之一。精神分析旨在探索人们的内心世界，心理咨询的其他流派及其创立者都或多或少地接受过精神分析的训练或受其影响，因此从这方面来看，精神分析已经成为几乎所有心理咨询理论与实践的基础。

一、基本原理

有关精神分析的人格结构理论和性心理发展理论在第二章中已经做了详细的分析，本章就不再赘述。下面针对一些与治疗密切相关的基本原理进行阐述。

(一)自我防御机制

防御机制由弗洛伊德本人提出，但对其进行深入研究并将其发展起来的主要是弗洛伊德的女儿——安娜·弗洛伊德(Anna Freud)。防御机制主要针对的是人格结构中的自我保护功能，是为了使自我可以在基本稳定的内在心理环境下工作而产生的一种自我保护功能。

防御机制是在自我面对现实、超我和本我三方面的压力时，针对那些自己内在还无法忍受或面对的欲望及冲突而发展起来的，它使得现实能够允许，超我可以接受，本我又能有满足感。防御机制无所谓好坏，每个人都有防御机制；也无所谓优劣，不同的防御机制适合不同的人；其根本区别在于是否适合、是否有效。心理障碍患者的防御机制往往是比较僵化、极端、效率低下的，因而需要探索和转化。

常见的防御机制在第二章第三节已有详细介绍，此处不再赘述。

(二)精神分析的心理病理学理论

弗洛伊德的研究对象主要是各种类型的神经症。精神分析理论认为，本我欲望与超我道德之间存在一定的冲突，而自我为了协调这种冲突，使欲望在道德许可的范围内，通过防御机制得到一定程度的满足。而神经症则是在防御机制协调满足欲望的过程中，因方式、方法不大和谐且效率低下所导致的。弗洛伊德将神经症分成两大类，一类叫作现实神经症，包括神经衰弱、焦虑性神经症和忧郁症等；另一类叫作精神神经症，包括歇斯底里、强迫症和恐怖症等。

现实神经症是由于本我欲望不能正常宣泄直接导致的，即是由于病人的性生活不满足所导致的。弗洛伊德假设这种性生活的不满足会导致某种未知的性毒素在体内积储太多而造成自体中毒，但至今为止，人们尚未找到这种毒素的存在。这种性生活的不满足在女性身上表现出在性交中断、丈夫性无能、寡居或更年期性欲增强而不能满足，在男性身上表现出在性交中断、禁欲或其他原因导致的性欲不满足。

精神性神经症则可用力比多退行和固着理论来解释。当人的性欲望要求得到满足和表现，但由于外界环境的原因而得不到满足和宣泄时，就会引起力比多的退行。如果病人在幼儿期发展不顺利，比如在口唇、肛门或生殖器阶段力比多发生过固着，那么，病人成人后，力比多便容易退行到曾发生固着的阶段，并以那个阶段(口唇、肛门或生殖器阶段)儿童性欲的表现形式出现，这便是成人性变态的发生原因。同时，由于自我的调节和超我的控制，当遇到这种问题的时候，自我会预先产生焦虑，这种焦虑实质上是对自己本能冲动可能导致的危险的惧怕。于是自我便努力压抑力比多，压抑之后可能导致本能冲动被永久性地破坏掉，力比多能量转移到其他方面，这时便不会产生心理障碍；而更多表现出神经症的症状则是力比多被限制在本我之中，并退行到某一早期阶段，结果导致神经症。在后一种情况下，自我只好利用"自我防御机制"对某些特别强烈的力比多欲望加以变形、化装，以神经症的形式表现出来，因此神经症乃是自我与本能欲望相冲突的妥协，或者说是这种妥协的产物。

(三)精神分析疗法的发展

精神分析疗法到目前已有一百多年的历史，随着社会文化的发展，精神分析疗法的理论和技术也被不断地补充和修正。弗洛伊德的精神分析理论现在也被称为经典精神分析理论。而以霍妮(Karen Horney)、艾里克森(E. Erikson)、沙利文(H. S. Sullivan)和弗洛姆(Erich Fromm)等人为代表的新兴精神分析学家的理论则被称为新精神分析理论。

在1908年以前，精神分析的发展饱受批评和责难，弗洛伊德划时代的代表作《梦的解析》在1900年出版之后的8年间只售出600册。但一批相信和推崇这一学说的青年学者从那时便开始聚集在弗洛伊德周围，定期在维也纳对此学说进行研讨。至1908年第一次国际心理分析学术会议召开，及1910年国际心理分析协会成立，精神分析学说才得以向世界各国迅速传播。

但随后，精神分析的团体发生了分裂，阿德勒(Alfred Adler)、荣格等人与弗洛伊德渐渐远离，他们分别提出了有关广义的力比多及自卑情结论的学说，对精神分析理论进行了重大修正。

20世纪30—50年代，美国心理学家在弗洛伊德经典精神分析理论的基础上，发展出与时代、社会及文化相适应的学说与方法。近年来，对经典精神分析和新精神分析理论的修正和革新已成趋势，其主要目的都是为了缩短疗程，提高治疗效果。

二、操作技术

(一)治疗目标

传统精神分析疗法只重视人格改变，而由于受到行为疗法的影响，现代的精神分析治疗师也非常重视像焦虑、强迫行为、心身症状等临床症状的缓解或消除。不同的治疗师对改变人格的理解是不一致的，有时是指矫正像攻击、怯懦这样的人格特质，有时也包括一些较模糊的概念，如更有效率、更具适应性的个人生活；更能实现智力和情感上的潜能；使人际交往(包括与同性和异性的交往)更有成效；对自己有更高的认同感；与双亲分离但又保持良好的关系；稳定的婚姻关系等。用精神分析的人格理论来讲，治疗目标是要协调自我、本我和超我，加强自我的力量，能更好地控制和应付本能驱力、外部世界以及良知之间的矛盾冲突。

(二)治疗时间

传统精神分析疗法通常需要一个旷日持久的过程。一般一个病人需要 2～3 年，甚至更长时间，其间每周进行数次治疗会谈，每次 50 分钟。当代精神分析已在治疗时间方面作了大的改变，一般需要 6～18 个月，会谈也改为每周一次。发生这种改变的原因主要是由于社会要求更迅速地取得疗效。为适应这种要求，当代治疗师一方面不断创造和革新治疗技术，另一方面在治疗中也更为积极主动，因而使病人能够更快发生改变。但总的来说，精神分析疗法比较费时，且费用颇高，一般人很难承担。

(三)治疗方法

精神分析认为症状是神经症性冲突的结果，它是经过化装的，背后有无意识的症结。精神分析治疗着重于寻找症状背后的无意识动机，并使之呈现在意识层面上，通过将无意识的心理过程转变为有意识的，使病人能够真正了解症状的真实意义，从而使症状消失。精神分析的治疗方法主要有以下几种。

1. 自由联想

自由联想法是弗洛伊德 1895 年创造的。他让病人很舒适地躺着，把自己想到的一切都讲出来，不论其如何微不足道、荒诞不经、有伤大雅，都要如实说出来。在自由联想过程中，治疗师的任务是鉴别与解析潜意识中被压抑的事件与来访者有关联的资料。

2. 释梦

弗洛伊德 1900 年出版的《梦的解析》一书很好地诠释了释梦的方法。弗洛伊德认为，在睡眠中，人的防卫能力是比较低的，一些被压抑的情感会表面化。在梦中，一个人的潜意识欲望、需要与恐惧都会表现出来，某些不被人所接受的动机也会以伪装的形式表现出来，因此梦是有意义的心理现象，是人愿望的迂回的满足。对梦的解释和分析就是要把显梦的重重化装层层揭开，由显相寻求其隐义。

3. 阻抗

阻抗是指病人有意识或无意识地回避某些敏感话题，有意无意地使治疗重心偏移。病人往往口头上表示迫切希望早日完成治疗，但行动上对治疗却并不积极热心。阻抗一方面是治疗神经症的障碍，另一方面也是治疗的中心任务之一。心理分析的治疗无法回避这种无意识的阻抗。治疗师需经过长期的努力，通过对阻抗产生的原因进行分析，帮助病人真正认清和承认阻抗，从而使治疗向前迈进一大步。

4. 移情

一个人与别人现在的关系会受到他过去与别人的关系的影响，尤其是患者与治疗师的关系，会再现患者与过去的亲人的关系。形成移情的基础，是患者幼儿期在与双亲或其他人际关系中的关键人物之间存在未能处理妥当的问题。移情可分为正转移和负转移。正转移，如患者产生向治疗师表白爱情并希望从治疗师身上获得爱恋情感的欲望等。负转移，如患者对治疗师产生厌恶、憎恨、敌意及想加以控诉的情绪等。移情在不同背景的咨询师身上都很容易发生。当来访者的情感达到一定的强度，以至于他们失去了客观判断力时，就会开始向咨询师移情，就好像咨询师是他们生活中的一些重要人物一样。治疗师通过移情可以了解病人对其亲人或他人的情绪反应，引导他讲出痛苦的经历，揭示移情的意义，使移情成为治疗的推动力。精神分析治疗认为病人在分析过程中都会对治疗师产生移情，对移情的处理将成为领悟病人症状的重要资源，因此移情被认为是精神分析治疗中的重要组成部分。

5. 解释

解释是精神分析中最常使用的技术。要揭示症状背后的无意识动机，消除阻抗和移情的干扰，使病人对其症状的真正含义达到领悟，解释都是必不可少的。解释的目的是让病人正视他所回避的问题或尚未意识到的问题，使无意识之中的内容变成有意识的。

解释要在病人有一定的思想准备后进行。此外，单个的解释往往不可能明显奏效，较有效的方法是在一段时间内渐渐地接近问题，从对问题的澄清逐步过渡到解释。因此，解释是一个缓慢而又复杂的过程。通过解释，治疗师可以在一段时间内，不断向病人指出其行为、思想或情感背后潜藏着的本质意义。

三、对精神分析疗法的评价

(一)精神分析的贡献

精神分析疗法第一次将人类的无意识心理现象作为研究对象，并对其进行了系统的探讨，使得无意识概念逐渐被正统心理学所接纳，这在文化科学史上具有重要意义。弗洛伊德重视对人的动机、需要、情绪、情感等的研究，克服了传统实验心理学重认知、轻感情，重行为、轻欲望的倾向。他对内外倾、焦虑、自卑感、优越感和防御机制的研究，一直处于领导地位，并被其他学派所吸纳。

弗洛伊德是现代人格理论的铺路者和开创人，他创立的精神分析理论是人格理论的重要流派之一，具有开创性意义并影响至今。弗洛伊德对成年人人格结构的分析包含许多合理成分，它强调自我在人格结构中的核心作用，强调自我的整合、组织经验、协调、控制功能，这与当代多数人格理论家的看法是一致的。他对变态人格的阐释尤为精辟。他指出，人的心理变态并不都是由大脑生理和解剖结构的损害引起的，人的内在心理矛盾冲突也能造成人格变态。这种观点使精神病学家从研究病态过程本身转向于研究病态表现的动力和内容。根据对变态心理根源的研究而产生的精神分析疗法对很多心理变态疾病取得了较好的疗效，一直沿用至今。弗氏提出的一些概念，如升华、投射、潜意识、压抑、生的本能、死的本能等，也得到了广泛的承认，成为当今人格心理学的重要概念。皮亚杰说："由弗洛伊德和他的学派所发现的两个基本事实是：第一，婴儿的情感生活经历明确划分的阶段；第二，存在着一种潜在的连续性，即在每一个发展水平上，儿童都会把当前的情感生活情境无意识地同化到早期的情境甚至更遥远的情境中去。在我们看来，这些事实有趣的地方在于，它们与智慧发展的事实完全一致。"此外，弗洛伊德的人格理论还对文学、艺术、社会学、人类学、宗教史等方面产生了较大影响。同时，在今天看来，精神分析学说不仅影响着心理学，而且影响到整个人类的思想。

精神分析疗法的另一种贡献体现于它在心理治疗中的历史作用上。它是第一个正规的治疗体系，它的出现使心理治疗跨入了一个新的历史时期。它对后来出现的各种疗法有重大影响，有的疗法直接从它这里接受了某些思想和原理，有的从它身上吸取了灵感，也有的从反对它、攻击它的过程中创造了新东西，这时候，它从反面刺激了创新。正像陈仲庚教授所著的《人格心理学》指出的："弗氏的贡献，在于他所提出的问题比他所解决的问题更为重大……因此弗氏实际上为后人开拓了探索的道路，变更了心理学的研究方向，他的精神分析流派也成为现代关于动机和无意识问题最流行的派别之一。"

对于治疗实践而言，精神分析的观点在解释一些咨询过程中的问题的时候很有帮助。如其在了解当事人取消面谈、半途中止治疗及拒绝探讨自己等阻抗心理，了解移情作用的价值与角色，以及了解自我防御的过度使用等方面都有重要的启示作用。

(二)对精神分析的批评

精神分析的疗效并不很肯定。虽然大家对于这一点存在一些争议，但是基本上都同意它不是很有效的一种疗法。同时，它疗程太长、花费太大，再加上能适应精神分析疗法的病人必须满足一定的条件(如智力、文化程度等)，因此心理障碍患者中只有极少一部分人有可能采用这种疗法。第二次世界大战后，由于战争带来的精神卫生问题急剧增加，心理咨询与治疗的需求量大增。但精神分析疗法不仅费时长，而且难见疗效。人们逐渐对这一疗法是否有效产生了怀疑。这种怀疑进一步被英国心理学家艾森克(Hans J. Eysenck)的一篇名为《心理治疗的效果：一个评估》(1952)的文章所放大。在这篇文章中，艾森克综合了 19项有关的研究，其中 5 项是针对精神分析疗法的，其他 14 项是针对所谓的折中主义疗法。在两年的时间里，在没有治疗的情况下，神经症的改善率为 72%；但在接受心理治疗的人群中，弗洛伊德的精神分析疗法仅仅只有 44%的恢复率，折中主义疗法有 64%。艾森克得出结论说，根据迄今为止的实践，没有证据表明心理治疗的有效性，他甚至认为用于训练心理咨询师的时间是一种浪费。尽管艾森克的研究存在方法论方面的若干问题，因而他的结论受到质疑，但对心理治疗疗效的怀疑已经造成。在整个 20 世纪 50 年代及 60 年代，那些提议用新的方法来取代精神分析法的心理学家们往往以艾森克的文章为依据，以证明新的方法是很有必要的。

此外，精神分析的理论体系也经常受到批评。精神分析学说有太强的生物决定论色彩。它单纯强调人的生物本性的作用，人成了自己的生物欲求的奴隶。同时，精神分析学说中过分强调性本能的作用，把性驱力看成心理发展的基本动力以及心理障碍产生的基本原因，用性失调和性压抑作为一切神经症的成因等说法更不符合事实。

弗洛伊德忽视了环境及社会力量的作用，他的学说在这一点上也受到了批评并在当代分析者那里有所矫正。当代多数治疗理论均明确地看到，社会性的冲突是众多心理障碍产生的主要原因。但在弗洛伊德体系里，社会力量只限于家庭成员，并只以不变的方式与儿童性驱力发生相互作用，作用的结果只产生一种不变的心理症结——俄狄浦斯情结。冲突的复杂性、多样性被惊人地单纯化、公式化了，这显然是有违事实的。

第二节　行　为　疗　法

【案例5-1】　系统脱敏法治疗学习焦虑

一个中学生，他能够很好地完成家庭作业和自学任务。然而，只要一参加测验，他的大脑就僵住了。有时在考试前一天，他会因为紧张而想逃学。考试时的过分焦虑导致许多知识都回忆不起来，结果他的考试成绩总是很低。

以下是咨询师采用系统脱敏法对这个中学生进行治疗的具体过程。

(1)　告知原理。

咨询师：我们已经谈到你在上数学课之前和课上感到非常紧张不安，有时甚至想逃课。但你认识到你并不是一直对数学课感到紧张，你对数学课的这种感觉是逐渐形成的。有一个叫作系统脱敏法的治疗程序可以帮助你化紧张为轻松，最终，你会觉得上数学课将不再是令人紧张的事。这个方法已经成功地帮助许多人消除了对某一情境的恐惧。在脱敏治疗中，你将学习如何放松。你放松了以后，我会让你想象上数学课的一些事情——从不太有压力的情况开始，逐渐接触更大的压力。当我们不断这样进行时，轻松将取代焦虑，数学课将不再令你紧张害怕。你还有什么不明白的吗？

(2)　识别引起情绪反应的情境。

咨询师：我们谈到数学课的一些情景时你感到焦虑不安。能具体谈一下吗？

求助者：嗯，上课前，只要想到不得不去上课就会使我烦躁。有时晚上也会感到不安——做作业时不明显，考前复习时则很明显。

咨询师：好。你能列举出在数学课的哪些情境下感到焦虑吗？

求助者：考试时总会紧张。有时当我遇到了难题，不得不请教老师时，也会紧张。当然，还有老师叫到我的时候，或者叫我到黑板前演算的时候，我也会紧张。

咨询师：很好。我记得你从前对自由发言也感到紧张。

求助者：是的，也害怕。

咨询师：然而这些情境在其他课上并不使你紧张不安，是吗？

求助者：是的。而且事实上，我在数学课上的感觉从没像最近一年这样坏过。我想部分的原因是临近毕业带来的压力。我的老师让我不知所措，上课的第一天就被他弄得惊慌失措。而且我总是对数字有一种恐慌。

咨询师：看来你的恐慌一部分是针对你的老师，而还有一部分可能是由于希望得到较好的毕业成绩。

求助者：是的，虽然我知道我的成绩不会太差。

咨询师：好，你认识到，虽然不喜欢数学而且为之担心，但你还是会以较好的成绩毕业。

求助者：不会比中等差。

咨询师：我希望这星期你能做一件事。你能否列一个清单，说明发生了哪些关于数学和数学课的事情使你感到紧张？写下有可能使你焦虑的有关数学和数学课的所有事情。

求助者：好的。

(3) 构建刺激等级。

将有可能使咨询者产生焦虑的各个项目按时间进行排列，构建出焦虑等级表，如表 5-1 所示。

表 5-1　焦虑等级表

焦虑等级	焦虑事件
5	老师宣布一个月后将进行第一次考试。你知道这一个月会很快过去的
10	考试前一星期，你意识到你还有许多东西要在这一个星期里学习
15	考试将在两天以后进行。你意识到还有许多书没读
20	考试前一天，你不知道自己掌握的知识是否像班上其他同学那样多
30	考试的前一天晚上，你想到这次考试成绩占期末总成绩的 1/3
40	考前的深夜，你复习完了功课，上床睡觉。你躺在床上在头脑中回忆所学的内容
45	考试这天清晨，你想知道昨天晚上和以前记住的东西在考试时还能回忆起多少来
50	考试前一小时，你最后翻笔记。你有一点头晕，你想要是自己还有更多的时间复习该有多好
55	考试前十五分钟，你走向教室。此时你意识到这次考试是多么重要，你希望自己不要交白卷
60	你走进教室，向周围看一看，发现大家都在笑。你认为他们很自信，而且他们比你准备得好
65	你坐在那儿等老师来发卷，你猜想考试的内容会是什么
70	老师已经发下了考卷。你的第一个念头是题量太大，你怀疑自己能否将考卷做完
80	你开始做第一部分，有一些问题你没有把握，发现周围的人都在写。你跳过那些题目向下答题
85	你看了看表，时间过去一半，只剩下 25 分钟了，你想到如果答不完卷子你会得多少分
95	你尽量快地继续答考卷，你瞟一下手表，只剩下 5 分钟了，你还有许多题没做
100	考试时间到了，你还有些题目空着。你再次因为这次的成绩占总成绩的 1/3 而担心

(4) 做放松训练。

(5) 进行脱敏想象。

咨询师：放松训练，使你的肌肉处于放松状态后，开始想象 0 度的考试焦虑情景。想象要尽可能生动、逼真，要有身临其境般的感觉。例如，可以想象，在一个暖暖的春天，自己走在一片空旷的草地上，阳光暖暖地洒在你的身上，你尽可能地享受着蓝天、白云、绿草、春风、新鲜的空气，舒服极了。当想象结束后，比较一下想象前后肌肉放松的状况。如果觉得身体有些部位的肌肉还没有完全放松的话，那就需要对这些部位的肌肉再次放松，直到同时感到全身所有的肌肉放松为止。

反复体验0度时轻松愉快的感受，然后再缓慢进入更高的10度等级。一边想象焦虑中的情景，一边进行放松，直到自己能够在这种焦虑情景中保持放松为止，接着向下一级焦虑等级过渡。当在某一级焦虑情景刺激下，无论如何也达不到放松标准时，就应停止训练，经过休整后，再从第一级的情景刺激开始训练。一般来说，每天进行一次脱敏训练，每次脱敏的焦虑等级不应超过三级。在每次进行新的脱敏训练之前，一定要先做放松训练，以保证效果。

这样一级一级地做下去，如果最后在想象完"监考老师开始发放试卷""别人已经交卷了，可我还没有做完"之后，肌肉仍能保持放松状态，就表示你已经彻底实现了脱敏，战胜了考试焦虑。

"行为治疗"一词，是由斯金纳(B. F. Skinner)和他的同事于1954年运用操作条件作用原理去矫治精神疾病而得名的。行为治疗是以减轻或改善患者的症状或不良行为为目标的一类心理治疗技术的总称。它已有上百年的历史，具有针对性强、易操作、疗程短、见效快等特点。

行为治疗的理论主要来自行为主义的学习理论，包括三个部分，即经典的条件反射原理、操作条件作用原理和模仿的学习原理。它们都是关于有机体学习的发生机制和条件的理论。学习的概念是行为疗法的核心。在行为主义者看来，除了遗传和成熟的有限作用外，学习是获得行为和改变行为的主要途径。无论是适应性行为还是非适应性行为，都产生于学习。既然心理治疗就是消除和改变不适应行为，获得适应的行为，那么学习就是实现治疗目标的主要手段。行为治疗技术实际上是一些获得、消除和改变行为的学习程序。

一、基本原理

(一)行为治疗的基本原理

行为治疗中将个体行为分为适应性行为与非适应性行为。其中，非适应性行为又可分为两类：一类是行为表现过度；另一类是行为表现不足。如同适应性行为一样，非适应性行为也是习得的，即个体是通过学习获得了不适应的行为。因此，行为当事人同样可以通过学习消除那些后天所习得的非适应性行为，或通过学习获得所缺少的适应性行为以代替非适应性行为。一般来说，无论是适应性行为，还是非适应性行为，作为一种习惯性行为的存在和延续，在很大程度上都是被它们所带来的结果所维持的，即此种行为会给行为者自身带来某种"获益"。这里所讲的"获益"是指产生了问题行为本身会给来访者带来什么好处，不产生问题行为会使来访者失去什么好处；或者说，产生了问题行为会使来访者能避免什么坏处，而不产生问题行为则会给来访者带来什么不利之处。因此，为了达到治疗的效果，就要分析问题行为所带来的实际后果，洞察其背后的实际意义及功能，从而采取相应的治疗措施。

(二)行为治疗的基本特点

首先，行为治疗是以特殊的行为为目标的，这种行为可以是外显的，也可以是内在的。一切心理障碍都以"非适应性行为"来描述，不假设这些行为背后还存在什么更根本的、更深层的原因。当代行为治疗者并不否认人的内在认知和情感活动，但只重视这些内隐活动的外在表现。行为治疗只是针对当前来访者有关的问题进行，至于揭示问题的历史根源、自知力或领悟通常被认为是无关紧要的。行为疗法不谈论人格、自我、动机这样一些内在的、不能直接观察的变量，而是以能够以某种方式进行观察和测量的行为为中心。

其次，行为治疗强调环境因素等外在变量的作用。在行为治疗师看来，人的一切行为(包括非适应性行为)都是通过学习获得的，产生这种学习的重要力量存在于环境或情境变量中，如果一种变态行为得以持续，环境中必有维持它的条件。

再次，行为疗法的技术通常都是从实验中发展而来的，即是以实验为基础的。因此行为疗法强调对治疗方法及治疗效果进行明确的、定量的描述。

最后，学习理论是行为疗法的核心理论和支柱。一切行为治疗的方法和技术都是从基本的理论学习当中演变过来的。

(三)行为治疗的基本过程

与其他学派的治疗师相比，行为治疗师对治疗过程关心得较少，他们更关心设立特定的治疗目标。而特定的治疗目标是治疗师经过对来访者行为的观察，在对其行为进行功能分析后，帮助来访者制定的。治疗目标一经确定，新的学习过程就可以开始进行。行为治疗的方法和技术虽然各种各样，但对每一个个案的治疗大体都遵循一个一般的模式。一项治疗基本上包括三个阶段，即行为评估、治疗和随访。

1. 行为评估

行为评估又叫行为功能分析或行为分析，是收集、测量和记录有关非适应性行为的信息，了解该行为的发生条件或维持条件的过程。在对一具体个案进行行为评估时，所要做的工作可以合理地分作两步：第一步是鉴别出问题行为；第二步是对问题行为进行分析。

行为评估主要有以下三方面的作用。

(1) 描述问题行为。在制定一项行为治疗方案前，治疗师无疑应先知道要改变、塑造什么行为，要知道这个行为何时产生和维持。

(2) 选择治疗策略。治疗师可以从行为疗法的各种技术中选择最适合、最有效的方法来有的放矢地改变制约问题行为的条件。

(3) 评价治疗效果。只有记录了治疗开始前来访者的行为情况，治疗师才能在治疗中和治疗后进行疗效估价，看治疗是否取得了进展。

2. 治疗

治疗是核心环节，行为治疗就是要消除和改变一个人的非适应性行为，或者塑造一个人新的适应性行为，或者两者同时进行。治疗的过程主要包括以下三个步骤。

(1) 确定目标行为。对目标行为要做精确定义，要使之操作化，便于观察和测量。

(2) 选择方法技术。根据目标行为的性质和特点、备选技术的特点以及实施条件综合考虑。要细致考虑来访者环境中有哪些条件有助于这一治疗方案的实施，有哪些条件会妨碍这一方案的实施。尤其是来访者周围的重要人物，如家人、教师、亲友，其中有谁可以帮助管理刺激的控制或强化物，有谁可能妨碍这一计划的贯彻。

(3) 实施治疗计划。治疗师和其他有关的人应按治疗方案的要求给予指示、示范、控制刺激和强化。

3. 随访

随访是指治疗师在治疗结束之后的一段时间内对来访者进行评估，了解来访者目前的状况，看治疗效果是否有效地维持下来。随访不仅有助于帮助来访者更好地维持治疗效果，同时也有利于评估治疗效果的长期性，有利于科学研究和提高治疗师的专业能力水平。

二、操作技术

行为疗法的具体治疗技术多达几十种，这些技术不仅为行为治疗学者所使用，其他学派的心理咨询师也常常会选用它们来矫正来访者的部分行为。下面简要介绍其中几种行为治疗的方法。

(一)放松训练

放松训练在应对紧张、焦虑等负性情绪当中有着很好的效果。很久以前人们就发现焦虑可以通过身体放松得以缓解，像中国的气功、印度的瑜伽，都有使身心放松的功效。放松训练既可单独使用，以克服一般的身心紧张和焦虑，又可以合并到其他技术(如系统脱敏、情绪想象)中使用，以治疗有焦虑症状的障碍。而且在方法上，放松训练比气功等更为简便易行，不需要很长时间的学习。下面简要介绍一下放松训练的基本程序。

1. 放松前的准备工作

首先要找到一种自己感觉舒服的姿势，如可以选择靠在沙发上或躺在床上。周围环境要求安静，光线要柔和，尽量减少可能给自己带来影响的无关刺激。

2. 放松过程中的顺序

放松的顺序一般是：手臂部—头部—躯干部—腿部。但这一顺序也可以根据实际需要重新进行排列。咨询师可以先带着来访者完整做一遍，以使来访者有感性的认识。然后，来访者可以在咨询师的指导下再重复做一次。

(1) 手臂部的放松。

伸出右手，握紧拳，紧张右前臂；

伸出左手，握紧拳，紧张左前臂；

双臂伸直，两手同时握紧拳，紧张手和臂部。

(2) 头部的放松。

皱起前额部肌肉；

皱起眉头；

皱起鼻子和脸颊。

(3) 躯干部的放松。

耸起双肩，紧张肩部肌肉；

挺起胸部，紧张胸部肌肉；

拱起背部，紧张背部肌肉；

屏住呼吸，紧张腹部肌肉。

(4) 腿部的放松。

伸出右腿，右脚向前用力，像在蹬一堵墙，紧张右腿；

伸出左腿，左脚向前用力，像在蹬一堵墙，紧张左腿。

3. 具体放松的方法

每一次肌肉放松的训练都可以归纳为以下五个步骤：集中注意—肌肉紧张—保持紧张—解除紧张—肌肉松弛。例如，在手臂部的放松过程中，咨询师可以发出如下指令。

集中注意：伸出你的右手……

肌肉紧张：握紧拳，使劲儿握，就好像要握碎什么东西一样，注意手臂紧张的感觉……

保持紧张：坚持一下……再坚持一下……

解除紧张：好，放松……

肌肉松弛：现在感到手臂很放松……

(二)系统脱敏法

1. 系统脱敏法的原理

系统脱敏法源于对动物的实验性神经症的研究，是最早应用的行为治疗技术之一。系统脱敏法的基本原理是让一种之前可引起微弱焦虑的刺激物，在求助者面前反复暴露，同时求助者以全身放松予以应对，从而使这一刺激逐渐失去引起焦虑的作用。

系统脱敏法利用交互抑制的原理来达到治疗目的。有机体的肌肉放松状态与焦虑情绪状态是一种对抗过程，一种状态的出现必然会对另一种状态起抑制作用。如在全身肌肉放松的状态下，呼吸、心率、血压、肌电、皮电等各种生理指标都会表现出同焦虑状态下完全相反的变化，这就是交互抑制作用。根据这一原理，在心理治疗时从能引起个体较低程度的焦虑或恐怖反应的刺激物开始进行治疗。一旦某种刺激不再引起患者焦虑和恐怖反应，便可向处于放松状态的患者呈现另一个在可忍受的范围之内、比前一刺激略焦虑或恐怖的刺激，经过多次反复的呈现，患者便不再会对该刺激感到焦虑和恐怖了，治疗目标也就实现了。

2. 系统脱敏法的步骤

系统脱敏法的实施由以下三个部分组成。

(1) 建立恐怖或焦虑的等级层次。首先，找出所有使求助者感到焦虑的事件，并让求助者报告出对每一事件感到恐怖或焦虑的主观程度。其次，将来访者报告的恐怖或焦虑事件按等级程度由小到大顺序排列。

(2) 放松训练。一般需要 6～10 次练习，每次历时半小时，每天 1～2 次，以使全身肌肉能够迅速进入松弛状态为合格。

(3) 要求患者在放松的前提下，按某一恐怖或焦虑的等级层次进行想象或实际的脱敏训练。

以想象脱敏为例，可以先由咨询师作口头描述，让求助者进行想象。从等级层次中最低的一个恐惧或焦虑事件开始。事先告诉对方，当他能清楚地想象此事时，便伸出一个手指向治疗师示意一下，并让求助者保持这一想象场景30秒钟左右。之后让求助者报告此时的主观恐惧或焦虑的等级分数。如果等级分数下降了，则在下次想象的时候可以比上一次略有延长，直到求助者对这一刺激事件不再感到焦虑或恐惧为止。然后再对下一个等级更高的焦虑或恐惧事件进行同样的脱敏训练，直到实现预先设定的目标。

(三)角色扮演

角色扮演常用于在个体咨询和团体咨询中改变来访者的不良行为和对来访者进行社交技能训练。角色扮演是一种对现实生活的重复，又是一种预演。角色扮演可以改变来访者旧有的不良行为，也可以学习新的适应性行为，并进而改变其对某一事物的看法。

角色扮演法具有测评、培训和治疗三个功能。

(1) 测评功能。通过角色扮演的情景模拟可以直观地了解来访者的性格、气质、兴趣爱好等心理素质，也可测出来访者的社会判断能力、决策能力、领导能力等各种潜在能力。

(2) 培训功能。角色扮演是在培训情景下给予来访者角色实践的机会，使来访者在真实的模拟情景中，体验某种行为的具体实践，帮助他们了解自己，改进提高。同时，通过角色培训还可以发现行为上存在的问题，及时对行为作出有效的修正。

(3) 治疗功能。角色扮演能够让来访者从另一个角度观察自己，了解自己的不同方面，从而能够促进来访者的成长和改变。

角色扮演的步骤主要有以下几步。

(1) 说明情境。由来访者自己对其希望解决的、在日常生活中经常发生的某个事件进行介绍和说明，来访者需要对该事件的人物、事情的经过和场景进行描述。

(2) 分配角色。一般由来访者本人扮演有问题需要解决的主角，咨询师或助手扮演事件中的另一个配角的角色。

(3) 提出扮演要求。主角在扮演时要带着自己的问题，中途不能停顿，扮演结束后可以讨论说明；配角要尽快进入真实事件状态，给予真实反映。如果是团体咨询，则其他成员要注意观察，有问题要留待扮演结束之后再提问讨论。

(4) 给予反馈信息。扮演结束后咨询师可先让主角、配角及其他组员进行讨论，然后总结其好的方面和需要改进的方面。同时，也可以通过录音、录像等给予主角反馈。

(5) 模仿学习。信息反馈之后，可以让来访者根据他人反馈进行第二遍或更多次数的角色扮演。同时，扮演过程当中也可以暂停，为来访者示范新的适应性行为。

(6) 结束时给予强化。在角色扮演结束时，咨询师可以对来访者在扮演中表现出来的新的适应性行为给予强化，并鼓励其将这种新的行为方式运用到现实生活中去。

三、对行为疗法的评价

(一)行为疗法的优点

行为疗法的风格明快简洁，它以实证研究为治疗原理，治疗目标具体，治疗方法和步骤明确，简便易行，疗效可观察和验证，易于被来访者所接受，适用人群广泛，这些都使人们感到它是咨询和治疗领域的一次革命。具体来讲，行为疗法具有以下几大优点。

（1）治疗时间和费用更少，更易被普通患者所接受，应用较易推广。传统的心理治疗方法在那些社会经济地位较低或文化水平不高的来访者中是不易施行的，对那些不能或不愿表达其情绪和情感的来访者也不适用，而行为治疗强调控制刺激和操纵环境，因而不管来访者有何想法，都能成功地进行治疗。

（2）行为疗法操作简单易行，同时也易于学习和掌握，因此在培养咨询师和治疗师方面更加简便易行。

（3）从治疗效果上来讲，行为治疗直接接触症状，不需要花费很长的治疗时间，其目标就是改善具体的外显行为，因而效果和效率也较直接和明显。已经有不少疗效比较研究指出，行为疗法的疗效是肯定的，绝不逊色于其他疗法。

（4）对于某些心理障碍，如恐惧症等，行为疗法可能是比较有效的疗法。

总体来说，行为治疗的出现是对传统的西方心理治疗理论和方法的一种突破。它打破了当时精神分析治疗在西方一统天下的格局，证实了不了解心理问题的症结也可用行为来施行治疗，克服了精神分析治疗摸索不定、疗程冗长的不足。虽然行为治疗的正式开展还不到半个世纪，还有许多问题尚待研讨发展，但大量的临床实践已证明，行为治疗不失为一种行之有效的心理治疗方法。

（二）对行为疗法的批评

行为疗法自问世以后就一直遭受诟病，其治疗原理和方法、手段都受到批评。这些批评主要集中在以下几个方面。

（1）伦理道德上的批评。早期极端行为主义者只重视刺激与反应间的关系，而忽视了人的理性、认知等因素的作用。有人批评行为疗法把人降低为动物，完全否认了人的自由、自主和独立性，贬低了人的尊严和价值。还有人批评行为疗法只重视学习过程，只重视动作技巧和方法，关注的是人的行为而非人本身。

（2）治疗原理上的批评。从理论上说，行为疗法所带来的改变很可能是表面的，只治标不治本，因为内在原因没有消除，症状有可能会发生转移。因此，有人认为直接矫正外显行为的行为疗法只不过是以一种行为障碍替代另一种而已。这一被称为"症状替代"的假设对行为疗法构成了更具实质意义的挑战。同时，人的心理是一个整体，它是知（认知）、情（情绪）、意（意志）、行（行为）四种成分合一的。行为治疗只管这部分，而不考虑其他部分，因此其原理的可靠性受到很大的质疑。对于认知功能没有受损的个体来说，外界因素作用于他时，首先引起的是认知方面的反应，其他成分（包括行为）无一不受认知因素的调节。忽视认知因素，只做外在行为矫正则有舍本逐末之嫌。行为治疗的理论毕竟是一种科学假说，其中有关疾病的遗传因素、生化因素和社会—文化因素等都是值得注意的问题。

（3）在适用对象上的批评。行为疗法不够重视咨访关系，在咨询中，来访者基本上处于被操纵的角色。因此，有人认为行为疗法主要适用于矫正不良行为，而不适宜作为咨询人生中较高层次问题的主要手段，比如人生的意义、生命质量、人的价值、自我潜能开发、人生发展等发展性问题，但可以作为辅助手段使用。

第三节 合理情绪疗法

【案例5-2】 阿尔伯特·艾利斯督导，本·阿德博士实施一例自残病人的治疗片断[①]

患者，女，24岁，独身，曾在一所精神病院经历过长达七年的治疗，被诊断有精神分裂症的症状。这位年轻的姑娘有一种奇怪的嗜好，她会付钱给一些男子，让他们用有银色带扣的黑色皮带抽打她，她想通过此种方法来减轻自己的犯罪感。早年间她还曾经因为和一老年男子私通而导致对方自杀。其间她还曾经用剃须刀片割伤自己，吞食剃须刀片，吞食指甲油、清除剂等，她想通过这些方式惩罚自己来使自己感觉好受点。在经历了多次治疗之后，许多人认为这位姑娘已经是无可救药了。然而，通过合理情绪治疗后，这位年轻姑娘却奇迹般地好转了。

以下是治疗师运用合理情绪治疗技术在第一次交谈当中的一段对话。

治疗师：那你为什么想让这些男子用皮带抽你呢？

患　者：我不知道，大概是一种乐趣吧。

治疗师：你这样认为吗？

患　者：每当做完这些事情后我就会感觉舒服点。

治疗师：那对你似乎是一种十分粗暴的惩罚。那样公平吗？

患　者：是的，很公平。我曾经告诉过我的咨询师，我是一个多么下贱的人。

治疗师：你认为你是一个下贱的人吗？

患　者：是的。

治疗师：为什么会这样认为呢？

患　者：由于很多事情。我想还是源于我母亲吧，因为她常常痛打我们。你要知道，她很讨厌她自己。我父亲说的反对她的话越多，我就得更多地为她辩护。五年期间，我的父亲没有对她的这种状态采取过任何的措施。假如有什么人应该受到谴责的话，那就是他了。因为五年来，他对此事置之不理。在造成了一切损害性的结果之后，就发生了一些至关重要的大事件！因此他就选择了离婚，哇！

治疗师：我可以插一句话吗？你只是触及了你为自己所做的、一些生活中很琐碎的事情。你谈到了谴责，你提到了你的父亲和母亲，并且你先前一直在谈论你自己。到目前为止，我听到你一直在说的事情之一就是你在不断地、十分严厉地谴责你自己。

患　者：我并不是毫无原因地就谴责自己。我是不会毫无理由地去做任何事情的。

治疗师：但是，你始终使自己处于一个如此糟糕的境地，难道那样就完全正确吗？

患　者：是的，为什么不是呢？

治疗师：你曾说过，在你还是个孩子的时候，你妈妈就打你。

患　者：是的，那就是为什么我会有障碍。还有，殴打致使我兄弟的头骨有七处骨折，造成他智力迟钝。

治疗师：你母亲也伤害你了吗？

[①] 徐光兴. 西方心理咨询经典案例集[M]. 上海：上海教育出版社，2003.

患　者：是的。

治疗师：情况如何？

患　者：我曾经脑出血。

治疗师：是殴打导致的吗？

患　者：是的。是她把我的头往墙上撞造成的。

治疗师：但现在你却仍然继续伤害自己。不是吗？

患　者：唔，是的。

治疗师：我对你谈论你的过去很感兴趣，这或许能使我更容易理解当前发生的一些事情。但是我对针对当前以及未来的事情采取行动更感兴趣，我们最好能尽量快些。

患　者：是的，哦，我同意。那也不完全是我母亲造成的。我知道在我所做的事情中有些也是错误的。

治疗师：你现在准备采取措施加以改善吗？

患　者：是的。

治疗师：那将会是一件苦差事，令人诅咒的苦差事。

患　者：哦——是的，我知道，因为我自己曾试图做过努力。

治疗师：那是不容易的，对吧？

患　者：是不容易。我习惯随身携带剃须刀片，我把它放在一个上锁的盒子里，那样做仅仅是出于安全的考虑。我可以用它，但也可以对其弃之不理，不过当那一刻到来的时候，哦，上帝，我失败了。

治疗师：你打算用它伤害你自己，对吗？

患　者：是的，的确如此。怎么会不是呢？

治疗师：那么，我和你或许可以认识到其中的一件事情，那就是如果我们打算共同努力对其进行改善的话，那么我们首先应该弄明白的就是游戏的规则，那就是其间我们必须彼此承担的义务。我的操作方法或许与你见过的其他人的方式有些不同。

患　者：是的。我不想被治疗师们牵着鼻子走来走去。我已经厌倦了。

治疗师：那么，让我们来看看你是否想同我一起合作。让我来告诉你一点儿有关我们将要做的事情的性质。我们应该做的事情之一就是谈论你对自己所做的一些事情。并且在现阶段来看这似乎是有帮助的，我会大力支持你那么做的。但是在现阶段内你对自己所做的一切似乎都是很不利的事情，我反对你的那些做法。

患　者：什么是"很不利的事情"？

治疗师：所做的一切对你自己有害的事情，诸如用剃须刀割伤你自己……

患　者：还有喝指甲油、清除剂也算吗？

治疗师：此刻，我不想探究那些诸如剃须刀之类的细节，因为那不是问题所在，我真正想探究的是你脑子里正在想的，那些导致你求助于剃须刀的，或者所有一切使你想向某些东西求助的想法。我打算给你提一点建议，并且请你看看是否值得去考虑。如果你想和我合作的话，我将会很乐意与你合作，我会把你当成一个相当不错的合作伙伴。那就是，你和我将会成为合作伙伴。尤其要注意的是在你和我合作的过程中有益于你健康的那部分东西，即设法克服你现有难题的那部分内容，那就意味着你必须赞同与我合作时有益于你健康的那部分内容。那些对你来说有帮助吗？肯定会有帮助的，因为在你的内心深处会有一些东西正在对你的决定起作用，假如我听到的你的情况都是真实的话。

患　者：噢。

治疗师：但是你也做了一些有益于你健康的事情。事实上你此刻正在这里，谈论将来可能会做一些与现在所做的一切完全不同的事情，你对我说你或许准备，或者开始改善，正如一些人所说的那样，对这件事要采取行动了。

患　者：是的。

治疗师：那就是有利于你健康的做法的标志，也就是我想与你合作的东西。你和我应该反对那种所谓的你必须伤害你自己的不利于你健康的做法，以及你必须找一些人来抽打你，你不得不做这些失去理智的事情。

患　者：我同意你的看法。这也是为什么我不能够立刻有足够的勇气克服它的原因。

治疗师：我明白你有过极不愉快的经历，从你目前告诉我的那些话中便可知道。并且我猜想，能够对你起作用、使你感到满意的做法是要花费很大努力的，或许得花费一种让人受不了的大量的努力——对你那方面来说要进行艰苦的努力。我并不期望有奇迹发生。但是假如你真的准备做一些努力的话，可以采取一些不同的训练方法，不同于你过去采取的那一些方法，并且你和我可以结成一个小组共同努力，那么我们就可以使你与你的难题之间拉开一些距离。我想让你和我一起共同努力。这对你有帮助吗？

患　者：是的。

……

在第二次面谈中，治疗师继续与患者共同努力，沿着之前相类似的思路继续下去，并且试图改变她对自己的一些否定的、惩罚的念头。在此过程中，治疗师教授了用长期快乐来代替短期快乐的方法：从短期的效果着眼，患者比较享受惩罚自己的做法；但从长远的角度来看，她是在做愚蠢的事情。

在第三次面谈中，治疗师不断地向患者表明，如果她改变了那些自我谴责的假想，那么她也许就能很顺利地转变她的不利于自己的性模式。在此过程中，治疗师抓住了几乎所有的机会向患者表明，发生的这一切都是她的那种有关性行为的不合理的信念导致的，并且她有能力改变她的这种错误信念。

在最后一次(第十次)面谈中，治疗师直接地辩驳和质疑了患者的一些基本的宗教信仰和思想观念。从他在先前的几部分谈话中对这方面所做的努力来看，患者已经认真地对她的自我惩罚、笃信倾向的信仰提出质疑了；在她提出这个主题之后，治疗师和她继续追寻下去，并且极力诱导她对她先前所持有的信条进行挑战。

通过这十次面谈，治疗师帮助患者认识到她经常会有罪责感，以及采取的一些惩罚自己的行为，都是由于她固有的那些不合理的观念造成的。这些不合理的观念产生的原因又是由于患者经历的那些不愉快的人和事引起的。因此，治疗师做了大量的工作，采取了一系列合理情绪行为治疗的技术，引导患者向不合理的信念挑战，在与不合理信念作辩论的过程中，帮助患者养成自己主动对一些信念进行置疑、辩驳的习惯；同时，还让患者自己动脑筋思考一些问题，而不是凭感觉去决定一些东西，从而使患者渐渐地从不合理信念的束缚中解脱出来，逐步走向健康之路。

案例分析

在合理情绪治疗师来看，患者是因为有了一些不合理的信念，才会产生情绪方面的困扰，继而产生了一些障碍性的行为。患者的主要问题就是谴责自己。她总是在不断地谴责自己，认为自己犯有不可饶恕的罪过，她总想通过某种惩罚自己的方式，使自己的心灵得到一些安慰。她的这些不合理信念，与她不幸的生活环境有很大的关系。

在此案例的治疗过程中，合理情绪治疗师采用了一种直接的、猛烈的方法去抨击患者的不合理信念，有时甚至是无情的。患者这些顽固的假想，毫无疑问持续了许多年，并且是她现有的障碍性行为的根源，因此治疗师就采取了一种直截了当的方式来处理此案例。

在第一次面谈只进行了短短的几分钟时，治疗师就找到了患者的主要问题所在：谴责自己。他之所以能迅速地找到问题的根源，是因为合理情绪治疗理论假定无论什么时候，在人们遭受严重的困扰时，他们几乎总是会谴责自己、谴责他人，或者谴责世界。依据"谴责"，合理情绪治疗师不仅要坚持某个人或某件事是导致不幸结果的原因，而且还要承认使他们成为被谴责的个体(那种被称为糟糕的人)的原因，就是他们认为自己的罪恶要受到惩罚。尽管在这个特别的案例中，因为患者有着不同寻常的历史，治疗师在分析患者受到困扰的实质以及患者的谴责倾向之前稍微偏离了主题一会儿，但在治疗过程的最初阶段，他就很恰当地提出了这个重要的议题。

在第一次面谈的过程中，治疗师意识到了他会在患者离奇的故事情节中迷失。但是合理情绪治疗的目的并不是捕捉患者历史中那些血淋淋的细节，治疗应该是引导她如何"了解"她自己。更准确地说，治疗的主要目的是要证明给她看，她头脑中的不合理想法是导致她长期以来固有的那些用刀割伤自己、吞食指甲油和清除剂以及喜欢被皮带抽打等的行为的根源。因此，在第一次面谈里，治疗师就试图避开谈论患者的历史，并且与患者建立了一种协同解决问题的、与治疗相关联的关系。

合理情绪法是20世纪50年代由阿尔伯特·艾利斯(Albert Alice)创立的。这种理论及治疗方法强调认知、情绪、行为三者有明显的交互作用及因果关系，并特别强调认知在其中的作用，因此合理情绪治疗是认知心理治疗中的一种疗法。由于它也采用行为疗法的一些方法，因而也被认为是一种认知——行为疗法。受教育程度较高，领悟能力较强的人，比较适合运用合理情绪法进行心理自我调节。

合理情绪疗法认为人们的情绪障碍是由人们的不合理信念所造成的，因此简要地说，这种疗法就是要以理性治疗非理性，帮助来访者以合理的思维方式代替不合理的思维方式，以合理的信念代替不合理的信念，从而最大限度地减少不合理的信念对情绪产生的不良影响，通过以改变认知为主的治疗方式帮助来访者减少或消除他们已有的情绪障碍。

一、基本原理

(一)对人性的看法

要了解艾利斯的合理情绪疗法，首先要了解合理情绪疗法对人性的看法。艾利斯认为，

人具有一种生物学和社会学的倾向性，倾向于存在有理性的合理思维和无理性的不合理思维。任何人都不可避免地具有或多或少的不合理思维与信念。即人的思维既可以是有理性、合理的，也可以是无理性、不合理的。当人们按照理性去思维、去行动时，他们就会很愉快，富有竞争精神且行动有成效；而按照非理性去思维和行动的时候则会产生情绪的困扰，这种情绪上的困扰就是伴随着人们的不合理和不合逻辑的思维所产生的。

这种情绪上持续的困扰在很大程度上是内化语言持续的结果。因为人是有语言的动物，思维借助于语言而进行，不断地用内化语言重复某种不合理的信念，将导致无法排解的情绪困扰。正如艾利斯所说："那些我们持续不断地对自己所说的话经常就是，或者就变成了我们的思想和情绪。"为此，艾利斯宣称：人的情绪不是由某一诱发性事件的本身所引起的，而是由经历了这一事件的人对这一事件的解释和评价所引起的。

(二)ABC 理论

在 ABC 理论模式中，A 是指诱发性事件；B 是指个体在遇到诱发事件之后相应而生的信念，即他对这一事件的看法、解释和评价；C 是指特定情景下，个体的情绪及行为的结果。

通常人们面对外界发生的负性事件时，为什么会产生消极的、不愉快的情绪体验呢？原因是人们常常认为罪魁祸首是外界的负性事件(A)。但是艾利斯认为，事件(A)本身并非是引起情绪反应或行为后果(C)之原因，人们对事件的不合理信念(B)(想法、看法或解释)才是真正的原因。

例如，两位同学一起走在校园里，迎面碰到他们的老师，但老师没有与他们打招呼。其中一个学生可能会想：老师可能正在想别的事情，没有注意到我们；即使是看到我们而没理睬，也可能有什么特殊的原因。而另一个学生却可能认为：我昨天上课讲闲话了，被老师狠狠地瞪了一眼，今天他是故意不理我的，下一步可能就要来找我的麻烦了。两种不同的想法就会导致两种不同的情绪和行为反应。前者可能觉得无所谓，该干什么仍继续干自己的；而后者可能忧心忡忡，以至无法冷静下来好好学习。

艾利斯在之后完善了其 ABC 理论，拓展为 ABCDEF 六个部分。其中，D 是指劝导干预，E 是指治疗或咨询效果，F 是指治疗或咨询后的新感觉。当人们产生了不合理信念的时候，就要劝导干预(D)非理性观念的发生与存在，而代之以理性的观念。等到劝导干预产生了效果(E)，人们就会产生积极的情绪及行为，心里的困扰便会因此而消除或减弱，人也就会有愉悦、充实的新感觉(F)产生。

合理情绪疗法是艾利斯通过切身体验感悟总结出来的，是用于帮助自己和他人进行心理自我调节的方法。这种疗法的主要目标是帮助人们培养更实际的生活哲学，减少自己的情绪困扰与自我挫败行为，也就是减轻因生活中的错误而责备自己或别人的倾向(消极目标)，并学会如何有效地处理未来的困难(积极目标)。

(三)不合理信念及其特征

在 ABC 理论当中，咨询师重点是要帮助来访者改变其中的不合理信念(B)，而要改变不合理信念，就要先了解不合理信念及其特点。艾利斯根据自己的临床观察于 1962 年总结了 11 种不合理信念，并在 20 世纪 70 年代以后将这些主要的不合理信念归并为三大类，即人们对自己、对他人、对自己周围环境及事物的绝对化要求和信念。这11种不合理信念如下所述。

(1) 在自己的生活环境中，每个人都绝对需要得到其他重要人物的喜爱与赞扬。

(2) 一个人必须能力十足，在各方面至少在某方面有才能、有成就，这样才是有价值的。

(3) 有些人是坏的、卑劣的、邪恶的，他们应该受到严厉的谴责与惩罚。

(4) 事不如意是糟糕可怕的灾难。

(5) 人的不快乐是外在因素引起的，人不能控制自己的痛苦与困惑。

(6) 对可能(或不一定)发生的危险与可怕的事情，应该牢牢记在心头，随时警惕会发生。

(7) 对于困难与责任，逃避比面对要容易得多。

(8) 一个人应该依赖他人，而且要依赖一个比自己更强的人。

(9) 一个人过去的经历是影响他目前行为的决定性因素，而且这种影响是永远不可改变的。

(10) 一个人应该关心别人的困难与情绪困扰，并为此感到不安与难过。

(11) 碰到的每个问题都应该有一个正确而完美的解决办法，如果找不到这种完美的解决办法，那就是莫大的不幸，真是糟糕透顶。

这些不合理的信念总的来讲，通常都具有以下三个特征。

(1) 绝对化要求。这是指人们以自己的意愿为出发点，对某一事物怀有认为其必定会发生或不会发生的信念，它通常与"必须""应该"等字眼联系在一起。例如：一对情侣相爱，女的对感情、对对方一直不懈地付出，因为她懂得珍惜的道理，当然她也希望对方可以像自己一样对这份感情可以执着下去。但最终的结果是对方绝情地离她而去。于是她困惑和不能接受，怨恨和难以面对。她觉得既然她是认真地付出了，那么就应该换回等同的、互动的回应，他也应该像自己一样愿意付出和认真对待感情。这些其实就是所谓的绝对化要求。这个思维方式是不正确的，然而又是被大多数人所认可的，甚至认为是天理。但是，这些绝对、一定、必须的观念肯定只会让自己苦恼和相对更长久地沉迷于痛苦之中而不能自拔。

(2) 过分概括化。这是一种以偏概全、以一概十的非理性思维方式的表现，就像以一本书的封面来判定其内容的好坏一样。

(3) 糟糕至极。这是一种认为如果一件不好的事发生了，将是非常可怕的、非常糟糕的，甚至是一场灾难的想法。

在人们不合理的信念中，往往都可以找到上述三种特征。每个人都会或多或少地具有不合理的思维与信念，而对于那些有严重情绪障碍的人，这种不合理思维的倾向尤为明显。情绪障碍一旦形成，往往是难以自拔的，此时就需要进行治疗。

二、操作技术

(一)治疗步骤

合理情绪疗法是以改变患者的认知为主要治疗目标的，即改变患者的不合理信念，以合理的信念取而代之；改变不合理的思维方式，以合理的思维方式取而代之，从而达到最大限度地减少由不合理的信念给人们情绪带来的不良影响。治疗过程一般可分为心理诊断、领悟、修通和再教育四个阶段。

1. 心理诊断

心理诊断是治疗的最初阶段。首先，治疗师要与病人建立良好的关系，以帮助病人建立自信心；其次，要摸清病人所关心的各种问题，将这些问题所属的性质及病人对其所产生的情绪反应进行分类；最后，当治疗师确信自己已经找到了病人核心的 ABC 之后，就可对这一阶段的工作做一总结，即对病人的问题作出诊断，再在此基础上同病人一起制定治疗目标。

2. 领悟

在领悟阶段，治疗师的任务和前一阶段没有严格区别，只是在寻找和确认求助者的不合理信念上更加深入。而且，通过对理论的进一步解说和证明，治疗师要使求助者在更深的层次上领悟到他的情绪问题不是早年生活经历的影响造成的，而是他现在所持有的不合理信念造成的，因此他应该对自己的问题负责。

在这一阶段，治疗师要帮助病人达到五个方面的领悟。一是人类情绪并非偶然发生或基于某种神秘力量而产生的，它的产生基于科学的规律及与其相关的事件；二是向患者强调人的观点、信念和人生哲学在引发其情绪和行为反应过程中所起的重要作用，使其认识到信念(B)是引起情绪与行为(C)的直接原因；三是帮助患者找出造成其情绪与行为障碍的不合理信念；四是使患者认识到对自己的心理障碍负有完全的责任，促使其积极参与心理治疗的过程；五是帮助患者认识到，如果某些想法是不合理的，就是可以放弃的，只有改变自己的不合理信念，才能消除情绪障碍。在寻找求助者不合理信念时，可以抓住绝对化要求、以偏概全、糟糕至极的典型特征，并把它们与求助者的非适应性情绪与行为反应联系起来。

同时，要让来访者明白以下五条区分合理与不合理信念的标准。

(1) 合理的信念大都基于一些已知的客观事实，不合理的信念则包含更多的主观臆测成分。

(2) 合理的信念能使人保护自己，努力使自己愉快地生活；不合理的信念则会产生情绪困扰。

(3) 合理的信念使人能更快地实现自己的目标，不合理的信念则使人为难于实现现实的目标而苦恼。

(4) 合理的信念可使人不介入他人的麻烦，不合理的信念则难于做到这一点。

(5) 合理的信念可使人阻止或很快消除情绪冲突，不合理的信念则会使情绪困扰持续相当长的时间从而造成不适当的反应。

3. 修通

修通是对病人存在的不合理信念进行讨论或辩论的阶段，也是治疗的关键阶段。这时治疗师主要采用辩论的方法动摇病人的不合理信念，使他们认识到那些不合理信念是不现实、不合逻辑的，也是没有根据的。同时，治疗师还要让病人分清什么是合理信念，什么是不合理信念，从而用合理的信念取代不合理的信念。另外，治疗过程中还可以采用其他认知行为疗法。

4. 再教育

再教育是巩固治疗效果并结束治疗的阶段。这时治疗师要帮助病人巩固在治疗过程中所学到的东西，以便能更熟练地采用合理的方式去思考问题，使其在脱离治疗情境之后能更合理地生活，更少遭受不合理信念的困扰。

(二)常用方法

在合理情绪疗法的治疗过程中，最常用的技术就是与不合理信念辩论的技术，其次是合理情绪想象技术、认知"家庭作业"，以及为促使来访者很好地完成"作业"而提出的相应的自我管理方法。其他一些技术方法，或不作为主要的方法而是作为辅助的方法，或只在治疗的最后阶段(如决断训练、社交技能训练等方面)使用。

艾利斯曾指出，合理情绪治疗可以倾向于采用多样的技术方法，只要将这些方法运用于合理情绪治疗的框架之中，都是允许的。但是在治疗过程中，咨询师应强调改变来访者的认知。如果咨询师将工作重点放在改变来访者的情感和行为上，而很少强调认知改变，那就应怀疑这样的治疗是不是合理情绪疗法了。

常用的合理情绪疗法如下所述。

1. 与不合理信念辩论技术

在合理情绪治疗的整个过程中，与不合理信念辩论的方法一直是咨询师帮助来访者的主要方法。该方法几乎适用于每一个来访者，而其他方法则需视来访者情况而选用。

与不合理信念辩论技术由艾利斯所创立，该技术用于向来访者所持有的关于他们自己、他人及周围环境的不合理信念进行挑战和质疑，从而动摇他们的这些信念。采用这一辩论方法的咨询师必须积极主动地、不断地向来访者发问，对其不合理的信念进行质疑。提问的方式可分为质疑式和夸张式两种。

(1) 质疑式。咨询师直截了当地向来访者的不合理信念发问，如"你有什么证据能证明你自己的这一观点？""是否别人都可以有失败的记录，而你却不能有？""是否别人都应该照你想的那么去做？""你有什么理由要求事物按你所想的那样发生？""请证实你自己的观点"等。患者一般不会简单地放弃自己的信念，面对咨询师的质疑，他们会想方设法为自己的信念辩护。因此，咨询师需要借助这种不断重复和辩论的过程，使对方感到自己的辩解理屈词穷，从而让他们认识到：第一，那些不合理的信念是不现实的、不合逻辑的；第二，什么是合理的信念；第三，应该以合理的信念取代那些不合理的信念。

(2) 夸张式。咨询师针对来访者信念的不合理之处故意提出一些夸张的问题。这种提问方式犹如漫画手法，把对方信念不合逻辑、不现实之处以夸张的方式放大给他们自己看。例如一个有社交恐怖情绪的来访者说："别人都看着我。"咨询师问："是否别人不干自己的事情，都围着你看？" 对方回答："没有。"咨询师说："要不要在身上贴张纸写上'不要看我'的字样？"答："那人家都要来看我了！"问："那原来你说别人都看你是否是真的？"答："……是我头脑中想象的……"在这段对话中，咨询师抓住对方的不合理之处发问，前两个问题均可纳入夸张式问题一类。这一提问方式由于可使对方在这一过程中感到自己的想法也不可取，从而容易让他放弃自己的不合理想法。

与不合理信念辩论技术的具体操作方法如下所述。

(1) 先以某一典型事件入手，找出渗发性事件 A。

(2) 询问对方对这一事件的感觉和对 A 的反应，即找出 C。

(3) 询问对方为什么会体验到恐惧、愤怒等情绪，即由不适当的情绪及行为反应着手，找出其潜在的看法及信念等。

(4) 首先，分清患者对事件 A 持有的信念中哪些合理，哪些不合理，将不合理的信念作为 B 列出来。而在此过程中，要采用各个击破的原则，一个一个地去找，不能指望一锤定音，一了百了。其次，辩论中的积极提问能促使患者进行主动思维。

与不合理信念辩论来源于"产婆术"，这一方法是指从科学、理性的角度对求助者持有的对于他们自己、他人及周围世界的不合理信念假设进行挑战和质疑，以动摇他们的这些信念。利用该技术时，咨询师要围绕求助者信念的非理性特征积极主动地提问。比如，当求助者对周围的人或环境存在绝对化要求时，咨询师可以运用"黄金法则"(像你希望别人如何对待你那样去对待别人)来反驳。

2. 合理情绪想象技术

合理情绪想象技术的具体操作步骤如下所述。

第一步，使求助者通过想象进入产生过不适当的情绪反应或自感最受不了的情境之中，让他体验在这种情境下的强烈情绪反应。

第二步，帮助求助者改变这种不适当的情绪反应，并使他体验到适度的情绪反应。

第三步，停止想象，让求助者讲述他如何想，自己的情绪又有哪些变化，是如何变化的，改变了哪些观念。对于求助者情绪和观念的积极转变，咨询师应及时给予强化并巩固他新的良好的情绪反应。

第四步(可附加的)，让求助者按自己所希望的感觉和行动进行想象，这有利于确立一个积极的情绪和目标。

3. 家庭作业

家庭作业是辩论的延伸。在完成作业的过程中，求助者可以对自己与自己的不合理信念进行辨认，并通过 RET 自助表和合理自我分析向咨询师报告。

4 其他方法

合理情绪疗法的其他一些技术方法还有自我管理程序、"停留于此"方法等。在行为技术中还包括训练和系统脱敏等。

三、对合理情绪疗法的评价

(一)合理情绪疗法的贡献

合理情绪疗法透过对人非理性信念的驳斥，能有效地帮助当事人较具弹性地面对人生中的种种挫折与困扰，而不致作出毁灭性及消极的行为。该疗法在治疗途径上广泛采纳情绪和行动方面的方法，但它更强调理性、认知的作用，治疗过程中总是把认知矫正摆在最突出的位置，给予最优先的考虑。合理情绪疗法能够很主动、直接地干预当事者的不合理信念，用挑战、质疑等方法改变其不合理的信念，抓住了心理治疗的关键。

合理情绪疗法本质是教育性、预防性的，它试图用一套他认为合理、健全的心理生活方式去教育来访者，来访者的改变过程并不依赖于治疗师。另外，合理情绪疗法还专门发展了一套适用于儿童和学校咨询的体系，称作"理性—情绪教育"，旨在帮助孩子提高心理机能水平，解决学习中的各种问题。

合理情绪疗法的常用方法多种多样，包括角色扮演、行为训练、建议、家庭作业等，容易使来访者接受治疗，并容易矫正其心理问题。

合理情绪疗法不注重和强调过往不幸的遭遇，为曾遭不幸的人提供了新的出路。合理情绪疗法信赖、重视个人自己的意志及理性选择的作用，强调人能够"自己救自己"，而不必仰赖魔法、上帝或超人的力量。

(二)合理情绪疗法的局限

合理情绪疗法的局限性表现在以下几方面。

(1) 合理情绪疗法不太注重辅导关系，并具有以下两种倾向：第一，过早诊断问题，以致真正的问题不能得到处理；第二，过早驳斥来访者的非理性信念，导致来访者不能接受或产生反感。

(2) 不注重来访者的过往经历可能会抹杀或忽略困扰来访者的问题核心及背景。

(3) 在合理情绪疗法中，咨询师具有高度的权力及指导性，如果咨询师本身训练不足，容易对来访者心理造成更大的伤害。

(4) 强调改变不合理信念也有其局限性，因它要求认知与思想的改变，因此对年纪太小或过老、过分偏执而反逻辑、智能太低或自闭症者等患者都不适合。

(5) 理性与非理性的观念有时比较难区分，因为要受到个人的人生哲学、社会文化背景、时代烙印等方面的影响。如果咨询师缺乏训练是很难掌握的。

第四节　个人中心疗法

【案例 5-3】　罗杰斯与珍妮的咨询培训示范

下面是一段卡尔·罗杰斯在一次咨询培训当中的示范，该咨询很好地诠释了个人中心疗法的精髓。

卡尔：行，我准备好了。可是，我不知道你想跟我说点儿什么。当然，我俩都已打过招呼了，随你的便吧，无论你想谈什么，我都愿仔细聆听。

珍妮：我有两个问题。第一个，对婚姻和子女的恐惧；第二个，我对个人年龄陡增的恐惧。面对未来，真难应付，我感到诚惶诚恐！

卡尔：那就是你的两大难题。我不知道你想先谈哪一个呢？

珍妮：好吧，还是先谈我的年龄问题。我来开个头，你则从旁协助，我非常感激！

卡尔：那你先告诉我一下，你为什么怕老？你老了，又如何？

珍妮：我感到很恐惧呀！已经是 35 岁的人了，很快就要 40 岁了！为什么这样怕，我也难以解释。左思右想，不能解脱，我好想逃之夭夭算了。

卡尔：看来，你真的怕得要命，那也够你受得了。

珍妮：是的，这叫我对自己失去了信心。(卡尔：唔，唔)那是一年半以前的事，啊！两年以前的事了。那时我突然感到，老天爷，我怎么会有这种感觉呢？真是倒霉透了！

卡尔：直到一年半之前，你才有那种强烈的感受。(稍停)有没有什么特殊事故引发了你的不安呢？

我初步的回应有两个用意：首先我要让她感到绝对的安全，来作自我表述；而我则尽量了解她的感受，不提任何带有威胁性的问题。此外，我也没有指出任何具体方向，而且不做任何判断。我让这次访谈完全由她来掌握。珍妮已经开始说明了她的问题，也感受到自己恐惧的真实性。她已清楚地表态，如果有任何帮助，那将来自我。

珍妮：真的，我也想不起来了！对呀，我妈死得很早，那年她不过50岁。(卡尔：啊，啊)她还年轻，而且在很多方面显露过才华。我想，这或许有点儿关系。我也不太清楚。

卡尔：你好像感到，你妈的早逝，你也可能不久于人世了，(稍停)人生真是苦短啊。

珍妮已开始用安全来解释她个人的经验。她虽然还没有注意到这件事的意义，但她的下意识已带领她联想到她的早逝。我的反应在说明，我已进入了她的内心世界，而且比她所描述的更深入了一层。我感受到进入了她的内心世界，已在她的答话"对呀"两字中得到了证实。如果她的答话是"并非如此"，我就会马上见风使舵，另找她回答的原意。为了理解她，我毫无个人成见。

珍妮：回忆我妈的一生，她虽然有很多才能，但不幸终究成了苦命人。这世界欠她太多了。我绝不想落得跟她一样的命运，而事实上我也没有。我的生命相当丰富，有欢乐的日子，也有悲伤的岁月。我学到了很多，而且也有很多等着我去学。但是，我实际上感受的，却已是我妈曾经感受过的。

卡尔：这好像有点戏剧性啊。你可能在恐惧地想，瞧，从前在我妈身上发生的，现在也发生在我身上了！(珍妮：正是)也许，我也会一事无成吧！

珍妮：(停了很久)你还有更多的问题要问吗？我想，那样可以帮助你来认识我更多一点。我自己不能提问了，心里七上八下，(卡尔：唔、唔)搞得我心乱如麻了。

卡尔：你心里七上八下，所以你不知从何(珍妮：说起)，也不知在哪里打住。我也不知道，你是要再谈谈你和你妈的关系，或者谈谈你的恐惧什么的？

有时候，当事人久久不发一言可能效果很好，我安心等待看看下面的结果。首先见到的，当事人心想我是权威，我是医师，她要依我行事。从我的立场看，我既不明确表示自己要依照一般医师的规章办事，更不想做个无知的医师。简单地讲，我不想以权威人士自居，换句话说，我要她明白我理解她心中的紊乱，但也不想作任何主动的提示。她主动地完成了我的后半句话，这表明我们在一起寻求答案。也就是说，我们俩已站在桌子的同一边了，并不像一般医生一样，医生坐里边，而"病人"坐外边。

珍妮：我现在是年纪越大，越想结婚，两者之间有无关系，我都一无所知。一方面，我一想到结婚生子就感到恐怖至极；另一方面，我又感到自己快老了。

卡尔：这是对婚姻承诺的恐惧，也是对生儿育女责任的恐惧，这些事使你的恐惧感不断增长、扩大。

珍妮：正是。其实，对承诺我并无恐惧。举例来说，对工作、对朋友、对所做的事情，我都一无所惧，只有对婚姻，我真怕得要死！

卡尔：因此，不能说你是个不负责的人(珍妮：当然不是)，你对工作负责，你对朋友负责。只是对婚姻这件事，你怕得要死。

一段长时间的无言导致了珍妮对婚姻恐惧的自述。当事人不断地对自己感受的对象加以分析、加以区别……连当事人对自己的经验和与此经验的关系也加以分析了。在这里，珍妮很明显地承认了我的主张——她不是对一切事情不负责任，只是对某种特定的事情怕负责任而已。到此为止，在有关认识自己这件事上，我们绝对地成了伙伴，因此我们的讲述才显得彼此互通。

珍妮：(在久久无言之后)你要往下讲吗？

卡尔：但愿我能帮你从千头万绪之中理出一点头绪来。

珍妮：唔！(稍停)我现在真的无法想起来了，否则，我就能开出一张清单来(稍停)。我的问题可能是——对艺术有所爱好，是吗？或者，我对音乐和跳舞有所偏爱。也许我想将自己的余生投入音乐和跳舞里！只可惜，今天的社会不让我这样做，我得符合社会的要求嘛！这并非说我有什么后悔，只是说，我若有所失，因为我真的想做点什么，只是不知道怎样去做！这是否与我刚才要表达的有关？是的，我已经老了！总是绕着圈子走，总是想走回头路。

卡尔：所以说，你在告诉我，本来你也有个人生的目标，你也真想做些自己想做的事情——(珍妮：唉，是呀)你想献身于音乐和跳舞，只可惜社会阻碍了你那样做。本来嘛，你只想将自己整个地投入，全心全意地致力于音乐世界。

珍妮：正是如此！

在珍妮探索自我的过程中，她将自己的责任推到我身上来，我并未接受，只真实地表达了我的感受。此后，她再接再厉，担当了访谈中的主动方，那段久久的无言导致了她对婚姻观的看法的表述，这个表述又导致了她对自我形象的肯定。她对自己还不能完全信任，但对爱好艺术这件事显得非常肯定而积极。我的回应让她注意到自己的目标，而且直接面对。我给当事人高举一面镜子，让她照见了自己。从治疗程序来看，珍妮清楚地察觉到她以前没有察觉到的一些感受，可以说她已经豁然开朗了。

珍妮：一年半以来，我所经历的事都奇奇怪怪，然而整个情况又显得生机勃勃。有人告诉我，年纪大了，人就变得更有耐性，对别人也能容忍。其实，我对这个世界一无所求，但在最近我感到自己出了问题，可是又不知道怎样去应付这些问题。

卡尔：你是说，一年半以来，事事都不如人意，而你又不知怎样去适应——不但时刻如此，而且事事如此。(珍妮：是啊)但是，你又感到生命的活力，你又觉得生命的意义。因此，在你内心深处，你又不免自问"我将何去何从呢？"

珍妮：卡尔博士，我能提一个问题吗？在婚姻和年龄之间有没有相关性？

卡尔：有呀！在我看来，你将这两个问题放在一起来谈，你对这两件事都有恐惧感，你对婚姻和生儿育女都感到恐惧，这个恐惧几乎变成了一个包袱。此外，你又说，你知道自己梦寐以求的承诺，却无法实现这个承诺。

珍妮对自己所遭遇的人生问题，既感无奈，又感无助。因此，她顺着一般人的模式，想在权威人士那里找到答案。在对话中，她将两个不同的案情放在一起讨论；我只点出了她个人的感受及其意义，并没有明确地给出答案。我认为，最好的答案应该由当事人自己找到，而珍妮所讲的正是她所求的答案。

......

在这次会谈之后，珍妮讲述了自己的体验。她说："我真的感到奇怪，一方面我很紧张，另一方面我又感到很刺激。我想，我已找到了答案，感谢卡尔博士。"如果没有第二天的交谈，这些话就可能当成客气话来看了。在第二天早晨，珍妮来找卡尔·罗杰斯，并对他说："我得承认，为了解这个完整的人生，你必须找回我失落的那些部分。对个人来说，这次访谈所给予的是一次脱胎换骨、震撼灵魂的经验。"访谈启动了她的心灵之旅，她仍旧继续着她的人生征途。

 案例分析

对于这次短暂的演示性的会谈，卡尔·罗杰斯做了以下几点提纲挈领的总结。

(1) 凡是从她经验中找到的任何感受、任何想法、任何方向的改变，以及任何行为的意义，我们都不要作任何判断地接纳。我认为，这种接纳是全面的，但也有例外，值得大家注意。她对我表示依赖，她想依靠我的权威来替她找答案，我接纳了她的愿望。请注意，我所接纳的是她依赖我的愿望，这并非表示我会依着她的愿望来处理问题。由于我知道自己的立场，我就更容易接纳她对我的依靠。但我也知道，我不会成为她的权威偶像，虽然在她心目中是这样看待我的。在这一点上，我的接纳并不完整。实际上，她曾说："我要多讲一点来协助你完成你的工作。"为了完全接纳她与我之间的关系，我原想改变一下她对我的印象，但是徒劳无功。我曾向她说："我们要做的是帮助你，而不是让你来帮助我。"对此，她毫不理会，也没有造成任何伤害。

(2) 深深地了解她的感受，同情地体会她个人的意念，而且提供她自我表述的机会。我已成功地进到了她的内心深处，她已逐渐地表露了她内心的隐情，我们之间已能直来直去了。这种敏感的神人让我进到了她久已丢失了的那个部分，教她接触，这种富有神秘感的互通款曲，正是彼此神交的另类意识心态。

(3) 在寻找她自己时有一种伙伴同行的感觉。我相信，当事人都有自知之明，我不想做她的向导，即便在那段痛苦的崎岖之路，我也仅仅是个与之同行的伙伴(当然，她的自知之明隐藏在她的心底，但确实是存在的)。在理解上，我既不敢超前，也不能落后太远，否则她会感到孤独害怕。因此，有时候我会故意走慢一步，有时候我又会超前一步，以让我的直觉给她一些指引。

(4) 信赖"生命体的智慧"会带领我们接近她问题的焦点。在整个访谈中，我一直存着完全的信赖去面对让她沮丧的焦点。虽然我是个很精明的临床心理医师，我也难以想到，多少年之前，她母亲的早逝，她对艺术的爱好，竟同她解决内心的恐惧息息相关。由于具有这种信赖之心，她的生命体，或者说她的无意识之心——随便你怎么称呼它，竟能带领她接近问题的关键。因此，作为一名心理治疗师，我要求自己的当事人尽可能地按照自己的行径，按照自己的步骤，去解决自己的困难。

(5) 要完完全全地帮助当事人体验到她的感觉。

有时候，只需一次会谈就可以改变治疗师和当事人的关系，而且这一次会谈也足以说明治疗过程的许多方面。罗杰斯和珍妮的那次会谈就是实例。将这些特色提炼出来，其用意在于告诉大家，以当事人为中心的治疗法能够导致一种微妙的过程，它具有一种生命体的活力。如果要求这种过程获得预期的效果，治疗师必须心存理解、关爱他人，这是非常重要的条件。当然，最关键的还在于当事人的感受和经验。

个人中心疗法最早是由美国心理学家卡尔·罗杰斯创立的。卡尔·罗杰斯是人本主义心理学的理论家和发起者，被心理学史学家誉为"人本主义心理学之父"。卡尔·罗杰斯从 1940 年左右开始从事建立个人中心疗法基本原理和基本方法的准备工作。1942 年他的《咨询与心理治疗：实践中的新概念》一书问世，该书认为咨询师应首先接纳和尊重来访者，与来访者建立相互信任的和非评价性的咨询关系，同时要尽可能地减少用咨询师自己的价值观来影响来访者自然成长的过程，充分相信来访者能够通过自己的力量来达到自我帮助。这一新的方法在当时很快被称作"非指导性疗法"。

罗杰斯的突出贡献在于创立了一种人本主义心理治疗体系，该体系强调人人与生俱来就有自我实现的趋向，当社会价值观念内化而成的价值观与原有的自我有冲突时便会引起焦虑，而在对付焦虑的过程中人们不得不采取心理防御的方式，从而限制了个人思想和感情的自由表达，削弱了自我实现的能力，使人的心理发育处于不完善的状态。个人中心疗法的根本原则就是人为地营造出一种完全无条件的积极尊重氛围，使来访者能在这种氛围中修复其被歪曲和受损的自我实现潜力，重新实现自我净化和自我完善。

一、基本原理

(一)对人的本质与行为的观点

个人中心疗法有着自己独特的对人的本质和行为的观点。这一观点反映出了个人中心疗法在最低层次的取向和精神，能够在治疗过程中对心理咨询师起到指引方向的作用。

1. 积极和乐观的人性观

个人中心疗法认为人是有价值和尊严的，相信人是理性的和有责任感的，能够掌握自己的命运，能够融洽地与他人保持一定的合作关系。罗杰斯还认为"人性本善"，某些"恶"的特性则是由于防御的结果而并非出自本性。总之，个人中心疗法的人性观是积极和乐观的。这与精神分析学派对人的消极和悲观的看法是不相同的。个人中心疗法不但认为人性是积极和乐观的，而且对于人的发展和未来也是乐观的，认为人们会通过不断评价自己的过去来调整自己的现在和将来的发展，并认为在心理治疗过程中根本没必要考虑如何控制咨询，因为心理咨询不是操纵一个消极被动的人，而是要为其营造一个良好的环境，以协助来访者，让他的内在能力与潜能得到充分的发展。

2. 人有自我实现的倾向

所有的有机体都具有两种基本的动机性驱动力：一个是有机体要维持自己；另一个是有机体要不断地增长和繁衍自己。这两种驱动力操纵着包括人类在内的一切有机体。这一驱动力在人类身上的体现就是要积极主动地发展自己的各种能力以达到自我实现。人类的这种成长与发展的天性将推动着人们不断地朝着完美、朝着实现各种潜能的方向发展。而人们出现的各种心理问题，就是在自我实现的过程中遇到的障碍，咨询或治疗就是要排除这种障碍以重新获得良好的驱动力。因此,罗杰斯认为个人中心疗法的基本原理就是使来访者向着自我调整、自我成长和逐步摆脱外部力量控制的方向迈进。

但是,对于人来说似乎存在着两种动机系统,即机体的实现倾向和意识层面的自我实现倾向。随着自我概念的发展,自我实现倾向更多地被用于表达自我概念的实现,而这种自我实现倾向既可能与有机体实现倾向相似,也可能与之不同。

3. 人是生活在主观世界中的

罗杰斯认为:"人基本上是生活在他个人的和主观的世界之中的,即使他在科学领域、数学领域或其他相似的领域中,具有最客观的机能,这也是他的主观目的和主观选择的结果。"

从这段话中,我们可以看到罗杰斯强调人们对客观世界的主观认识。罗杰斯认为来访者对外部世界的看法和感受需要得到咨询师的接纳和尊重,因为这是来访者对真实世界进行感知和思考的结果。来访者作为一个人有自己的主观目的和选择,这也是导致个人中心疗法出现的原因之一。

(二)个人中心疗法对自我概念的理解

1. 什么是自我概念

个人中心疗法很重视人的自我概念,自我概念在个人中心疗法中起着很重要的作用。自我概念不同于自我,自我是指来访者真实的本体,自我概念则主要是指来访者如何看待自己。如农村的老大爷辛辛苦苦攒下了一万块钱,会认为自己是个有钱人;而大城市里的白领可能银行里存有十万元钱,但会因为买不起房子而认为自己是个穷人。

个人的自我概念主要由三个部分组成,即对自己身份的界定、对自己能力的认识,以及对自己的理想和要求。自我概念是在人们与环境,尤其是在生活中与他人相互作用的过程中逐步确立的。

2. "有价值的条件"在自我概念形成中起着重要的作用

个人在与外界环境尤其是与生活中的其他人相互作用的过程中,主要是通过"有价值的条件"来影响自我概念的形成和发展的。在成长的过程当中,个人会逐步发现他人的关心和照顾总是存在一定条件的,自己必须满足他人的某些要求或期望后才能得到这些关心和照顾,而这个条件就是个人中心疗法所非常看重的"有价值的条件"。如家长总是会要求孩子好好学习,如果考得了好成绩就会加以表扬和奖励。对于孩子来讲,好好学习取得好成绩就是他的有价值的条件。

不同的人在价值条件作用内化的程度上是不一样的,这与其所处环境及他们对积极评价的需要程度有关。价值条件作用内化越高,则越难以接近自己真实的需要。对一部分人来讲,他们的自我概念是可以发展到能够准确地感知许多他们自身的经验与体验程度的。但是,没有人能够达到完全去除价值条件作用内化的程度。对不同的人来讲,其差别就在于将价值条件作用内化到自我概念中程度的多少而已。

罗杰斯认为,许多出现心理问题的人常常是在当自己没能做到个体认为自己应该做到的情况时,倾向于将自己想象的别人的外部评估内化为自己的评价标准,即作出大量内投射的评价,同时坚定地认为自己的这个评价是正确的,从而很少对该类型的评价进行考察。

这样，他们对自己的评价越来越低，同时也越来越脱离自己真实的感受和体验，从而产生"自我压抑"。

这种类型的例子很多，例如，我应该考上大学，如果没有考上我就无脸见父母、老师和同学；我一定要挣很多很多的钱，如果不能过上体面的富人的生活，我就是一个彻头彻尾的失败者。

3. 不恰当的自我概念是心理失调产生的重要原因

恰当的自我概念能够促使个体真实地感知其来自机体内部和外部环境的经验和体验，不恰当的自我概念则会阻碍人们去发现其真实感受。有时一个简单的问题也有可能导致个体严重的失调。适应程度低的人的自我概念常常阻碍了他自身的感觉和对本体体验的准确的知觉。在这样的情况下，一旦突然出现某种特别重要的经验、体验或在某一领域中出现非常明显的不协调的情况，防御机制就可能失灵，不能成功地控制局面。这样，个体不仅会因其自我概念受到某种程度的威胁而产生焦虑，而且由于防御过程失败，这种经验或体验就可能因言语化而被意识到。此时个体就不得不面对那些他所否认的经验或体验，而这些东西又超出了他所能把控的范围。其结果就导致个体出现紊乱的状态，甚至可能出现精神崩溃的情况。

(三)个人中心疗法的原理

个人中心疗法的基本原理就在于协助来访者将他被压抑的潜能释放和发挥出来。罗杰斯的理论认为每一个人，包括来咨询的来访者都具有一定的潜能，都有可能达到自我充分发展的最高境界，但是由于后天环境限制的影响，并不是每一个个体都能够最大限度地使用和发挥其应有的潜力。而个人中心疗法的心理咨询和心理治疗就是要协助来访者将被压抑的潜能释放和发挥出来。当来访者被压抑的潜能得以释放的时候，就是其心理问题得到彻底解决的时候。

咨询师在咨询过程当中最主要的工作就是要建立一种和谐融洽的咨询关系。罗杰斯认为这种咨询关系本身就是一种治疗过程，在这种咨询关系当中，来访者的人格和行为也会随之发生根本性的改变。咨询师所要做的就是保持一种无条件关心和接纳的态度，从来访者的角度考虑其所面临的问题和环境，为来访者提供一个安全、自由的空间，以供其能够发现自己、面对自己和接受自己，同时逐步地适应社会、适应环境。

在个人中心疗法的咨询过程中，来访者始终是"主角"，咨询师则处在"配角"的位置上，成为一面真实反映来访者、促使来访者增强对自己了解的"镜子"。

二、操作技术

(一)个人中心疗法的咨询目标

对于咨询目标，罗杰斯认为不能停留在解决来访者眼前的问题上，这是治标不治本的，而是要关注来访者的成长过程，使他们能够更好地解决目前的问题，甚至是将来可能面临的问题。

对于治疗本身而言，咨询目标主要是与来访者建立良好的关系，协助其寻找迷失的自我，探索真正的自我，重建新的自我，以帮助其成为一个能够充分发挥自己应有功能的人。

而要成为一个充分发挥应有功能的人则需要做到：是一个理性的人，能够与外界环境和谐相处，有基本的安全感，勇于接受新的挑战和经历，不会刻意保护自己；懂得珍惜和享受人生，是一个灵活、自然和宽容的人；富有创造力，能够适应外界环境的变化；心理自由，能够从容地面对各种选择；总是忠于自己的意愿来作决定。

在具体的咨询目标方面，罗杰斯认为通过治疗，来访者需要在以下几个方面发生改变。

(1) 对自己有较为实际的看法。

(2) 更具有自信和自主能力。

(3) 在较大程度上接纳自己的感受。

(4) 对自己有较积极的评价。

(5) 较少压抑自己的内心体验。

(6) 行为表现更为成熟，更为社会化，适应能力更强。

(7) 压力对自己的影响减弱，同时，能够较轻易地克服压力和挫折。

(8) 人格上显得更为健康，行为的一贯性更强。

(9) 更容易接纳他人。

(二)个人中心疗法的治疗过程

罗杰斯将个人中心疗法的治疗过程分为 12 个步骤。这 12 个步骤并不完全是要求一步步按部就班地进行下去，而是有机地紧密结合在一起的。这 12 个步骤依次如下所述。

第一步：来访者前来求助。在来访者没有帮助需要，且不希望作出某种改变的情况下，强加给来访者的咨询和治疗通常是很难取得成功的。

第二步：咨询师对来访者进行咨询或治疗情况的说明。在这一步中需要让来访者明白咨询师并没有解决他问题的方案，来访者需要自己找到答案或问题解决的方法，咨询师的作用在于营造一种有利于来访者自我了解和自我成长的气氛与空间。

第三步：咨询师应鼓励来访者自由地表达自己的情感。这种情感包括正性的情感，也包括很多负性的、消极的情感。咨询师需要营造一种友好、诚恳和接纳的氛围，以促进来访者的有效表达。

第四步：在来访者表达负性情感的过程中，咨询师要能够认识、接受并澄清对方的情感。这一步看似简单，但其实是比较微妙和困难的一步。在倾听来访者讲述的时候，咨询师需要注意到对方暗含的情感，在给来访者反馈的时候需要深入到来访者内心的深处，触动其真实的情感。

第五步：来访者表现出成长的迹象。在来访者充分表达其消极情感及咨询师给予鼓励和反馈的过程中，来访者能够逐渐产生一些积极的、正性的情感，但此时该情感还尚未明确。

第六步：在来访者表现出积极情感的同时，咨询师首先要注意和认识到这一情感，其次是平和地接受这一情感。平和地接受意味着对于来访者表现出来的积极情感既不加以赞许，也不加以道德评价，只是要促使来访者更加自然地领悟和了解自己。

第七步：来访者开始逐渐接受真实的自我。在咨询师所营造的良好的能被人理解和接受的氛围当中，来访者有机会重新考察被压抑的自我，认识到过去由于受到价值的条件化而造成了真实自我的否认和歪曲，从而更加准确地认识自我、接受自我，为其更好的心理整合奠定基础。

第八步：咨询师协助来访者在作出改变的时候更加明确地澄清自己可能要做的决定和可能采取的措施。而当来访者缺乏改变的勇气时，咨询师不能强行鼓励和劝告。

第九步：当来访者作出某种积极和主动的改变尝试时，疗效就开始产生了。证明来访者通过自己的了解，对自己的问题有了新的领悟和认识。

第十步：在来访者取得初步的领悟和改变之后，咨询师需要进一步扩大疗效。协助来访者更进一步地发展其领悟能力，以求达到较深的层次，并注意扩展其领悟的范围。

第十一步：达到咨询关系的顶点，来访者获得了全面的成长。

第十二步：咨询师和来访者共同接受治疗关系的结束。

(三)个人中心疗法的会谈技巧

在个人中心疗法的会谈中，咨询师不仅要避免将自身的价值观与偏见带入到咨询的过程中，而且一般咨询所常用的会谈技巧(如决定咨询目标、解释等方法)也不宜采用。由于个人中心疗法从根本上讲是一种以关系为导向的方法，因此在罗杰斯的治疗策略中并不包括为当事人做什么的技术，而要求咨询师对来访者的话语不做评判、说明、解释，不提供信息、建议、忠告等。罗杰斯认为，没有什么固定的步骤、技术、工具可以促进当事人朝向某一治疗目标进步。

会谈的技巧主要是对咨询关系的促进技巧。咨询师在咨询过程中并不需要理智地讲出来访者所关心的问题，而是应直接关注来访者在某一时刻内心深处所关心的问题。所以，个人中心治疗的技术实际上就是促进心理成长条件形成的技术。

这些技术主要包括以下三种。

1. 真诚

咨询师不能有任何的伪装，不能将自己装在咨询师的角色当中，而应该是一个真实的自己，在情况允许的时候也可以真诚地表达自己。

2. 无条件地积极关注

对于来访者的任何行为和情绪，咨询师都应当给予无条件的积极的关注，不作评价地、无条件地接纳，给来访者营造一种尊重、安全、自由的氛围，促进和鼓励来访者的自我表达和自我探索。

3. 共情和同理心

咨询师对来访者的各种体验要能够做到感同身受，并且能够恰当地将自己的这种感受准确地反馈给来访者，让来访者感到被理解、被接纳，愿意深入地探讨自己的问题。这同时也有利于当事人了解自我的真实情感，更深入地剖析自我，从而能够触及真正的自我。

这三种技术都是围绕着与来访者建立开放、信任的相互关系而进行的，目的是帮助来访者达到自我了解和促进自我成长。下面举例说明。

来访者：我父母从不认真听我说什么，好像我就不可能有对的时候……

咨询师：你觉得你的父母不重视你的意见，你感到很委屈，你觉得自己已经长大了……

来访者：他们不相信我，他们觉得我哪件重要的事都处理不好……

咨询师：你觉得自己自尊心受到了伤害……你实际上非常希望父母能够信任你，你觉得自己有能力处理好某些重要的事情。

从上述对话中我们可以看到，咨询师对来访者反映出的对父母的消极情感采取了接受的态度，同时对其谈话的反应不是停留在其话语的表面，而是尽可能深入其内心，帮助对方认清自己的感受。

三、对个人中心疗法的评价

(一)个人中心疗法的贡献

罗杰斯创立的个人中心疗法认为，对于心理失调的咨询，主要是以求助者为中心，营造一种帮助求助者了解其自身的良好咨询氛围，激发个体中蕴藏着的实现倾向的强大的推动力，促使人们积极成长，更好地引导、调整和控制自己。罗杰斯将其个人中心疗法发展成为一种具有国际影响的理论与方法，成为当代很有代表性的心理治疗理论之一。《以人为中心评论》杂志的主编凯恩认为：罗杰斯的作品已经被译成12种文字，他的影响至少波及25个国家，且其国际影响已经超过在美国的影响。凯恩认为个人中心疗法的贡献在于以下几个方面。

(1) 强调咨询关系的建立及重要性，认为关系比技术更重要。用来访者代替患者，增强了对来访者的尊重。咨询者以朋友的身份而不是以权威者的面貌出现在来访者面前。

(2) 相信人有充分的潜力并能自我实现。个人中心疗法使得来访者更有自知之明，对自己的内在世界有更充分的意识，自我否定和歪曲相对减少；对自己的行为能承担责任，能容纳自己，不再责备自己、环境和他人；能认识和掌握内在力量和潜力，不再扮演退缩和无能的角色，相信具有改变自己的能力。总之，个人中心疗法是鼓励人们去行动，并且要承认自由和行为的责任。

(3) 将治疗过程录音，以便于他人学习和进行非正规研究；同时，也为心理学家和其他非医学研究人员从事心理治疗工作铺平了道路。

(4) 发展了来访者叙述的技巧，鼓励来访者自由地表达。

(二)个人中心疗法的局限

个人中心疗法的局限性表现在以下方面。

(1) 过分强调情绪与情感，忽视理性、认知、智慧对人的行为的影响。

(2) 治疗者对来访者情感的过分重视及对来访者本身的过分依赖，受到了一些批评。这种源于对人类本性过分浪漫化的思想导致了治疗理论的过分"空泛""不现实"，甚至"天真"。

(3) 过分强调咨询师对来访者的问题应抱中立态度，不进行指导，这一点在实际咨询中是非常难以实现的。同时，所谓的非指导原则容易被误解为只要聆听、神入即可收效的简单化倾向。

(4) 治疗效果缺乏实证性的检验和支持，不重视诊断、心理测量和资料的收集。

本 章 小 结

　　本章介绍的四种心理治疗技术是目前使用较为广泛，被咨询行业所认同的方法。精神分析疗法、行为疗法、合理情绪疗法和个人中心疗法在各自领域中各有所长，同时又有着千丝万缕的联系。在学习这些不同疗法的时候不能孤立地去学习，去理解。尤其是对于初学者来讲，要带着好奇心和求知欲去学习和了解各种疗法的原理和操作方法。

思 考 题

[1] 试论精神分析疗法的过去与未来。
[2] 谈谈你对行为疗法具体应用的看法。
[3] 尝试用合理情绪疗法检查自己有哪些不合理信念。
[4] 个人中心疗法的核心思想是什么？

参 考 资 料

[1] 钱铭怡. 心理咨询与心理治疗[M]. 北京：北京大学出版社，1995.
[2] 江光荣. 心理咨询与治疗[M]. 合肥：安徽人民出版社，1998.
[3] 林孟平. 辅导与心理治疗[M]. 北京：商务印书馆，1997.
[4] 郑日昌，江光荣，伍新春. 当代心理咨询与治疗体系[M]. 北京：高等教育出版社，2007.
[5] 徐光兴. 西方心理咨询经典案例集[M]. 上海：上海教育出版社，2003.

推荐阅读资料

[1] 弗洛伊德. 精神分析引论[M]. 彭运石，车文博，彭舜，译. 西安：陕西人民出版社，2001.
[2] 米尔腾伯格尔. 行为矫正：原理与方法[M]. 3 版. 石林，译. 北京：中国轻工业出版社，2004.
[3] 埃德尔曼. 思维改变生活：积极而实用的认知行为疗法[M]. 殷明，黄志强，译. 上海：华东师范大学出版社，2008.
[4] 卓丹. 改变的理由：理性情绪行为疗法操作指南[M]. 聂晶，译. 北京：中国轻工业出版社，2009.
[5] 罗杰斯. 当事人中心治疗：实践运用和理论[M]. 李孟潮，李迎潮，译. 北京：中国人民大学出版社，2004.

没有任何一种单一的理论和方法能在所有的情境下解决所有人的所有心理问题。

——题记

第六章　心理治疗技术(三)

本章学习目标

➤ 了解森田疗法的基本原理和治疗方法。
➤ 了解完形疗法的基本原理和常用技术。
➤ 了解现实疗法的基本原理和常用技术。
➤ 了解叙事疗法的基本原理和治疗技术。
➤ 了解家庭治疗的基本原理和治疗技术。

核心概念

森田疗法(morita therapy)、完形疗法(gestalt therapy)、现实疗法(reality therapy)、叙事疗法(narrative therapy)、家庭治疗(family therapy)

一例强迫症患者的门诊式森田治疗过程①

患者基本情况：男，外语专业大一新生，诊断为强迫观念及行为，并有疑病倾向。

症状形成过程：高二时，一次吃完晚饭，突然想到唾液能否咽完。自那以后，这个念头经常出现，而一出现就咽唾液。自知此想法荒唐，尽量控制它，反而更加厉害，有时咽唾液感到喉部疼痛，怕得癌症。因过于担心，肠胃不好，精神不集中，影响学习，十分苦恼。

治疗过程：治疗师首先建议他到医院进行喉部检查，排除患病疑虑；其次从生理角度解释唾液产生过程，解决他唾液能否咽完的想法；最后采用森田疗法进行治疗，阐明强迫观念产生的原因，反复说明"顺其自然、为所当为"的道理，指出对症状的抵抗是徒劳的，要求他接受症状，正常地学习，并把森田疗法的书让他带回去仔细阅读，结合自己症状思考，下次来谈自己的认识。几次治疗后，患者从道理上明白了顺其自然的重要性，但心理

---

① 张小乔. 心理咨询的理论与操作[M]. 北京：中国人民大学出版社，1998.

上还是在控制那些念头。治疗师指出了这一点，并要求他继续认真阅读，理解森田疗法，用建设性态度去实践，带着症状积极行动。经过一个学期的门诊治疗，症状基本消失。患者在写体会时谈到，顺其自然表现为：第一，如何看待发生过的事，既然发生了，就成为历史，再后悔、再假设也没用；第二，如何看待未发生的事，不能过多地往坏处想，车到山前必有路；第三，出现症状应顺应它，不抵抗，认为自己出现的症状不是独一无二的，而是自然的、平常的体验；第四，要用积极的态度对待生活，要充满信心地迎接每一天，保持充实愉快的生活，勇敢面对困难。

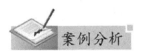
案例分析

上述案例充分展现了森田疗法的主要治疗思路和过程。森田疗法的治疗理念可用八个字来概括，即"顺其自然、为所当为"。可以看到，在整个治疗过程中，通过谈话、阅读书籍、记日记、积极生活实践等多种方法，患者对自己的强迫观念与行为有了一定的了解，尤其是对顺其自然有了较深的体悟，取得了较好的治疗效果。

第四章主要介绍了心理咨询与治疗中比较经典和传统的咨询学派，事实上，随着心理咨询技术的不断发展，新的咨询与治疗技术层出不穷。本章将选择目前比较有影响和代表性的五个治疗学派予以介绍，具体包括森田疗法、完形疗法、现实疗法、叙事疗法和家庭治疗，以达到扩展咨询师的专业视野和专业方法的目的。

第一节 森 田 疗 法

森田疗法是20世纪20年代前后由日本精神病学家森田正马(Morita Shoma)博士所创立的，是一种主要针对神经症(森田称之为神经质)的治疗方法。森田疗法的诞生与森田本人的经历及体验有关，同时也是他多年不懈地探索、研究、实践的结晶。森田自幼就有明显的神经质倾向，年轻时与疾病苦斗，深受神经质症状的困扰。他从事精神卫生工作后，开始收集大量国内外文献资料，在总结国内外心理治疗方法以及自己临床治疗经验的基础上，对神经症的治疗进行反复探索实践。1912—1928年是森田一生中比较有成果的时期，他撰写了许多论文，代表作有《神经衰弱以及强迫观念的根治法》《神经质的实质与治疗》等。1930年，他创办了《神经质》杂志，并建立了森田疗法研究会，继续致力于神经质症患者的治疗和研究，直至生命的终结。森田博士生前把他独创的心理疗法称为神经质症的"特殊疗法"。1938年森田博士病逝后，他的弟子们将这种疗法命名为"森田疗法"。

森田疗法是一种具有独特哲学色彩和人生理论的日本认知行为疗法，它具有与精神分析疗法、行为疗法可相提并论的地位。森田疗法自创立以来，以其对神经症治疗所取得的满意的临床疗效而引起学术界广泛的关注和重视，并获得了高度的评价。西方人称森田博士为"日本的弗洛伊德"。森田先生的得意门生高良武久教授称森田能够独树一帜，创造出自己的一套神经症理论，并把这一有效的心理治疗方法介绍给神经质症患者，属于划时代的业绩。

一、基本原理

(一)森田神经质

森田疗法是适用于神经质症的特殊疗法。神经质是神经症的一部分。神经症是一种非器质性的，由心理作用引起的精神上或躯体上的功能障碍。神经症包括的范围很广，神经质只是其中的一部分，主要表现为患者具有某种症状，这种症状对患者的正常生活造成影响，因此患者本人有强烈的克服症状、从症状中摆脱出来的欲望，并积极努力地克服症状。

森田根据症状把神经质症分成三类。

(1) 普通神经质症，即一般人所说的神经衰弱，指由于过度担心自己的健康状态而产生的敏感、执着、苦恼等负面状态，症状包括失眠症、头痛、头重、头脑模糊不清、感觉异常、极易疲劳、效率降低、无力感、胃肠神经症、自卑感、性功能障碍、头晕、书写痉挛、耳鸣、震颤、记忆不良、注意力不集中等。

(2) 发作性神经质症，又称焦虑神经症，多以身体上的症状(由于焦虑引起的自律神经系统的失调状态)形式出现，包括心悸亢进、呼吸困难等，其中以心悸亢进为主的症状特称心脏神经症。

(3) 强迫神经质症，以恐怖症为主，主要有对人恐怖、不洁恐怖、疾病恐怖、不完善恐怖、外出恐怖、口吃恐怖、罪恶恐怖、不祥恐怖、尖锐恐怖、高处恐怖、杂念恐怖等。

森田认为，在一定条件下，任何人都有可能出现神经质症的症状。如初次在众人面前露面，会感到紧张；听说别人发生煤气中毒事件后总觉得自家煤气阀门没关好，不反复检查就放不下心等。对于大多数人而言，生活中这种紧张和不安的感觉是正常的，是必需的心理和生理现象，事过之后就会消失。但是，某些具有特殊性格的人会把正常的反应视为病态，拼命想消除，结果反而使这种不安被病态地固定下来，从而影响其正常的生活，形成神经质症。

(二)疑病素质说

森田认为，神经质症发生的基础是某种共同的素质倾向，他称之为疑病素质。所谓疑病素质是指一种精神上的倾向性，就是疾病恐怖，担心自己患病。这是人生存欲望的反映，存在于所有的人。但是当其强度过大时，就开始形成一种异常的精神倾向，渐渐呈现出复杂、顽固的神经质症状。

森田认为，疑病素质直接与死的恐怖有关。而死的恐怖与生的欲望是一种事物的两个方面。生的欲望表现在不想生病，不想死，想长寿等方面；想更好地活下去，不想被人轻视，想被人承认；想有知识，想学习，想成为伟人，想幸福；想向上发展。神经质症患者生的欲望过强，想达到完善的状态，反而容易陷入"死的恐怖"之中去。此外，神经质症者是一种内向型气质。内向型的人偏重于自我内省，因此对自己躯体方面或精神方面的不快或异常、疾病等感觉特别注意关心，容易由于忧虑和担心而形成疑病，认为自己虚弱、异常、有病，并为此发愁。这种倾向有的是由于幼儿期的教养条件或生活环境的影响，有的则是机遇性因素，即由精神创伤而导致。总之，疑病素质是神经质症发生的根源。

(三)精神交互作用学说

森田疗法的核心理论是精神交互作用学说。森田认为，所谓精神交互作用，是指一系列的精神过程，即对某种感觉如果注意力集中，则会使该感觉处于一种过敏状态，这种感觉的敏锐性又会使注意力越发集中，并使注意固定在这种感觉上，这种感觉和注意相结合的交互作用，就越发增大其感觉。该作用常是神经质症形成的原因。

森田把这种心理状况用禅语表达为求不可得，越想求则越得不到。当症状发生后，患者常被封闭在主观世界中，并为之苦恼。在这种状态下，患者就容易产生预期焦虑或恐怖，由于自我暗示，使注意力越来越集中。正如医学生综合征一样，学生在课堂上学到肺结核这种疾病时，发现自己也有低热、咳嗽、乏力等肺结核症状，就会觉得自己也患上了肺结核而非常担心。森田认为，不阻断精神交互作用，症状就会固着。

(四)神经质症发生的机制

森田在《神经质的实质与治疗》一书中提出，神经质症的病理可以用公式表达如下。

$$起病=素质(疑病素质)×机遇(诱因)×病因(精神交互作用)$$

素质指疑病素质。神经质的人是内向的，对什么都担心。由于某种原因，他们会把任何人都常有的感觉、情绪及想法过分地认为是病态，并对之倾注苦恼。机遇指某种状况下使人产生病态体验的事情，也称诱因。病因指精神交互作用上的发展。森田认为，疑病素质对于神经质发病有决定性的影响，症状的发展会受到精神交互作用的影响，而诱因则起到从旁触发的扳机作用。

二、操作技术

(一)森田疗法的特点

森田疗法作为一种独特的心理治疗理论具有以下几个特点。

1. 不问过去，注重现在

森田疗法认为，患者发病的原因是有神经质倾向的人在现实生活中遇到某种偶然的诱因而形成的。治疗采用"现实原则"，不去追究过去的生活经历，而是引导患者把注意力放在当前，鼓励患者从现在开始，让现实生活充满活力。

2. 不问症状，重视行动

森田疗法认为，患者的症状不过是情绪变化的一种表现形式，是主观性的感受。治疗注重引导患者积极地去行动，提倡"行动转变性格""照健康人那样行动，就能成为健康人"。

3. 生活中治疗，生活中改变

森田疗法不使用任何器具，也不需要特殊设施，主张在实际生活中像正常人一样生活，同时改变患者不良的行为模式和认知。在生活中治疗，在生活中改变。

4. 陶冶性格，扬长避短

森田疗法认为，性格不是固定不变的，也不是随着主观意志而改变的。无论什么性格都有积极面和消极面，神经质性格特征也如此。神经质性格有许多长处，如反省强、做事认真、踏实、勤奋、责任感强；但也有许多不足，如过于细心谨慎、自卑、夸大自己的弱点、追求完美等。患者应该通过积极的社会生活去磨炼性格，发挥性格中的优点，抑制性格中的缺点。

(二)森田疗法的治疗原则

采用森田疗法治疗神经质症患者时，首先要帮助患者认清神经质症到底是一种什么样的疾病，其症状是怎样发生的，以及神经质症者的性格特征。搞清神经质症的本质对治疗有极其重要的作用，有些患者弄清了症状的本质很快就治愈了。在治疗过程中，一般应遵循以下几条基本原则。

1. 顺其自然

森田认为，当症状出现时，越想努力克服症状，就越会使自己内心冲突加重，苦恼更甚，症状就越顽固。因此，症状出现时，应对其采取不在乎的态度，顺应自然，既来之则安之，接受症状，不把其视为特殊问题，以平常心对待。对于由不得自己的事情，即使着急也无济于事，只能面对现实、接受现实。就像天气一样，不管其好坏，都应该任其自然，坚持去做自己能做的事。比如，我们把平静的湖水比作是我们的思想，而把向湖水里投石所激起的涟漪比喻成影响我们的情绪或杂念。那么，我们要怎么样才能制止涟漪不断产生呢？是继续向湖水投石还是根本不用去管它呢？答案当然是不再投石，根本不去管它。这就是"顺其自然"。顺其自然不是放任自流，无所作为，而是患者一方面对自己的症状和情绪自然接受，另一方面靠自身努力带着症状去做自己应该做的事。

2. 忍受痛苦，为所当为

神经质症患者常常采取逃避痛苦的态度，如因有头痛感而不工作，因害怕疾病而不外出，因社交恐惧而避开人群，当实在逃避不开时就尽量敷衍。这种逃避的态度永远不可能适应现实生活。要想改变，必须做到无论多么痛苦，都应该能够忍受，并投入到实际生活中去做应该做的事情，这样就可以在不知不觉中得到改善。如对人恐怖者要忍着发抖的恐惧心坚持与他人接触，不洁恐怖者要在害怕不洁的情况下仍然坚持打扫卫生。就像不跳入水中永远也学不会游泳一样，不忍受痛苦坚持去做自己应该做的事情，从事积极、有效、建设性的活动，就永远不可能改善。只有当患者把原来集中于自身的精神能量投向外部世界，在行动中体验到自信与成功的喜悦时，症状才会淡化，甚至消失。

也就是说，在"顺其自然"的同时，患者应把自己的注意力放在客观的现实中，该工作就去工作，该学习就去学习，该聊天就去聊天，做自己应该去做的事情。当然也许刚开始的时候，那些困惑的观念、杂念仍旧会让患者感到痛苦，但只要相信它们是迟早会自然消失的，并努力地去做好现实生活中该去做的事情，那么，那些杂念、情绪就会在认真做事的过程中不知不觉地消失了。

3. 目的本位，行动本位

森田疗法主张患者应抛弃以情绪为准则的生活态度，而应该以行为为准则。神经质症者共有的生活态度是看重情绪，常常感情用事，情绪不好时什么都不想做，一些平常的生理现象也觉得是得了病。森田疗法要求患者对于不受意志支配的情绪不必理睬，而要重视符合自己心愿的行动，唯有行动和行动的成果才能体现一个人的价值。与其想，不如做，心动不如行动。对情绪既来之则安之，不受其控制，要为实现既定的目标去行动。

4. 克服自卑，保持自信

神经质症者有极强的追求完美的欲望，做事务求尽善尽美，对自己苛刻。事实上人无完人，我们每天都可能出现各种意想不到的失误。苛求自己的结果只能使自己感到失望、失败，从而失去信心。对神经质症者来说，当事实与他们的主观愿望背道而驰时，他们就不可避免地会为不完善恐怖常常夸大自己的不足与弱点，并为此苦恼不堪，自卑自责，低人一等，结果一事无成。许多陷入完美主义桎梏之中的人三思而再思，却不去行动，只是强调自己没有信心，认为有了信心才能去行动，这种想法是荒谬的。当徘徊在做与不做之间时，就应该大胆去做，即使没有自信或可能失败，也必须去行动，因为自信产生于努力之中，只要努力就可能成功。

(三)森田疗法的适应症

森田疗法主要的适应症是神经质症，即神经症中的神经衰弱、强迫症、恐怖症、焦虑症等。据日本的研究报道，采用森田疗法的患者的痊愈率(无论主观上还是客观上症状消失)达 60%左右，好转率(主观上还残留症状，客观上对社会的不适应多少还存在)达 30%左右，治疗效果显而易见。近年来，森田疗法的适应症正在扩大，除神经质症患者以外，药物依赖、酒精依赖、抑郁症、人格障碍、精神分裂症等患者通过采用森田疗法进行治疗，也取得了一定效果。

(四)森田疗法的治疗形式与过程

森田疗法的实施主要有三种形式，即住院式森田疗法、门诊式森田疗法和生活发现会。治疗师应根据患者的症状轻重，以及社会功能影响大小，选择适当的方法。无论是哪种治疗形式，其指导思想都是一致的，即通过森田理论学习及治疗师的指导帮助，改变患者的性格特点，阻断精神交互作用，把患者生的欲望引导到具有建设性的行动中去，以使患者获得对生活的体验和自信。

1. 住院式森田疗法

住院式森田疗法是森田疗法的主要形式，一般适用于症状较重，正常生活、工作受到较明显影响的患者。住院可为患者提供一个新的环境，杜绝其与外界的联系，使其能够专心致志地接受治疗。

住院式治疗大致需要 40 天，分为五个阶段。

(1) 治疗准备期。治疗师要向患者说明其病是心理疾病，可以用森田疗法治疗，并讲清治疗的原理及过程，介绍已取得的疗效。征得患者同意后，要求患者配合。

（2）绝对卧床期。大约需要 4～7 天。绝对卧床的目的是消除心身疲劳，养成对焦虑、烦恼等症状的容忍和接受态度，激发生的欲望。绝对卧床期间，患者进入一个封闭的单人病室，除进食、洗漱、排便之外，就安静地躺着，禁止会客、交谈、看书报和看电视等一切活动，并由护士监护。主管医生每天查房一次，不过问症状，只要求患者忍受并坚持。患者卧床期间经历了从安静、无聊、烦躁不安，到解脱、强烈地想起床做事的心理过程。

（3）轻作业期。大约 3～7 天。此阶段仍禁止交际、谈话、外出，卧床时间限制在 7～8 小时。白天到户外接触新鲜空气和阳光，晚上写日记。在绝对卧床期，患者经历了从无聊到自发地想活动、想劳作心理过程，轻作业期就开始逐渐减少对其工作的限制，允许患者参加劳作。此时，患者从无聊中解放出来，症状消失，体验到劳作的愉悦，并越来越渴望参加较重的劳动。与此同时，主管医生指导并批改患者日记。

（4）普通作业期。大约 3～7 天。此时，患者转入开放病房，参加森田小组活动。每天白天参加劳动、打扫卫生、浇花、进行手工操作及文体活动等，晚上记日记并交医生批阅。医生不过问患者症状与情绪，只让患者努力工作、读书。此阶段患者通过行动，体验带着症状参与现实生活的可能性和全心投入工作以及完成工作后的喜悦，学会接受症状，并逐步养成按目的去行动的习惯。

（5）生活训练期。大约 3～7 天。患者开始打破人格上的执着，摆脱一切束缚，对外界变化进行顺应、适应方面的训练，为恢复其实际生活作准备。治疗师每周与患者谈话 1～2 次，并继续批阅日记，给以评语。生活训练期间，允许患者离开医院进行复杂的实际生活练习，为出院作准备。出院后的患者为巩固疗效，可定期回医院参加集体心理治疗，继续康复。

2. 门诊式森田疗法

门诊式森田疗法适用于那些症状中度的患者，比较有效的是焦虑性神经症，神经衰弱、中度强迫倾向、对人恐怖症者也适用。门诊式治疗每周 2 次，每次 1 小时左右，疗程为 2～6 个月，因人而异。治疗过程中，治疗师要找出患者问题的关键，讲清神经质症者的性格特点及神经质症的形成过程，介绍治疗原则，要求患者以顺其自然的态度接受症状，带着症状去从事日常的活动。治疗师可以反复使用一些格言，如"日日是好日""日新又日新""顺其自然、为所当为""烦恼即解脱"等，要求患者以此为行为指导。同时，要求患者阅读森田疗法的自助读物，把每天的生活写成日记，记录行为活动和思想状况。医生通过日记了解患者生活，并给予评价，鼓励患者努力向上的生活态度。

3. 生活发现会

生活发现会是以集体形式学习森田疗法理论的自助团体。生活发现会的目的是通过系统学习森田理论，使成员领悟并努力实践，从神经质症状中解脱出来，更加建设性的工作和生活。参加学习的人有在生活中因神经质症状而苦恼的，也有已经克服了症状，想更加充实地生活的人。参加者或自愿报名，或由医疗机构推荐。成员之间不是医患关系，只有老会员和新会员之分。新会员在集体学习过程中可向老会员述说自己的苦恼，老会员根据自身战胜神经质症的体验给予指导和帮助。新会员以老会员的经验及帮助为行为指导，努力克服神经质症。而那些通过学习及团体活动，已经从神经质症的苦恼中解脱出来的老会员在帮助新会员的同时，也会进一步加深对自我的洞察，发挥自己的个性，继续完善自己。

据统计，生活发现会中有 50%的人达到痊愈，42%的人有好转。生活发现会的全国性组织在东京，该组织发行月刊《生活发现》，介绍森田理论、专家研究成果、患者体会及各地开展的丰富多彩的活动。目前，日本全国共有 137 个生活发现会集谈会，参加学习的人数达6700 多人。

第二节　完形疗法

完形疗法，又称格式塔疗法，始于 20 世纪 40 年代末至 50 年代初，其创始人为德裔美国心理学家皮尔斯(Friedrich Salomon Perls)。完形疗法与罗杰斯的个人中心疗法和罗洛·梅(Rolly May)的存在主义疗法并称为人本主义的三大疗法，在心理治疗界的影响很大。

"格式塔"(gesta lt)是德语词汇，意为"整体"或"完形"。格式塔心理学又称完形心理学，是西方现代心理学的主要流派之一，1912 年在德国诞生，后来在美国得到进一步发展。格式塔心理学采用现象学观点，主张心理学研究现象的经验，在观察现象的经验时要保持现象的本来面目，不能将它分析为感觉元素，并认为现象的经验是整体的或完形的(格式塔)，故此得名。韦特海默(Max Wertheimer)、苛勒(Wolfgang Kohler)和科夫卡(Kurt Koffka)等人提出格式塔心理学的基本理论以后，在社会上和学术界渐渐地产生了一定的影响。皮尔斯曾接受精神分析学派的训练，后来又接触格式塔心理学。皮尔斯尝试将理论建基于格式塔心理学，并统合精神分析学、语义学和哲学，发展出了独特的格式塔治疗理论和技术。

一、基本原理

(一)基本假设

皮尔斯认为，一个身心健康的人往往能敏锐地觉察自己的躯体感觉、情绪和需要，从而妥当地调整自己的行为，使自己的情绪得到宣泄，需要得到满足，身心功能得到正常运转。相反，一个有心理障碍的人不但不能敏锐觉察自己的躯体感觉、情绪和需要，而且会压抑它们。他们往往将那些不希望看到的心理活动压抑到潜意识中去。长期的压抑不仅使这些感觉、情绪和需要得不到正常的表达和满足，使人变得麻木和僵化，更会引起焦虑、抑郁等神经症症状。而且，这些感觉、情绪和需要长期与意识分离，会使患者越来越丧失与周围环境积极沟通和保持建设性联系的能力。如此形成一种恶性循环，使患者深陷其中难以自拔。皮尔斯认为，如果人要达到成熟，就必须寻找在本身的生活方式中，自己所应负起的责任。来访者的基本目标是去觉察自己正体验到什么及正在做些什么，通过这种觉察达成自我了解，并得到足以修正自我的知识，从而学习到如何对自己的情感、思维和行为负责。因此，这种疗法主张通过增加对自己此时此地躯体状况的知觉，认识被压抑的情绪和需求，整合人格的分裂部分，从而改善不良的行为。

(二)治疗目标

完形疗法的基本目标在于达到觉察的状态，并经由觉察而获得更多的选择，肩负更多的责任。觉察包括了解环境、了解自己、接纳自己，以及能与别人会心接触。觉察能力的提升与丰富化，本身就被认为具有疗效。在当事人停留在觉察状态时，重要的未完成事件总是会浮现出来，此时就可以在治疗中加以处理。完形疗法能够帮助当事人注意到自己的觉察历程，使他们因而能够负责，能够有所筛选地做选择。完形疗法非常重视觉察力的获得，认为丧失了觉察力，人就不能拥有改变人格的工具；有了觉察力，人就有能力面对并接纳他们过去所否认的事物，并能与重现的经验和现实做接触，来访者因而可以变得统一与完整。因此，完形疗法的首要与中心条件就是自我觉察，自我觉察同时也是心理治疗的关键要素。没有自我觉察，就无法改变自我；假若不知道自己是谁，就无从评估自己的长处和弱点，更无法知道如何改善。形象地说，就好比你即使拥有着最好的地图和最快的跑车，假若不知道自己在哪里，也是无法导航自己开往要去的地方。

(三)主要概念

1. 完形

完形疗法最基本的观点是"完形"，也就是说，任何一个人、一个物体或事件，都要整体地看，部分只有和整体相联系才有意义，若只研究其中一部分，就不可能明白事物的全部和实质。完形疗法认为，人类最大的问题就是把自己分离得支离破碎。在这种残缺不全的情况下生活，就会出现很多矛盾、冲突和痛苦。咨询的目的就是要协助来访者通过意识来揭示彼此分离的东西之间的联系，把过去已失落或否认的部分重新组合成为一个整合的个体，从而可以有效、快乐地生活。

2. 未完成事件

完形疗法的另一个重要焦点为"未完成事件"(unfinished business)，它指的是未表达出来的情感，如悔恨、愤怒、怨恨、痛苦、焦虑、悲伤等。虽然这些情感并未表达出来，但却与鲜明的记忆及想象联结在一起。由于这些情感在知觉领域里并没有被充分体验，因此就在潜意识中徘徊，而在不知不觉中被带入现实生活里，消耗人宝贵的时间和精力，从而妨碍自己与他人之间的有效接触。未完成事件常会一直持续存在，直至个人勇于面对并处理这些未表达的情感为止。完成该事件可促使来访者将个人的精力和时间投入到当前的事务和生活中去。

3. 此时此刻

皮尔斯认为，除了"此时此刻"(here and now)，没有东西是存在的。因为往者已矣，来者则尚未来临，只有现在才是最重要的。完形疗法的主要理念之一就是：强调此时此刻，强调充分学习、认识及感受现在这一刻，认为留恋过去就是在逃避体验现在。对许多人而言，"现在"这股力量已丧失。他们不知把握此时此刻，却把精力虚掷于感叹过去所犯的错误，苦思冥想该如何变化生活，亦或虚掷精力于未来无止境的抉择与计划中。当他们把精力投向追忆过去或冥想未来时，"现在"的力量便消失无踪。因此，在咨询过程中，咨询师注意的焦点应放在来访者现在的情况与经验上，强调此时此刻，以及强调学习及充分认识与感受现在的重要性。为了有效帮助当事人接触现在，完形治疗师常会问"是什么"和"如何"的问题，而很少问"为什么"的问题，鼓励当事人以现在式对谈。

(四)治疗关系

完形疗法的基本焦点在于治疗师与当事人之间一对一的关系。治疗师应对咨询品质、对自己及对当事人的了解程度及当事人能否保持开放的态度负起责任，同时应建立和维持一个良好的治疗环境以促进当事人进行改变。治疗师的经验、洞察力和觉察是达成疗效的基础，而当事人的觉察和反应能力则更是治疗成功的关键。重要的是，当治疗师与当事人会心接触时，治疗师应允许自己受到当事人的影响，并能与对方分享自己的知觉经验。

完形治疗法不仅希望当事人展现本来的面目，治疗师也要乐于表达他们的反应与对当事人的观察，以适当的方式分享个人的经验，但不要试图操纵当事人。与此同时，治疗师更要对当事人的身体反应有所回馈。借助回馈，当事人可发展出一种对自己所作所为的觉察。治疗师尤需以诚心与敏锐的反应面对当事人，在不否定他们的情形下，去挑战他们可能的行为取向。此外，治疗师也必须与当事人共同探索他们内心的恐惧、灾难性的期望、障碍及抗拒行为。

二、操作技术

(一)常用技术

完形疗法的魅力相当一部分来源于其丰富的治疗技巧，可皮尔斯本人并不十分看重技巧。他认为，如果一个治疗家过分依赖治疗技巧，便会忽略格式塔研究中的连贯性。所以他认为，一个过分依赖技巧的治疗家面对当事人时就好似以一个封闭系统(观点和思想)来对付一个开放系统(患者的机体反应)，这往往会在实际治疗中遭受失败。因此，治疗师应熟知各种技巧，但又不受制于它，并随时创造新的治疗技巧。

完形治疗法的技术在于帮助当事人获得更敏锐的觉察力，体验内在的冲突，解决不一致性和两极化的问题，突破构成阻碍的僵局，以解决未完成事件。皮尔斯等人对完形治疗法的一些技术曾有简明扼要的描述，主要包括对话练习、空椅子技术、绕圈子、我负责、投射、倒转、预演、夸张、感觉留置、完形梦境治疗等。限于篇幅，下面就简要介绍其中几种重要的治疗技术。

1. 空椅子技术

空椅子(empty-chair)技术是完形疗法中著名的技术。此技术运用两把椅子，要求当事人坐在其中一把上，摆在当事人对面的空椅用于让当事人投射自己的内在自我。当然，这只是空椅子技术的一种形式。其实，空椅子技术在实际运用中是可以变通的，有时可以把当事人人格的两方面各放在一把椅子上，然后要求其轮流扮演相应的角色；有时甚至可以用一把椅子象征非生命的物体，或另一个人(与当事人有关的人)。此外，当事人既可以扮演人的角色——孩提的自我，目前的自我，自己的母亲、父亲、配偶或上级等，也可以扮演一种生理症状——溃疡、头痛、背痛等，甚至可以扮演一个梦中的物件——一件家具、一个动物、一扇窗户等。在空椅子技术中，治疗师应坐在一旁作简单观察，让当事人所扮演的两方持续对话，并在角色转换时作一些指导。这项技术本质上就是一种角色扮演，让当事人去扮演所有的角色。通过这种方法，可使内射表面化，使当事人充分地体验冲突，同时此技术会协助当事人去接触他们潜藏深处的情感，以及连他们自己都可能否定的一面；借此他们可将情感外显化，并充分去体验它，而非仅止于讨论而已。

2. 绕圈子

绕圈子(making the rounds)技术要求团体中的某位成员走到他人面前向对方说话，或做某些事，其目的就是要去达成面质、冒险、表达自我、试验新行为模式、促进成长及改变。当治疗师觉得为解决某位参与者的问题有必要使其面对团体中的每一成员时，不妨使用此技术。例如，某位成员可能说："我已经在这里坐了好久，心想参与，但又不敢，因为对这里的人无法信赖，而且我认为不值得因我而占用团体的时间。"这时治疗师或可答道："你愿意现在就做一点事，以使自己更为投入，并去获得自信和别人的信任吗？"如果他回答得很肯定，那么治疗师就可建议："现在，到处去转一圈，然后到每个人的面前说'我不信任你，因为……'"这样，凡是能帮助个体投入，并采取某些动作以消除恐惧的点子都可以创新发明。

3. 倒转技术

完形疗法强调"两极化原则"，它认为所有的心理事件都是两极的。健康的格式塔包容着两极，而破裂的格式塔则在这两极之间裂开了一道鸿沟。当事人的某些症状和言行，常是其潜在行动的倒转表现。倒转技术(the reversal technique)的具体做法就是要求当事人潜入每件会为他带来焦虑的事件中，去与他自己已经埋没和否认的部分接触。例如，既然神经症患者喜欢极端，完形疗法便要求患者去做另一极端的事，如治疗师可要求因过分胆怯而痛苦的这类人试着在团体中扮演一个爱表现的人。此项技术能够帮助当事人开始接纳从前被否定的某些个人属性，也能够认识和接纳自己的"消极面"与"积极面"。

4. 夸张练习

夸张练习(the exageration exercise)是指治疗师暗示来访者对自己的某些行为或说话方式加以夸张，以体验其强度，从而达到对这些行为更明晰的了解。

完形治疗非常重视非言语信息，其治疗的目的之一就是要使当事人对自己身体语言所传递的微弱讯号或线索更有敏锐的察觉。虽然动作和姿势都能够传递信息，但所表达的信息也许并不很完全。若能要求当事人重复地夸张其欲表达的动作或手势，可使其与该行为有关的情感强烈化，进而使其隐藏的意义更清楚地表现出来。有一些行为颇适合运用此项夸大技术，以抖动为例，如果当事人告诉治疗师他的腿在抖动，治疗师就可以要求当事人站起来，更夸张地抖动双腿，然后为此动作作说明。

夸张练习也可应用在语言行为中。如治疗师可教当事人重复说出他想掩饰的话，且愈重复声音愈大，这样做往往可以使当事人开始倾听自己真正的心声。对许多变态行为，治疗师可让当事人夸张自己的怪癖，以从中体会其荒谬之处。夸张的原理也就是"矫枉过正"，既然患者的格式塔已经破裂，不妨有意再让其裂缝增大一些，以达到对破裂处更全面、深刻的观察。

5. 感觉留置

在当事人情感或情绪不愉快而想逃避的关键时刻，治疗师便要求其保持这样的感觉，此即为感觉留置(staying with the feeling)。绝大多数当事人都想逃避恐惧或不愉快的感觉，但治疗师会借着要求他们停留在体验到的恐惧或不愉快中，从旁鼓励他们趁机去深入探讨这些想要逃避的感觉。要去面对、体验这些感觉，不仅需要勇气，同时也要愿意忍受去除障碍时可能遭遇的痛苦，但经历这些之后，却能使当事人有崭新的成长。

6. 完形梦境治疗

投射是皮尔斯梦境理论的核心，依其所见，梦里的每个人、每种物品都代表做梦者投射的对象。他认为当事人不需要去对梦境作探索，而是要把梦当作一个剧本，然后以梦里各部分的对话来做实验。当事人若能表演出内在对立的冲突面，也就能吸收它们的差异并整合这些对立的力量。皮尔斯同时也认为，梦是人类最自发性的表现，它不仅代表未完成的事件，其含义还可能远超过那些未完成的事务或未实现的愿望。其实每个梦都代表着一个人存在的讯息和内心的挣扎，如果梦境的全部都能被了解与同化，则梦里的每件事物都可以很容易地被察觉。事实上，在梦里所完成的每件工作都能导致某种程度的同化。皮尔斯认为，如果能适当地处理梦境，存在的信息就会更清楚。如果不愿去记取梦境，等于是拒绝面对生活中的问题。因此，在使用完形梦境治疗(the gestalt approach to dream work)技术时，完形治疗师会要求当事人谈论他们所遗漏的梦，回忆梦境里的每个人、事、物及心情，然后将自己变成梦中的每一部分，尽量去表现梦境，并引出对话。

(二)治疗规则

在咨询与治疗中，完形疗法有一套常用的规则，包括以下几点。

(1) 现在的规则。咨询师要求来访者使用现在时。

(2) 我和你规则。让来访者直接与别人交谈而不是对咨询师谈起别人。

(3) 使用"我"的语言规则。来访者在谈到身体及其行为和动作时用"我"代替"它"。

(4) 使用意识统一体规则。注重来访者正体验到什么和如何表现，而不是为什么使来访者处于此时此地之中。

(5) 不说闲话规则。当某人在来访者面前时直接找他交谈，而不是在背后议论他。

(6) 要求来访者把提问改成陈述规则。如来访者可能会说："外面真乱，有什么办法能叫人集中精神读书呢？"咨询师应帮助他改为："外面真乱，我没有办法读书。"又如，来访者可能会说："王先生脾气不好，谁愿意跟他合作？"咨询师要让来访者意识到他刚才所表达的其实是自己不愿意和王先生合作，正确的表达语句应该是："王先生脾气不好，我不愿意跟他合作。"

上述这些规则也充分体现了前面所介绍的完形疗法的咨询原则，即将重点放在来访者此时此地的问题、个人责任的承担以及当前的经验之上。

第三节　现实疗法

现实疗法是美国加州精神病医生威廉·格拉塞(William Glasser)于 20 世纪 60 年代所创立的。这是一种以存在主义和人本主义观点为基础的心理疗法，认为心理行为问题是由于人不能负责任所导致，其中心任务是帮助来访者承担起个人的责任，积极解决现实中的问题。现实疗法重视来访者在生活现实中的积极参与、规划、行动以及预定目标的成功实现。1965 年，格拉塞的《现实治疗》一书的问世，标志着现实疗法的正式推出。现实治疗一经产生，就以其一些受欢迎的特色迅速受到咨询师和治疗师的青睐。格拉塞于 1967 年建立了自己的现实治疗机构——现实治疗研究所。在随后的十几年里，现实治疗机构不仅遍及美国各州，而且在世界上包括中国在内的 20 多个国家建立了分支机构，广泛应用于各种社会机构和多种文化背景。

一、基本原理

何谓现实治疗？格拉塞在 2001 年发表的《基于选择理论的咨询：一种新的现实治疗》一书中讲道：现实治疗是教人们如何管理他(她)们的生活，作出有效的选择，提高他(她)们应对生活中压力和问题的能力的一门咨询和治疗技术。

(一)基本假设

在治疗实践中，格拉塞发现许多当事人都是因为摆脱不了不快乐的处境而寻求咨询的。而当事人的不快乐可能与下面五种因素有关：①他们在当前缺乏满意的人际关系，他们对爱和归属感等的需要未能得到满足。②他们遇到麻烦时，总是指责别人。③他们花很多时间和精力设法控制别人或试图逃避控制。④如果是主动寻求治疗，他们希望把咨询集中于他们感到痛苦和抱怨的问题上；要是被迫接受治疗，他们就责备那些让他们来做治疗的人。⑤他们习惯于尽量回避真正的问题，即改变自己的行为。他们总把不快乐归罪于他人，归罪于过去发生的事或将来有可能发生的事情。他们不愿承认：他们所能控制的只是他们自己的行为，而不能控制别人选择什么和做什么。避开精神病之类的提法，格拉塞在文章中称当事人为不快乐的人或心理困难的人。这些人往往具有以下特点：①感到孤独，与他人疏离；②行为无益、无效，不能满足其五种基本需要；③自卑、自责，觉得自己一无是处，认为自己无能力改变自己，不能承担责任；④倾向于让步、放弃、投降，习惯于接受失败。

(二)需要理论

格拉塞认为人所有行为的目的都是为了满足其基本需要(生理和心理)，撇开人的生理需要不谈，格拉塞在早期的理论中，提出人类有两个最基本的心理需求，即爱与被爱的需求和自我价值感的需求。因此，当一个人给予和接受爱，同时以对自己和他人都有价值的方式行动时，则其行为必为正确或合乎道德的。但是如果一个人无法实现或满足上述的心理需求，就可能带来这样那样的问题，就会感到焦虑、自责、抑郁、愤怒，就有可能逃避社会，就会变得不负责任。而正是对自己或他人的不负责任，才产生了行为问题。

20 世纪 80 年代后，格拉塞提出人有五种基本需要，即生存与繁衍、爱与归属、权力、自由和娱乐。这些需要都得到较好满足的人，就能体验到成功的统合感。与具有成功统合感的人形成对照的是具有失败统合感的人，他们觉得没有人爱自己，认为自己卑微渺小，没有能力做任何有意义的事情，对自己的问题无能为力。这些需要的满足都与人际关系有着直接和间接的联系。

(三)选择理论

人的行为包括四个不可分割的部分，即行动、思维、情感及生理，这就是整体行为。所有的行为都可以选择，但我们所能直接控制的只有行动与思维，而要控制情感与生理，就需要依靠控制前两者而间接地达到。所以，现实地来讲，我们只能理智地选择自己的行动和思维，而不能徒劳地选择对情感和生理的控制，更不能力图去控制别人的行动、思维和情感。

选择理论认为，我们决定做的每件事情，包括所承受的痛苦，都是出于实用的目的。别人无法左右我们的喜怒哀乐，只能传递给我们信息或接收我们的信息，而信息本身是不会让我们做或感到什么的，它传递到人的大脑，经过大脑的处理之后才能转化为行动。每个人的行为和思维都是自己的选择，进而也就间接决定了自己的情感和生理。选择理论就是要帮助人们回答：我怎样才能找到一种方法，既能过自己想要的生活，又能与身边的人和睦相处呢？

要实现这个目标，就需要一种新的心理学，能够密切人际关系的心理学。现有的心理学是一种失败的心理学，人们并没有学会更好地相处，反而日渐疏远。格拉塞认为以前的心理学对人的解释是基于"外部控制心理学"(external control psychology)的思想，而他的选择理论则是一种"内部控制心理学"(internal control psychology)。外部控制是指在人际关系中常使用手段，而在人际关系中越依赖控制和惩罚，对关系的破坏就越大，甚至会导致关系破裂。为帮助人们理解外部控制心理学，格拉塞指出会破坏人际关系的七种致命的坏习惯，即批评、指责、抱怨、唠叨、威胁、惩罚和利诱(为了控制的贿赂)。其中，批评对关系的破坏性最大。外部控制心理简单的操作性前提是：谁做错了，就会受到惩罚，这样他就会按我们说的去做；谁做对了，就表扬他一番，以促使他继续遵循我们的意志行事。这一前提支配了世界上大多数人的思想。它深为掌权者——政府官员、家长、老师、经理等所津津乐道。他们想操纵社会、孩子、学生、下属，但总是觉得不理想，觉得遭受反抗，接下来就会变本加厉强化控制，当然会遇到更大的抵触。因此，上下级之间、亲子之间、师生之间都被不快乐所困扰。人们在控制和反抗控制中变得身心疲惫、痛苦不堪，长此以往，各种心理问题就慢慢产生了。

选择理论是一种新的内部控制理论，它让人们彼此亲近，让人们在有分歧时，采取协商的方式，而不是使用那些致命的坏习惯。它是一种自我控制心理学。那些实践内部控制心理理论的人知道，应该由他们自己选择他们要做的每一件事。他们认识到他们能控制的是自己的选择，而不能控制别人选择什么。与外部控制心理学相对立，内部控制心理学强调七个有人情味的好习惯，即支持、鼓励、倾听、接纳、信任、尊重和协商。它运用内部控制策略来教人们不要总想控制和操纵他人，以免弄僵关系，反目成仇。这样能够减少和预防很多痛苦的产生，使人们与他人的关系变得和谐，从而创造出幸福的家庭、甜蜜的爱情、彼此尊重的师生和协调有致的雇佣关系。在这种情况下，人们也会免于心理困扰和疾病的痛苦。

(四)强调责任

现实疗法十分强调责任的概念，格拉塞把责任概念定义为"以不伤害他人为前提来满足自己需要的能力"。他认为学习负责任是人终生的任务，主张"我们必须学会在我们做错了的时候能自我矫正，在我们做对了的时候能信赖我们自己"。格拉塞认为，教导负责任的行为是现实疗法的重心。因此，现实疗法强调咨询师应有的教育功能，即探索来访者日常生活的特性，毫不掩饰地向来访者建议解决问题更有效的方法，使来访者学会面对现实，学会用以较有效的方法满足自己的需要。

二、操作技术

(一)治疗目标与原则

现实治疗的目标包括：①帮助来访者认清他们的真正需要是什么，为什么有这些需要(探索来访者的个人世界)；②辅助他们分析现在的行为是否有益和负责(即是否满足了其需要)；③协助来访者选择负责任的行为(有益于建立良好的人际关系的行为)。

针对以上目标，格拉塞提出开展现实治疗要遵循的八条原则：①发展相互卷入的咨访关系，即真诚、友好、值得信赖，信任当事人而不让当事人产生依赖感的关系；②探讨当前的行为，对情感、态度、过去，不要涉入太多太深：③主要目的是让来访者意识到自己正在做什么，它是否满足了自己的真正需要，是否是负责任的行为；④帮助来访者评价自己的行为，在真诚关怀的前提下，不惜以置辩的形式说服来访者；⑤帮助来访者选择、设计负责任的行为；⑥要求来访者承诺履行计划；⑦当来访者未能履行计划时，不接受任何借口和开脱；⑧不使用惩罚手段，但要来访者自己承担行为后果；⑨不轻言放弃。其中，发展卷入的、真诚友好信任的咨访关系是最基本的原则。针对机械照搬这些原则的咨询师，他强调不能把这些原则看成僵死的教条，应视当事人的情况灵活机变。

(二)WDEP 治疗模式

促进变化的程序是治疗的关键，美国著名的现实疗法专家沃博丁(Robert E Wubbolding)提出了 WDEP 程序，即需求(W，what)、行为(D，doing)、评价(E，evaluation)、规划(P，plan)四步骤模型[①]。

1. 需求是什么

这个步骤的焦点是帮助来访者明了他最需要的是什么。这些需要可以是非常具体的、无所不包的。对大多数人来讲，各种需求的重要性不一样，也可能是相互冲突的，所以究竟需要满足哪些需求会涉及复杂的决策过程。帮助来访者区分各种事物的相对价值，决定优先考虑的目标，探究自己的需求和信念就成为治疗过程中最重要的步骤。

2. 你在做(当前行为)什么

咨询师可通过向来访者询问一些问题，例如"你现在正在作出何种努力？"，让来访者能够变换角度来看待自己的行为选择，从而使来访者找到整体行为中能够加以控制的部分。应该注意，在探究当前行为时，要关注整体行为中的思维和行动，而不是情感和身体症状。

---

① 杨广学. 心理治疗体系研究[M]. 长春：吉林人民出版社，2003.

3. 评价整体行为的效果

来访者需评价自己的行为能否满足自己的需要,即对其行为的效果作出价值判断。评价不是由咨询师作出的,而是来访者的责任,所以在来访者进行自我评价的过程中,咨询师应尽量保持客观的态度,鼓励、支持来访者自己作出评价。可以通过询问来探究来访者的具体行为,比如:"你干了一些什么使你这么难受?""你的做法有助于你与老师进行交流吗?""你现在的行为能被别人接受吗?"

有些经常出现问题行为的来访者往往不能意识到自己正在做什么,他们可能会强烈否认自己的问题行为,并找出一些冠冕堂皇的理由来为自己辩护。例如,一位患了乙型肝炎的老师本应该住院治疗,但他却坚持继续教学,理由是学生们需要他。其实,这不仅有损他的健康,而且对学生也极为不利。为了促使来访者作出客观的评价,咨询师应该始终保持真诚、关心的态度,推动来访者对自己的行为作出合理的判断,明确自己的行为会引起的后果,从而以更负责的方式来做事。

4. 规划新方案

一旦来访者意识到自己的行为不能有效满足需要,认识到自己的行为是不适当的、不负责任的,并且乐意改变其行为方式时,咨询师就可帮助他重新思考、设计一种切实可行的行动计划。在制订计划时,应注意:①这个计划可以满足来访者的需求;②计划是简明、具体、可以实现的;③计划的制订应主要依照来访者的意愿,咨询师不能代替来访者决策,把自己的看法强加于来访者,但咨询师必须对来访者进行指导;④计划应该是一致、连续的,要由来访者落实在行动上;⑤计划最好以书面形式记录下来,以便对照检查;⑥最重要的一点是,来访者必须认同这个计划,投身于计划的实施。

(三)常用技术

1. 角色扮演

在现实疗法中,角色扮演既不是对过去挫折的宣泄,也不是自慰,而是咨询师与来访者共同设计一种未来生活的情境,让来访者对未来成功行为进行一次尝试,体验成功的感觉,形成成功的认同,或者是为来访者即将要做的行为进行预演。

2. 制订计划

来访者一旦意识到自己的行为不负责任,他所要做的下一个步骤就是制订计划,这是咨询中最有意义的工作。通过执行这个计划,来访者可以将不负责任的行为变为负责任的行为。此时咨询师所要做的就是帮助来访者拟订一个合乎现实的计划。咨询师应帮助来访者思考自己的动机及能力的限制,建立较小且易实现的目标,以免导致失败。因为在那些来访者的自我概念中,已有一部分是失败的认同,他们必须经由成功的经验来获得成功的认同。格拉塞曾说过:"成功导致成功,失败则导致失败。"因此应让来访者由较容易改变的层次到较困难改变的层次都可得到成功的经验。

3. 承诺

承诺是现实疗法的一种关键技术。一个再好的计划,如果来访者未作出坚定的承诺,则计划仍会失败。咨询师应努力使来访者承诺完成一定行为的契约。现实疗法认为，当计划被执行而且完成后，来访者对咨询师作出的承诺，会慢慢地、自然而然地转移到对自己作出的承诺。当来访者能维持对自我的承诺时，就表示来访者已经逐渐获得了自我价值和成熟感。

4. 拒绝借口

不是所有的来访者承诺完成的计划都真的能被成功地执行。当来访者回来报告其计划未能完成或根本未去实施时，咨询师应该拒绝接受来访者的任何借口，也不去探究来访者为什么失败。咨询师的任务是协助来访者重新拟定并承诺完成一项新的计划，这个计划可能是将原计划加以修改，或是一个较小且易实现的目标。

5. 运用幽默

现实疗法注重运用幽默，认为幽默在咨询中传达着有教育意味的正确的信息，能帮助来访者更好地洞察自己的问题。

6. 提供榜样

现实疗法强调咨询师的榜样作用，认为咨询师在教来访者以负责的行为满足自身的需要之前，自己必须以身作则。咨询师自身必须是一个对其行为负责的人，以供来访者学习。

7. 语言刺激

使用语言震惊治疗法，或以适当的讥讽来面对来访者的不切实际的行为，这是现实疗法运用的一种有效手段。

8. 步步跟进

这是现实疗法中咨询师帮助来访者最具体切实的技术，但在其他的心理疗法中却很少见。它是指咨询师紧盯着来访者制订的计划中的那些行为目标细节。对于来访者可能改变的一些行为细节，如果咨询师问得越清楚，"跟进"得越迫切，来访者成功解决问题的可能性就越大。

例如在下面的对话中，咨询师就采用了步步跟进的技术。

咨询师：你打算什么时候去医院办手续？

来访者：我不知道。我必须征求医生的意见。

咨询师：什么时候你能知道医生的意见？

来访者：明天我将打电话给他。

咨询师：那么明天你什么时候给他打电话？

来访者：我估计是上午。

咨询师：你打算上午几点给他打电话？

9. "反论"技术

"反论"技术是现实疗法的一种重要技术，即咨询师鼓励来访者夸大甚至强化他们的问题行为。比如，对那些失眠的来访者，咨询师要求他们努力使自己不睡觉；对那些非常害怕犯错误的来访者，咨询师要求他们尝试着犯错误；等等。这样，有些来访者接受了咨询师的指导并保持问题行为，从而感受到自己能控制自己的行为并不再感到无助。而那些抗拒咨询师给予指导的来访者，则会自发地对自己的问题行为产生抵触心理，从而不仅能够控制该行为，而且还会消除该行为。反论过程是一种有效的干预手段，但它通常是在其他技术都宣告无效的情况下使用。

上述九种技术是现实疗法咨询师常用的技术。现实疗法不主张使用其他技术，如中断法、顿悟、非指导性会谈、自由联想、移情与阻抗的分析以及梦的解释等方法。现实疗法也不涉及诊断技术，它认为诊断只是在浪费时间而已，并且有可能会给来访者贴上标签而伤害来访者(如精神分裂症)。

第四节　叙 事 疗 法

叙事疗法兴起于 20 世纪 80 年代，其创始人的代表人物为澳大利亚临床心理学家麦克·怀特(Michael White)及新西兰的大卫·爱普斯顿(David Epston)。经过几十年的发展，叙事疗法在全球心理咨询领域的影响日益扩大，已成为后现代心理治疗的主要疗法之一。

叙事疗法的产生深受后现代主义思潮的影响，怀特及爱普斯顿在长期的家庭治疗实践中发现：来访者症状背后的原因是复杂的，而且往往是由来访者自己主观建构的，并且常常由于来访者站在不同角度而导致看问题的方式也不一致。对于同一个来访者的问题，不同治疗流派的治疗师的解释是不一样的，因此各种心理治疗流派用语言建构出来的心理治疗假说，只能是冰山一角的反映。他们认为，个人的经验从根本上来说是模糊的，也就是说它的意义不是天生的或是显在的，而是要通过多重解释才能够显现出来的。因此，他们认为问题是被保持在语言中的，所以问题也可以通过叙事在谈话中融解。怀特和爱普斯顿在 20 世纪 80 年代就提出了此理论，并在 90 年代他们的代表作《故事、知识、权力——叙事治疗的力量》一书中系统阐述了有关叙事心理治疗的观点和方法。

一、基本原理

(一)后现代心理疗法的兴起

20 世纪后半叶，由于科学技术的飞速发展，人类逐渐进入了后工业和后现代社会。与此相应，在一些发达国家出现了所谓的后现代主义(post-modemism)，对世界和人的本质提出了许多新的看法，对现代主义作了全面反思和批判。后现代主义并非一种独立的思潮，它包含着许多相互矛盾的概念和思想。法国和德国的浪漫主义、结构主义、存在主义，欧洲传统的虚无主义、不可知论，美国的反形而上学和社会批判论等，均是后现代主义思潮的源头。

在西方，一般把 17 世纪以前看作是前现代主义时期，人们笃信世界是由上帝创造的，上帝是人类和万事万物的主宰。启蒙运动以后，随着科学的发展，理性成为至高无上的权威，认为世界是由一些独立于人和上帝的法则所主宰的，人类可以通过一套客观和严格的科学程序发现这些法则，掌握控制世界的基本规律。不幸的是，工业文明的飞速发展并没有使人类进入一个更美好的世界。科学具有局限性和两面性，极端的科技理性垄断了人类社会的各个方面，贬低排斥了不易被标准化的人文科学，压制了人的多元性及独立性，导致了把人物化、非人化的倾向。自然科学的实证主义模式在为人的研究开启一道新的大门的同时，也使对人的研究迷失了方向。

自20世纪70年代以来，后现代主义对现代主义进行了全面批判，其中建构主义是后现代思潮的主要流派，具体内容在本书第二章的基础理论中有详细的介绍。建构主义认为，我们的知识并不是对真实世界原状的准确反映，而是我们自己或社会用标准语言建构出来的，受时间、地点、环境及个人主观因素的影响，因此真理离不开特定的历史场合和价值体系，而是存在于我们的语言和文化之中。既然知识和真理都是人创造出来的，而不是发现的，因此它们必然是主观的、相对的，不存在绝对的、超时空的永恒真理，任何人均不可以把自己或某一团体的标准强加于整个人类或其他文化中。提倡多元、接纳差异、反对权威和常模、否认普遍真理的多元文化主义，也是后现代主义的重要特征。

作为一种重要的文化和哲学思潮，后现代主义不但在文学、艺术、建筑及各个学术领域产生了巨大影响，对心理学特别是心理治疗的理论与实务也带来强烈冲击。同一个来访者的问题，精神分析学派认为是精神创伤所致，行为学派认为是有效学习训练不足或奖惩不当造成的，认知学派则认为是不合理的认知导致的，而人本主义则认为是缺乏应有的尊重和接纳所致。因此，各种心理治疗流派用语言建构出来的心理治疗假说，充其量只能如同盲人摸象般得出片面的认识。另外，各种治疗学说在解决来访者问题的具体技术上都有可资借鉴之处：精神分析注意建立潜意识的探索，行为治疗应用行为巩固练习作业，认知疗法致力于通过调整认知改变不良情绪感受，人本主义善用共情及其他咨询技巧等。在后现代主义思潮影响下，通过对现代各种心理治疗流派的批评与解构，结合系统论并借鉴中国阴阳统一观，一种富有对人类文化兼收并蓄的多元文化精神、注重整合各种治疗理论与方法的兼容的后现代疗法应运而生。后现代心理治疗完全被看作是一种谈话活动，一种语言的艺术，一个人的问题是自己在用语言解释经验的过程中建构出来的，因此来访者自己才是解决自己问题的专家。治疗师的专家地位被彻底摧毁，其任务和职责只是引导来访者重新审视和叙说自己的生活经验，利用自己的资源解决自己的问题，而不是把某种所谓的真理强加给来访者。后现代心理疗法中颇具特色和可操作性的代表性治疗方法目前有两种，即叙事疗法和焦点解决短期疗法。限于篇幅，下面仅就叙事疗法作详细介绍。

(二)叙事疗法概述

叙事，简单地说就是说故事，即按照一定的时间顺序叙述已经发生事件的全过程。叙事疗法就是指咨询师通过倾听来访者的故事，运用适当的问话，帮助来访者找出遗漏片段，使问题外化，从而引导来访者重构积极故事，以唤起来访者发生改变的内在力量的过程。叙事心理治疗对"人类行为的故事特性"，即人类如何通过建构故事和倾听他人的故事来处理经验感兴趣。叙事心理疗法认为，人类行为和体验充满意义，这种意义的交流工具是故事而非逻辑论点和法律条文。来访者在选择和述说其生命故事的时候，会维持故事主要的信息，符合故事的主题，往往会遗漏一些片段。为了找出这些遗漏的片段，咨询师会帮助来访者发展出双重故事。在咨询过程中，咨询师应聚焦于唤起来访者生命中曾经活动过的、积极的东西，以增强其改变的内在能量，从而引导他走出自己的困境。

(三)叙事疗法的基本理念

叙事疗法的基本理念主要包括下面四点，它们是叙事心理治疗得以实施的前提。

1. 语言建构了现实

叙事心理治疗认为语言不是客观现实的图画，并非真实客观地描述和反映了世界的本来面目。语言不是指称现实，而是建构现实。因为来访者不可能把他全部的生活经历都存进记忆，同时在有限的时间里都用语言叙述出来，每个人的记忆都是有选择性的，来访者在叙述自己经历的时候也是有选择性的，所以我们不可能通过对语言的分析发现其所代表的那个真实的世界，只能去认识用语言表达出来的意义和世界。而且事实一经个体通过语言表达出来，必然带有个体的情绪和倾向性，语言的内容和方式也是由个体选择的，所以语言并不是一个中性的工具，不能如镜子般原封不动地反射出生活的全部。语言建构了现实，而来访者的现实中必然包括困扰自己、需要得到帮助解决的问题，所以问题也是被语言建构出来的。既然问题由语言建构，自然也可以通过改变语言而使问题消解，所以叙事心理治疗非常重视语言的作用，它特有的"问题外化"技术就是通过语言的巧妙运用使来访者摆脱问题的困扰，重建积极的生活。

2. "问题"是一种叙事

叙事心理治疗认为"问题"只是人们在特定历史文化条件下在人际互动中共同建构起来的一种叙事方式，并非一种存在于个体身上的客观实在。既然是一种叙事方式，当然就允许不同时代的不同的人有不同的表述方式和内容，这就可以很好地解释产生于不同社会历史背景下的各种治疗流派出于不同的立场和角度建构出了不同的关于心理问题的叙事方式。不同的叙事方式，通过不同的话语赋予了同一行为以不同的意义。所以叙事治疗师不去寻找问题的根源性事件，而是把来访者的叙事方式看成关键，通过改变来访者的叙事方式来帮助他重新建构生活的意义和生活态度。

3. 个体叙事与主流叙事之间的冲突是心理问题产生的原因

叙事心理治疗认为，之所以会产生心理问题，就是因为个人叙事与主流叙事的关系出了问题。在很多情况下，人们意识到的意义并不是自己真正想要实现的意义，而是由社会的主流叙事代表的"真理"所决定的，这些真理的论述透过权力运作，使人接受其"指定的人格与关系的规范"。人们在"指定规范"的约束下，形成某种固定僵化的叙事结构，并以这个结构为蓝本，选择和阐释自己的生活故事。当个体叙事或个体实践与社会的主流叙事之间发生冲突或矛盾的时候，问题就产生了。叙事心理治疗的目的就是帮助来访者解构受主流故事控制的旧故事，重新建构一个来访者真正希求的、具有个人力量的新故事。当来访者发现不受问题困扰的特例事件时，新故事的建构便开始了。治疗师要做的就是帮助来访者不断扩大对特例事件的注意和体验，让新故事的力量逐渐强大，能够与旧故事相抗衡，并最终取代旧故事的支配地位。

4. 治疗师与来访者是互主体关系

与传统的心理治疗方式不同，叙事心理治疗中的治疗师不再享有专家的地位，而是认为来访者才是解决自己问题的专家。治疗师与来访者的主客体关系被打破，取而代之的是二者之间的互主体关系。治疗师与来访者的关系是平等的，二者通过协商合作共同解构旧故事、建构新故事。同时事实也是主观建构的，那么就不会有任何一个人比来访者自己更了解他的生活故事，更清楚他的问题叙事的产生和影响，治疗师也不例外，所以治疗师与来访者必须通过共享和互动来达到咨询和治疗的目的。治疗师所能做的就是凭借自己的专业知识和技术从来访者已经说出或没有说出的话中了解更多，通过对话协商与来访者共同构建对生活意义的诠释。对于来访者的生活本身，叙事治疗师一无所知，当然也没有权利给予评论和指导。每个来访者的故事都是独一无二、与众不同的，以无知者的姿态倾听他们的故事，必定会给治疗师自己带来很多的启示，引发新的思考。所以，在叙事治疗中，不仅来访者的心理得以成长，同时治疗师对自我的角色也会有重新的统整与反思。

二、治疗程序和技术

叙事心理治疗没有一套固定的操作步骤，叙事治疗师针对不同的来访者和问题采取的策略也不相同，这在一定程度上反映了后现代主义的立场。不过，叙事心理治疗也有一些共同的、基本的程序和操作技术，以区别于其他技术，尤其是传统的心理治疗模式。治疗师与来访者交流互动的基本过程，是叙事心理治疗师遵循的基本程序，主要包括问题外化、寻找特例事件等。

(一)问题外化

叙事心理治疗理论认为人或关系应与问题分开，出现问题不是任何人或关系的错。将压制来访者的问题客观化或拟人化，使问题变成和人或关系分开的实体的过程就是问题外化。这是叙事心理治疗比较具有特色的技术之一。也就是说，将问题与人分开，把贴上标签的人还原，让问题是问题，人是人。如果问题被看成是和人一体的，要想改变就相当困难，改变者与被改变者都会感到相当棘手。问题外化之后，问题和人分家，人的内在的本质会被重新发现与认可，转而有能力去解决自己的问题。例如，对于一个抑郁的来访者，叙事治疗师会问"这个'抑郁'是什么时候来到你身边的，这个'抑郁'对你的影响是什么？"，而不是问"你从什么时候开始抑郁的？"。把"抑郁"拟人化，让来访者觉得他本身不是问题，而是他在面对问题，问题是可以来，也可以走的，这就让来访者觉得自己是有主动权和力量可以去和问题抗争的。

(二)寻找特例事件

特例事件指的是人的生活经验中那些未引起来访者注意，却包含着来访者为追求美好生活，反抗主流故事压制的偶发事件，也就是偶尔解决问题或突破困惑的意外事件。治疗师会问："你有多少次成功战胜或抵抗住了问题？它们发生在什么时候？你是怎样做的？"这种问话既是在澄清人对问题产生的影响，又可以引导出"独特结果"。例如怀特曾治疗过一对情侣，男友有暴力倾向，经常冲女友发脾气甚至打女友。在会谈了几次之后，有一次在治疗过程中，女友又提出了一个与男友抵触的意见，男友挣扎了几次最终没有反应。怀特向男方询问"你是如何做到的""你觉得这有什么意义"一类的问题和来访者一起探讨这种独特结果的意义，促使来访者的生活展开了崭新的一页。又如，一个学生觉得很苦恼，因为不知道自己究竟喜欢什么。辅导老师让他回忆自己的成功经验。学生想起上次校庆举办的义卖会，"只要我在场，就会拉很多人来……"进而，他想到自己从小就有推销的天分，"初一的时候，妈妈在摆地摊。有一次她生病，她要我替她一下。那一天我卖得比妈妈还多……"最后，学生主动提出："老师，大学的哪些系可以让我将来在这方面发展？"学生最初的"不知道"并不是真正的不知道，而是内在的经验没有被学生觉察到。当与推销的天分有关的叙述出来的时候，随着故事的叙说，就会带出厚厚一叠有关的经验。怀特形容这种策略为"打开行李箱"(unpack)，即将行李箱里面多姿多彩的内容展现出来。

(三)善用文本和仪式

叙事心理治疗非常重视信件、证书等文本及仪式的作用，并把其作为有效的治疗工具适时使用。在传统的心理治疗理论中，治疗师要与来访者保持一定的距离，不能有治疗室以外的接触，要保持客观中立的立场，治疗工具如量表、诊断手册、测验等都要有严格、科学的常模或评估标准。与来访者进行信件来往，无疑会打破治疗师与来访者之间的清晰界限，使治疗师介入来访者的生活，使用证书、宣言等并举行一定的仪式授予来访者，还邀请"重要他人"来见证重要时刻，既没有科学的评价标准作支撑，更掺杂进了许多难以控制的无关因素，这在传统心理治疗看来是非常不科学、缺乏逻辑甚至是荒唐的。但在叙事治疗师看来，这些都不重要，最重要的是看是否对来访者的改变有效。事实证明，这些文本工具及仪式非常有效。怀特在他的咨询治疗中喜欢用"简信"。他认为许多对他们自己有负面看法的人会感到自己的存在很渺小，对于这些人而言，光是收到一封指名寄给他们的信，就足以表示有人承认他们存在于这个世界。其他方式还有诸如"预测信""特殊信""参考信"等，其主要目的都在于强化叙事心理治疗中当事人对于改变自己行为的信心，将问题外化之后，帮助当事人寻找其生命的意义。

(四)重构故事

寻找特例事件不是目标，叙事心理治疗的目标是通过寻找特例事件打开通往新故事的大门。叙事治疗师与来访者一起在特例事件基础上重新构建并用更多的特例事件丰富一个新故事。这个新故事与原故事相比，较少压迫性，较多解放性，可为自己提出的选择及新的生命经验铺路。在叙事治疗师看来，故事不是描述生活而是建构生活，来访者说的故事什么样，他的生活就是什么样。因此建构一个积极的新故事对来访者来说，就意味着他的现实生活变得更积极。在实际的操作中，寻找特例事件经常是和建构新故事同时进行的。尤其是在寻找"将来独特的结果"的时候，其治疗的重点已经由呈现问题建构过程转向建构个人成长的过程。例如，叙事治疗师经常使用的问话是："你认为如何做可以让周围对你有老看法的人耳目一新？""如果有类似经历的人向你寻求帮助，你将如何分享你的成功经验呢？"等。中国心理学者杨广学把建构新故事的过程作了一个很形象的比喻，他将该过程比作原始社会的钻木取火，先用火石或木钻费好大的力气钻出一点点火星，然后让这一点点火星慢慢变大。但是，要让这星星之火变成熊熊大火并非易事，柴火放得太少，火容易熄灭；放得太多，火同样容易被压灭。所以要先放些细软的柴火，再逐渐放入大些的柴火，这样才能让火燃烧得更旺、更长久。

(五)由薄到厚——形成积极有力的自我观念

叙事疗法认为，当事人积极的资源有时会被自己压缩成薄片，甚至视而不见，如果将薄片还原，在意识层面强化自己的觉察，这样由薄而厚，就能形成积极有力的自我观念。

如何在消极的自我认同中，寻找隐藏在其中的积极的自我认同？这有点像中国古老的太极图，在黑色的区域里隐藏着一个白点，这个白点不仔细看还看不到。其实白点和黑面是共生的。如果让人内心中的白点由点扩大到一个面的程度，整个情形就会由量变发展到质变。那么，找到白点之后，如何让白点扩大呢？叙事心理辅导采用的是"由单薄到丰厚"的策略。

来访者的力量，在叙事疗法的对话之中是逐步被发现、挖掘出来的。当我们遇到生命里的难题时，我们可以邀请一些已经在我们的生活甚至生命之外的人来与我们对话，比如已经过世的爷爷、已经好多年没有联系的好友等，只要你觉得他是你生命中重要的一个观众即可。

例如，有一个寻求帮助的当事人，他觉得自己不受别人的重视，因而感到挫折、沮丧、自卑，当他讲述自己的生命故事时，觉得自己一无是处。但治疗师要求他回忆过去生命中哪个人对他"还不错"时，原本脑中空白的当事人，勉强回忆起一个小学老师的名字。治疗师鼓励他打电话给老师，结果却得到一个"意外的惊喜"。这名教师虽然已经忘了他的姓名和长相，但还是向他连连道谢，并且表示，因为当事人的电话，让他觉得自己的存在，对教学工作已经深感疲惫的他，又重新获得了动力。这通电话的结果是：当事人不仅帮助了老师，也意识到自己的生命原来也是这么重要。

中国台湾叙事治疗专家吴熙娟老师在其叙事培训中常使用自己与自己的对话，通过自我在不同时空的对话和见证来给予自我有力的肯定与支持。比如，现在的自己对过去的自己有什么话想说？现在一路走来最大的感谢是什么？你准备怎样感谢现在的自己？老年的自己想对现在的自己说些什么？对现在的自己会有什么样的支持？

第五节　家庭治疗

家庭治疗的兴起与社会历史环境的变迁和心理治疗学科领域内部的进展联系密切。第二次世界大战时，美国精神医疗界因战争而人手不足，于是开始利用病人家属和社会工作者共同护理病人。20世纪40年代后期，一些临床学者对传统的个别治疗的进度太过缓慢感到不满。他们发现病人的发病、康复和复发与家庭其他成员有着千丝万缕的联系，因此开始将治疗的焦点放在整个家庭上。在此时代背景下，精神分析学家纳森·阿克曼(Nathan Ackerman)所著的《家庭生活中的心理动力学》(*The Psychodynamics of Family Life*)一书提倡治疗师只有把着眼点从病人的"个体"立场推展到"家庭"的整体，才能体会较广的心理层次，并且了解"家庭"这一生活单位的心理结构与功能。阿克曼的观点，可以说是对家庭治疗的最早宣扬。20世纪60年代以后，治疗师的阵容迅速扩大，对家庭治疗的研究也蓬勃发展起来。阿克曼等人在内的家庭治疗师逐渐扩展了家庭治疗的适用范围，将其推广到包括神经官能症、行为问题以及一般性家庭问题的家庭。1962年被视为是家庭治疗发展史上具有里程碑意义的一年，因为"家庭治疗"这一名称得到了学术界的正式确认，本专业的第一份学术刊物《家庭历程》(Family Process)由阿克曼和唐·杰克逊(Don Jackson)创刊。到了 20 世纪七八十年代，随着女权主义的兴起，报纸杂志上关于家庭矛盾的报道日益增多，这引起了多方面的重视与研究，在欧美各地分别成立了许多以"家庭治疗"为主的中心和诊所。目前，家庭治疗在西方国家颇受重视，发展也相当成熟，但在我国还处于引进阶段。

一、基本原理

(一)家庭治疗的内涵

家庭治疗是以"家庭"为对象而施行的心理治疗，属于人际关系方面的治疗。它与以"个人"为对象而施行的个人心理治疗有所不同，不太注重成员个人的内在心理构造与状态，而把焦点放在家庭各成员之间的人际关系上。家庭治疗师认为，家庭成员的心理行为问题或症状是由于家庭成员之间不良的交往模式或者不良的家庭结构所引起、维持和发展的，可通过改变此交往模式或者家庭结构来改变家庭成员的心理行为问题或症状。可以看出，家庭治疗主要是从"家庭系统"的角度解释个人症状与成员间的关系，基于家庭整个的改变来促使个人的改变。

家庭治疗是心理治疗的一种形式，是将所存在的问题从个体转向关系的一种思考和实践的方式。为了处理存在的症状，包括家庭和更大的机构在内的系统必须改变。所有的家庭治疗师都把系统观作为他们的理论基石，在实际的治疗处理上也都相当重视家庭成员间的互动历程。不过，他们对于心理功能不良的本质的理论假设、对家庭模式的看法以及治疗干预的策略都有着显著的差异，因而形成了众多各有特色的家庭治疗学派。目前在家庭治疗领域有代表性的五种学派分别为结构式(structural)家庭治疗、分析式(analysis)家庭治疗、体验式(experiential)家庭治疗、策略式(strategic)家庭治疗、叙事式(narrative)家庭治疗。限于篇幅，下面仅就家庭治疗基本理论和常用技术予以介绍。

(二)家庭治疗的理论基础

事实上，不同学派的家庭治疗方式有着各自不同的理论基础，而我们在这里简要介绍的是不同学派的家庭治疗方式都共同拥有的最为重要的理论基础。精神分析治疗本身的不足为家庭治疗的诞生提供了方向和力量，但家庭治疗的真正发展还得益于 1940 年以后系统论(system theory)和控制论(cybernetics)的兴起。

系统论兴起于数学、物理学和工程学的全盛时期，最早由澳大利亚生物学家路德维希·冯·贝塔朗菲(Ludeig Von Bertalanffy)提出。系统论的观点认为，世界上所有现象均是由大小不同、高低不同的种种系统所构成的，并且每个系统之间都有密切的相互关系。任何小系统的变化，都会影响到整个大系统的变化，反之，大系统的变化也会影响到小系统的状况，彼此相互影响。

控制论由麻省理工学院数学家维纳(Norbert Wiener)首创，用来描述一种由回馈循环操纵的恒定系统，也就是系统获得必要信息以维持稳定的过程，其核心是反馈圈(feedback loop)。这种作用机制最为人熟知的例子是暖气系统的自动温度调节器，这个系统会在设定的温度上下保持平衡状态。每当这种平衡受到破坏或威胁时，系统便开始运作，以维持原先的平衡状态。

将系统论的观点运用于家庭治疗，也就是把家庭看成是一个系统，将家庭成员看成系统的组成成分，并认为家庭中每个成员都有他(她)自己认识事物的模式，称为内在建构。内在建构决定着一个人的一贯行为模式，一个人的内在建构与他的外在行为是相互作用、彼此影响的，其间的关系不是直线性的因果关系，而是反馈式的循环关系。同时，每个家庭成员的内在建构与外在行为又会在接受家庭其他成员影响的同时，反过来影响其他家庭成员的内在建构和外在行为，其间的关系同样是循环反馈式的，而不是线性因果的。也即家庭内的交互反应是发生在一个相互影响的互动网络内的，一个家庭系统中的每个成员的态度和行为都紧紧地、长期地、交互地而永无止境地循环且彼此关联在一起。因此，根据系统论的家庭观点，从个人的内在精神状况来分析某个家庭成员的病态心理和行为将不再是正确和必需的。

根据控制论的观点，系统还要维持一种平衡状态，即系统内部的各次级系统除了相互影响之外，每个层次的系统还会依照和遵循平衡的原则。当家庭成员彼此之间靠着信息的交换——言语、表情、手势等回馈机制的动作，表示不平衡的状态发生时，系统即具有一种回复平衡的趋势。其中，负向的回馈以一种削弱的作用来帮助保持平衡，而正向的回馈却将加速偏差而引起更进一步的变化。例如，在负向回馈中，一对配偶可能在争吵中交换信息告诉对方，"这该是停止的时候了，否则等一下我们都会后悔"；而在正向的回馈中，这对夫妻可能将争吵升高到双方都不考虑后果的程度。由此看来，在多数功能失调的家庭中，家庭系统进行的多是正向的回馈，从而使得系统不断维持了一种病态的平衡，而家庭治疗的功能旨在打破这种病态平衡，进而构建出使家庭系统良性发展的平衡机制。

从家庭的角度来看，系统论强调家庭的结构和等级(如系统和子系统)，而控制论则阐述了家庭内在的规则、自我调整和控制等。早期的家庭治疗有些学派偏重于系统论，有些偏重于控制论，有些则将两者结合起来。

(三)家庭治疗的工作概念

家庭治疗的工作概念是指在进行家庭治疗临床实践、培训和督导时，不管何种学派的家庭治疗方式，都有可能反复思考和运用的基本理论构架。

1. 家庭生命周期

我们每个人在从出生到衰老死亡的过程中会经历不同的时期，接受每个阶段的挑战，然后再过渡到下个阶段，这即为个人生命周期。家庭从形成、发展、稳定到解体，也有其生命周期。20世纪40年代，社会学家艾琳·杜佛(Evelyn Duvall)和瑞宾·希尔(Reuben Hill)将发展框架运用于家庭，将家庭发展区分为清晰的六个阶段，每个阶段各有其特点和功能，具体如表6-1所示。

表6-1　家庭的发展阶段

阶　　段	角色转化	主要任务
1. 新家庭形成	女儿+妻子 儿子+丈夫	家庭界线的形成 相互适应
2. 第一个孩子	女儿+妻子+母亲 儿子+丈夫+父亲	为人父母的技能 夫妻相互作用

续表

阶 段	角色转化	主要任务
3. 青少年孩子	同上	与孩子交互作用 家庭外系统的压力
4. 孩子离家生活	同上/祖辈	再适应二人世界 与儿女和孙辈的关系
5. 丧偶	鳏寡孤独+祖辈	适应个人生活、退休 与儿女和孙辈的关系
6. 消亡		

由此可见，家庭是动态发展的，随着家长年岁的增长与子女的成长，要经历不同性质的家庭阶段。在每个发展阶段，家庭有其特殊的心理课题和心理问题需要去应对。因此，治疗师必须以"家庭发展"的观念来审查家庭在某个具体的发展阶段所面临的课题与困难，从而提供有针对性的治疗与帮助。其实，家庭生命周期并没有固定的或者标准的模式，不仅家庭有多种形式——单亲家庭、同性伴侣、继父母家庭等，而且不同的宗教、文化和伦理在不同阶段也有不同的规范。所以当个人有了心理症状的时候，家庭生命周期概念可让我们从另外一个角度进行思考，或许这个家庭也卡在了发展的转折关头。

2. 家庭结构

家庭结构是对结构式家庭治疗的一个重要的理论贡献，同时也对家庭治疗的临床实践具有重要的指导价值。一个简单的核心家庭存在许多关系网络，如夫妻、父子、母子关系等。如果是三代或三代以上同堂的家庭，则关系更为复杂。家庭中人际关系网络的互动模式及其特征便是家庭结构的基础。家庭结构是在互动中形成的，最初互动塑造结构，但一旦结构形成了，又可以影响互动。家庭结构的形成使得家庭成员的行为以及成员之间的互动可以预测。家庭结构由代际、性别、功能等子系统构成。如父母相对于子女来说，就是因代际和功能不同而形成的子系统，而姐妹和兄弟可能因性别的不同而组成不同的子系统，父子、母女所组成的子系统则可能与代际、性别、功能都有关系。一个家庭成员可以在不同的子系统中扮演不同的角色。

家庭界线指的是家庭交往领域中的规则，这是一种规定着家庭内部人与人之间关系的看不见的规则，可以在一定程度上保护家庭和子系统的独立自主，但有时也会限制关系技巧的发展。一般来说，家庭界限可以分为三种类型，包括界线清晰(民主型)、界线混乱(溺爱型)和界线僵硬(专制型)。如果孩子可以在父母讲话的时候自由插嘴，那么代际界限就模糊了，夫妻关系也被亲子关系搅乱了。如果父母总是介入解决孩子之间的争执，孩子就不知道如何自己解决自己的问题。界限如果过于僵化或者严格，且只允许有限的接触，最终就将会导致关系疏离。疏离的子系统虽然独立但也很孤立，从积极的角度来看，这锻炼了自主性；从消极面来说，疏离失去了温暖和爱。弥散的界限既不清晰也不分明，容易导致关系缠结。缠结的子系统虽然很紧密且能为家庭成员提供很多支持，但却以牺牲独立自主和个人能力为代价。清晰的界限是指界限既不僵化也不疏离，既保持分明的界限又有一定的灵活性，家庭成员既能独立自主也能相互支持。缠结的母亲和疏离的父亲的模式曾经被认为是最常见的有问题的家庭结构。这一模式主要指母亲与子女关系缠结，而父亲与子女关系疏离。结构式家庭治疗认为家庭问题的根源在于家庭结构的问题，家庭治疗的关键在于调整存在问题的家庭结构。

3. 家庭关系

家庭成员之间结成的同盟关系称为结盟，它包括稳定的同盟、三角关系和迂回关系。稳定的同盟指的是无论何时何地何事，两个或者两个以上的家庭成员总是结成统一战线来反对另外一个或者一些家庭成员。例如，一对年轻的父母带着 6 岁的女儿进入治疗室后，母亲不停地抱怨女孩从来不听她的话，父亲点头表示同意，孩子满屋子跑，就是不理母亲让她安静下来的指令和要求，父母希望得到建议去处理这个问题。治疗师发现这个家庭真正的问题在于缺乏约束，而问题的核心也许在于这对父母在制定规则和怎样管束孩子方面存在不同意见甚至冲突。这样的家庭的常见模式是孩子在制造麻烦时，父亲予以呵斥和管教，母亲则对父亲的呵斥和管教给以呵斥和管教，母亲因此变成了女儿的盟友，而并非能有效管制女儿的母亲。如此循环往复，孩子的问题只是父亲、母亲和孩子的三角关系中的一环。个别心理治疗的典型模式是假定 6 岁孩子的问题是因，父母、夫妻冲突是果，因为这样的父母之间的夫妻冲突看起来似乎一目了然。事实上，这对夫妻相互之间也许存在很多积压已久的不良情绪，而且他们的矛盾未必那么清晰可辨。在家庭治疗师看来，父母之间的夫妻冲突也许是因，而孩子问题则可能是果。但按照家庭治疗的循环因果论，实际上没有必要去探讨究竟谁是因谁是果，家庭治疗要做的是设法让家庭成员愿意且能有效地打破这种循环的三角关系。三角化的存在对于家庭来说是有其合理性的，其意义可能在于通过冻结直面相向的冲突而稳定关系。虽然并非所有的关系问题都涉及第三方，但大多数都会是家庭中的成员或者家庭外的成员卷入到家庭中其他两个成员的冲突中去。

4. 家庭权力

家庭权力指的是夫妻之间以及父母与孩子之间的权力分配，即家庭中谁是最有影响力、最有决策力的人。有的家庭是以父亲为权力中心，有的是以母亲为权力中心，有的则是以孩子为权力中心，还有少数属于平权家庭或缺乏权力中心的家庭，后者的家庭成员各行其是，谁也管不了谁。了解家庭内的权力分配模式，对分析家庭关系、处理和预防家庭问题非常有帮助。

二、常用技术

每个家庭治疗学派都有其完整的治疗理念和独特的治疗技术，下面将介绍家庭治疗中常用的典型技术。

(一)凸显家庭结构和关系

为了帮助家庭了解他们的家庭结构和关系，治疗师常运用一些具体的技术，让家人去认识体会，这些常用的技术有调整座位、比身高、家庭雕塑等。

当一家人进入治疗室时，家里各个成员通常会依其个性、彼此的关系远近及与治疗师的关系而选择座位。例如，关系不太亲近的父母可能坐得远远的，不想靠近；被母亲宠护的小孩大概会靠近母亲而坐，甚至想跟母亲坐在同一把椅子上；身体虚弱，常受父母保护的孩子可能坐在父母两人之间，被左右保护着。假如家人的选座有特殊的模式，不但可用来指出给家人看，体会他们的人际关系，还可用调整座位的方法，象征性地更改人际关系。比如，请坐得很远的夫妻坐得近一些；让很怕父亲而坐得远远的孩子，过来跟父亲临近而坐；或让黏在母亲身旁的小孩，离开母亲，去跟父亲坐；等等。以具体的座位提醒他们宜保持的人际关系与角色。当然，只更换座位是毫无作用的，但以座位来时时提醒彼此的关系，是很有助于改善家人关系的。

有时父母亲，特别是母亲仍常把孩子当成是"小孩"，时时宠爱孩子，这时可叫孩子站在母亲旁边，比身高，帮助母亲去体会孩子已经不是仍能抱在身上的"小孩"，而是与成人同高的小"大人"，以唤起其领悟，以大孩子或小大人对待孩子，不要再替他换尿布、喂奶似的宠坏孩子。

有些家人过分接近，不分个人的存在，彼此太过分地粘在一起，这时在治疗上需帮助他们认识各个成员的存在，尊重个人的界限与独立。对于这样的家庭，治疗师有时会去捏其中一个成员的手脚，然后故意问其他家人有何感觉。假如有人回答说会感到疼，治疗师就问被捏的并不是他，他怎会感到疼？治疗师以具体的情况，说明过分接近不分离，就犹如粘在一起的一团物体，一个人被捏了，其余的人还会觉得疼，通过这种方式来提醒家庭，让他们看到家庭关系与结构上的毛病，从而促进其改变。

家庭雕塑是萨提亚体验式家庭治疗学派较具代表性的技术。它的主要做法是采用雕塑的方法，将语言文字转化为行动，摆出家庭成员的典型姿态，使家庭成员历经其生活中某一特定的过程，帮助当事人重新进入原生家庭历史和心理的矩阵之中，为当事人提供一个看待自己和父母、现在和将来的新视角，这种新视角可为其带来更多可能性，并提升其责任感。家庭雕塑可以协助当事人描绘家庭系统的互动，使家庭成员更清楚地看到自己，对不断重复的模式加深了解。家庭规则可因此获得修正，新的行为也可得到尝试的机会。

(二)善用家庭成员

1. 善用家庭成员，全面了解家庭情况

在家庭成员描述家庭的情况与问题时，描述者常会受到个人主观印象的影响，他们会判断某件事是否可以向治疗师描述，是否可以让外人知晓家丑与秘密。特别是由父母等成人进行描述时，这种考虑特别严重。因此，家庭治疗师除了让父母叙述他们所认为的问题之外，还常请每个家人也叙述他们所认为的问题。在技巧上，特别可以让那些较少有戒心的子女说说家里的情况。这样，一方面趁孩子们较无防备之际，治疗师可侧面地获得真实的家庭资料，了解家庭的内情，同时另一方面也可让成人去听一听孩子心目中的家庭。我们都熟悉"皇帝的新衣"的故事。虽然国王没穿衣服，出来在街上行走，大人们看了都假装看见国王的漂亮衣服，还拼命称赞；而天真无邪的小孩看了，则指出国王怎么没穿衣服，国王才体会到自己到底还是没穿着衣服。在家庭治疗的会诊场合，有时也要依靠天真无邪的小孩来提供情报，描述那些被成人隐蔽、封锁、伪装的资料。运用此技巧，让小孩子描述家里的真实情况时，倒是要考虑父母成人的心理反应。千万不要让他们觉得很难为情，转而气愤透露消息的孩子，回家后还痛骂孩子，甚至不再来会诊接受治疗。因此，还得小心运用。不过家庭治疗的会诊跟团体治疗的会诊一样，可利用成员间的相互刺激与讨论，在你说一样，我也谈一样，相互回响反映情况之下，声东击西地把话题引向各方向，包括

谈论家庭秘密。比如，小妹说爸爸不让她养狗。父亲听了，可能会接腔说，因小妹常不负责按时喂狗，让小狗哇哇叫，因此才说不好好喂小狗，就不让小妹继续养下去。而哥哥听了，可能会加上一句，小妹被父母宠坏了，什么家事都不肯做。妈妈也发言，说哥哥总想整妹妹，上次还被父亲大骂一顿……如此，一样接一样，你说，引我说，我一说，也引起他的意见，如此话题也就接上去，而谈论的内容也就更丰富，可供我们向所需方向去探索，了解家里的困难焦点到底在哪里。在利用此群体心理反应来探索家里情况的过程中，家庭治疗师可引用"瞎子摸象"的故事，以说明家人各个成员所描述的情况在某种意义上都是对的，是根据自己个人的经验、立场与感觉而得到的印象与看法。这样可以避免彼此争论谁对谁不对，引起不必要的责怪或推卸责任的现象，同时也可以帮助家人多听听彼此的看法，促进其了解彼此的想法与见解，从而促进家庭的良性沟通。

2. 善用适当家庭成员做"副辅导者"，间接提供治疗意见

在家庭治疗时，治疗师可能会发现在一家之中，有时会有某位成员较成熟、稳重或有良好意见，能看出问题的性质，也能提供改善的方法或方向，这时治疗师就可以使其成为副辅导者，以辅助治疗工作的进行。这位可协助治疗师的家人，可以是成人，也可以是小孩，也不一定是某个固定的人，可根据情况而变化。治疗师毕竟是外人，其提供的看法不一定能发生作用；可是自己人的看法或建议，其意义却有所不同，影响也较为不同。特别可加以利用的有时是小孩子的天真与爽直性的观感，它常可化解问题，也会找到解决问题的门路。比如，有一家人正在讨论，如何帮父亲多了解已长大的孩子的想法，而如何教青春期的大孩子能多体谅父亲的苦心，毫无进展时，七岁多的小弟可能提议叫爸爸演孩子，叫孩子演爸爸，去相互体会对方的处境与立场，这可说是绝妙的建议。

(三)现场角色练习

心理治疗里最困难的莫过于心里知道，却难付之于实际行为的改变。如先生心里知道要对自己的妻子体贴些，但跟妻子在一起时，却不知如何在言行上表现得体贴些；妻子心里很明白不要过分向自己的丈夫太啰唆，但见到丈夫一开口，又啰唆起来，没有别的习惯。在个体治疗时，顶多可利用治疗师进行角色练习，而家庭治疗时却可以进行真实的角色扮演。如丈夫不知如何向妻子表示体贴，可让妻子指导丈夫如何说，如何用行动来表达情意，让她提供意见，引导丈夫如何去体贴。有时治疗师会意外地发现，并不是丈夫不会体贴，而是妻子不让丈夫向她亲热接近，只要丈夫向她表示体贴，妻子马上找各种理由表示拒绝。治疗师在当场看到两人的实际行为反应后，就可以要求夫妻双方共同努力去改变。同样，面对妻子对丈夫过分啰唆的情形，不但要妻子练习如何少啰唆，还得帮助丈夫如何及早应付妻子。家庭治疗的好处乃在能请有关的当事人现场进行互动，让治疗师能去观察行为反应的本质，同时可扮演新的角色，尝试实行新的行为反应。

(四)安排家庭作业

家庭治疗的另外一个技巧，乃是让家人做家庭作业，要求家庭在会诊结束回家后做些在家的功课，如复习在会诊时练习的行为，或讨论未曾讨论的话题等，到下次来会诊时，再就这些作业作报告。通过家庭作业看看治疗师不在时家人自己会如何反应，其差别在哪里，以便将来治疗结束后，家里人仍能继续实行且保持新改的行为反应，以保证治疗效果

的长期作用。所安排的家庭作业可有很多种，最简单的莫过于教他们讨论一家的周末活动要干什么。这样通俗的话题每个家庭都可讨论。而这样的家庭作业，不但可以在无形中让他们去沟通、交流，也可以让他们去实际计划他们的家庭活动。而治疗师则可以观察他们的家庭行为在如何演变。

(五)重构

重构(reframing)指的是替家庭作转负为正的解释，更改对事的看法，以维护家人彼此的观感及情感。这也是家庭治疗师常采用的技巧之一。比如，父亲开口责骂大孩子整天跟弟弟吵闹，这时治疗师可替父亲重构解释为孩子能"活跃讲话"很好，不用担心他很内向、没信心。母亲嫌女孩子太注重穿着，爱漂亮，可另解释为女儿懂得修饰外表，将来不用担心找不到男朋友等。每样事情都可以从不同角度来看、来解释，重构其实是从积极的角度对家庭成员的反应作出解读，改善对自己亲人的看法与态度。

本 章 小 结

丰富各异的治疗方法和技术就像万花筒一样，从不同的侧面映射出多姿多彩的心理世界。从叙事的角度来看，各种各样的咨询和治疗理论都是从问题的不同角度或方面对问题的一种叙述与建构。这就再次提示我们，应该尊重人的复杂性与多样性，拓展更宽广的视野去理解和思考问题，学习更丰富的方法和技术来帮助来访者。

思 考 题

1. 试论森田疗法的治疗特点与原则。
2. 试述现实疗法的 WDEP 治疗模式。
3. 谈谈叙事疗法的治疗过程和技术。
4. 家庭治疗的常用工作概念有哪些？

参 考 资 料

[1] 张小乔. 心理咨询的理论与操作[M]. 北京：中国人民大学出版社，1998.
[2] 杨广学. 心理治疗体系研究[M]. 长春：吉林人民出版社，2003.
[3] 王登峰，谢东. 心理治疗的理论与技术[M]. 北京：时代文化出版公司，1993.
[4] 曾文星. 家庭的关系与家庭治疗[M]. 北京：北京医科大学出版社，2002.

推荐阅读资料

[1] 大原健士郎. 森田疗法与新森田疗法[M]. 崔玉华, 译. 北京: 人民卫生出版社, 1995.

[2] 邓云天. 走出强迫的泥潭——森田疗法指导集锦[M]. http://www.360doc.com/content/09/1113/22/389116_8979859.shtml.

[3] 金泽. 格式塔咨询与治疗技术[M]. 缪小幼, 李鸣, 译. 北京: 中国轻工业出版社, 2004.

[4] 格拉塞. 选择自由[M]. 张愉, 武在平, 徐海虹, 译. 天津: 天津人民出版社, 1998.

[5] 李明, 杨广学. 叙事心理治疗导论[M]. 济南: 山东人民出版社, 2005.

[6] 萨尔瓦多·米纽庆. 家庭与家庭治疗[M]. 谢晓健, 译. 北京: 商务印书馆, 2009.

当代心理咨询与治疗技术是在西方文化背景下产生的，由于东西方文化的显著差异，结合中国的实际进行心理咨询与治疗的本土化是非常必要的。一个优秀的心理咨询师不仅要了解西方心理咨询，更要掌握和了解我国现有的本土化心理疗法。

——题记

第七章　心理治疗技术(四)

本章学习目标

➤ 了解中国本土化疗法心理分析——认识领悟疗法。
➤ 了解意象对话疗法的基本理论与操作。
➤ 了解其他疗法的基本知识。

核心概念

本土化(localization)、认识领悟疗法(cognitive-comprehensive therapy)、意象对话疗法(imagery communication psychotherapy)、悟践疗法(comprehensive practice therapy)、道家认知疗法(taoist cognitive psychotherapy)、疏导疗法(dredging psychotherapy)

钟友彬对一例强迫症病人的治疗片断[①]

病人，男，大学文化水平。曾在某医院病理科工作。患强迫症有 10 年。主要表现为在病理科工作回家后要全身洗涤，以致后来不能在那里工作。调到其他科后，仍恐惧把病理科的脏东西带回家。来治疗前，已不能工作。

在第 1 次交谈中，治疗师和病人有下述一段对话。

治疗师：在病理科工作一天回家后，换换鞋，洗洗手都是应当的，然而，见到病理科的同事都恐惧，他们送来的工资都要消毒，他们坐过的椅子也要反复擦拭，有这种必要吗？

病　人：从道理上想，我也觉得没有这种必要，但内心还是认为被污染了，不洗不足以消除我的恐惧。

治疗师：你的家人和朋友怎么看你的恐惧心和这些行为呢？

---

① 钟友彬. 中国心理分析：认识领悟心理治疗[M]. 沈阳：辽宁人民出版社，1988.

病　人：他们都说我这种担心不可理喻，甚至说我有些故意。但是我确实觉得有可能被弄脏，怕把脏东西带回家。所以不做那些预防措施，无法解除内心的恐惧。

治疗师：假如强制自己不洗，会怎么样？

病　人：不行，不洗就非常紧张，很恐惧，连饭都吃不下，最后还是要找时间补洗到满意了才放心。

治疗师：打个比喻，现在屋子里有各种年龄的人，老人、成人和儿童，都在高声讲话。我大声制止他们说，"你们谁再乱吵嚷，我就从衣服口袋里拿出一只老虎咬掉他的鼻子。"请判断，什么年龄的人才会当真相信并害怕呢？

病　人：当然是小孩，不懂事的小孩，你那是吓唬两三岁的小孩的。

治疗师：你见了病理科的人，听到病理科的消息都害怕被弄脏了，甚至提到病理科都心情紧张、恐惧，而且用一些多余的行动来消除这种恐惧，这到底是成人的逻辑还是幼儿心理？

病　人：这样看来，似乎也是幼儿心理，不符合成年人的逻辑……

此后治疗师进一步向病人讲解了其行动是由成年人不应有的恐惧心理支配的，这种恐惧心理是在幼年期形成的，在成年后，遇到心理冲突时显现出来并起了支配作用。单用控制的方法是不行的，要用成年人的态度对待它。并要求病人思考，写书面体会和回忆生活经历。

第2次交谈时，病人表示情绪好多了，老是念叨治疗师的话来壮胆，但恐惧心仍存在，遇事不洗够还是不能安心。治疗师指出，用治疗师的话来对付自己的儿童恐惧心，实际上也是用幼年自我安慰的方式来壮自己的胆，这种方法虽暂时见效，但实质上仍未摆脱儿童心理的束缚。并指出作为一名成人不能迁就自己内心的幼儿恐惧，不能允许它继续主宰自己的行为。

第3次交谈时，病人对此已有了认识，在书面体会中表示要坚决用成年人的态度去克服自己的幼年恐惧心理。同时，他在行为上也有所表现，对病理科恐惧减轻，已可在家安心学外语了。治疗师要其随时准备对付可能再次出现的幼儿恐惧心理。

第4次会谈(第3次会谈之后4个月)时，病人自诉心情好，在家表现已完全正常，对病理科不怕了，单位送来的工资也不反复洗了。治疗师叮嘱病人主动适应环境，常常警惕不要让儿童恐惧心理再以其他形式表现出来。3年之后的随访，病人精神状态仍正常。

 案例分析

从上述案例中，我们不难看出，在整个治疗过程中，我们还是能从钟友彬对症状的成因分析和解释中看到经典心理分析理论的痕迹。如治疗师指出病人用治疗师的话来对付自己的儿童恐惧心，实际上也是用幼年自我安慰的方式来壮自己的胆，这种方法虽暂时见效，但实质上仍未摆脱儿童心理的束缚。与此同时，我们也深深体会到了钟友彬在治疗过程中，依据病人自身的文化背景，在治疗的具体实施上，借用了一些中国人特有的文化元素。例如，治疗师在第一次与病人交谈时，就提出了"你的家人和朋友怎么看你的恐惧心和这些行为呢？"这样的问题。中国人对于"他人"的评价与关注一般高于西方人，特别是对于家人和朋友的评价就更为看重。采用这样的提问方式有助于直接切入病人的关注点，提高

病人对治疗师的信心。再例如，治疗师叮嘱病人主动适应环境，警惕不要让儿童恐惧再以其他形式表现出来。这一建议在经典心理分析技术的基础上，又强调了环境适应（克服外部获益）因素的重要性。此案例的疗效快与效果持久，是强迫症病人治疗中较为少见的。

通过对第一章《概述》的第三节"我国心理咨询与治疗的本土化"的学习，我们理解了自西方心理咨询与治疗进入我国以来，其自身浓厚的西方文化色彩和西方人社会化特点，使得心理咨询和治疗的本土化成了不可避免的问题。具体来说，借鉴西方心理咨询与治疗的理论、技能可以少走弯路，但在引进西方心理咨询理论体系的同时，必须适应中国的社会环境、文化和中国人的社会化特点，必须在吸收的过程中加以改进，即"洋为中用"的本土化过程。

多年来，中国心理学家在中国心理治疗本土化方面进行了许多尝试，并且逐渐形成了一些治疗方法。其中有，李心天、李崇培的悟践疗法，钟友彬的认识领悟疗法，张亚林、杨德森基于中国道家处世养生哲学的道家认知疗法，朱建军的意象对话技术，鲁龙光的疏导疗法等。同时，更多的中国心理治疗师自称"无门无派"，其实他们多采用融会各家之长的综合而灵活的治疗方法，而这种趋向也正是中国文化的一大特色。本章的主要内容为介绍目前在我国影响较大的几种心理治疗技术。第一节详细讲解钟友彬的认识领悟疗法，第二节分析朱建军的意象对话疗法，第三节简单介绍其他几种心理治疗技术。

第一节　认识领悟疗法

认识领悟疗法是钟友彬根据心理动力学理论并结合中国的具体情况和其多年实践于 20 世纪 70 年代末提出的，又称"中国式的心理分析法"。

钟友彬是一位精神病学方面的专家。20 世纪 50 年代至 60 年代，我国精神医学界受苏联影响，对神经症的权威解释是巴甫洛夫的高级神经活动说。钟友彬对此产生质疑，并指出心理因素是神经症的致病根源。通过对巴甫洛夫的质疑，促使他转向对弗洛伊德理论的学习。在完成繁重的本职工作的同时，他努力探索，把心理分析应用于实践中，在对强迫症和恐怖症病人进行了试验性治疗后，1988 年，钟友彬的《中国心理分析——认识领悟心理疗法》出版了，这本著作的出版，标志着中国的认识领悟疗法正式诞生。认识领悟疗法的诞生，使我国的心理咨询和治疗的本土化历程向前迈出了关键的一步。

一、基本原理

认识领悟疗法是通过解释来改变求治者的认识，使其得到领悟，从而使症状得以减轻或消失，最终治愈心理疾病的一种心理治疗方法。它是钟友彬把心理动力学疗法的原理与中国社会文化及中国人的生活习惯完美结合的产物。钟友彬认为，中国人至少有以下两方面的生活习惯与传统认识、心理动力学的原理相近：一是相信幼年经历或遭遇对人的个性及日后心理健康有重大影响，即幼年和成年心理特征的连续关系；二是认为可以从成年人的观念、作风和行为中看出他幼年时期受到的影响。

(一)心理病理原理

钟友彬认为，在人的发展过程中，人的生理、智力一般会随着年龄的成长而不断成熟，而情绪和行为有时会落后于实际年龄。心理分析的实践证明，幼年时期欲望的严重挫折，各种心理创伤，幼儿性欲的过分强烈或压抑，都可在心灵深处留下痕迹，妨碍人的心理正常发展、发育，成为心理障碍的"根源"。

钟友彬认为，人在适应自然环境和社会环境的活动中，发展了各种防御和适应功能。人的个人欲望与社会制约性之间常常产生矛盾而形成心理冲突。一个人是否形成持久的心理冲突，是否被挫折和心理冲突引起的烦恼和冲突压倒，会受到欲望的强烈程度和个人道德观念的力量对比、社会现实条件以及人对这些负性体验的应对能力的影响。成年人最重要的适应手段就是心理冲突体验的改造能力，这是人们在长期的社会生活实践中逐渐形成的。在一般情况下，当挫折和心理冲突不十分严重，且这个人的适应能力不弱或善于表达宣泄时，大都能使心理冲突引起的烦恼减轻或消失，保持心理状态的平衡。

钟友彬认为，一个成年人产生神经症的根源不在现在，而在于无意识的幼年期创伤体验。幼年期创伤包括父母离异、缺乏或失去母爱、各种躯体病痛和灾难、体罚、过度的情绪刺激、剧烈惊吓等，由此产生的焦虑称为初级焦虑。成年人处在困境中或遇到严重的心理冲突时，同样会产生焦虑情绪，称为次级焦虑。这些焦虑经过心理机制的加工被表现为成各种神经症的症状，但患者并不知觉。

(二)治疗原理

1. 治疗机制——"领悟"

认识领悟疗法的治疗原理，是把无意识的心理活动变成有意识的心理活动，使求治者真正认识到症状的意义，以得到领悟(insight)，症状即可消失，这也是心理分析和心理动力学疗法的治疗原理。钟友彬认为，不论是正统的心理分析还是各种修改了的心理动力学疗法，其治疗都是要使病人获得"领悟"。传统心理分析认为，神经症的症状是幼儿性欲的代替性满足。幼年性欲的固结和症结已被潜抑到无意识而被"遗忘"了，病人自己不能知道症状所代表的欲望是什么。通过分析治疗，接触了压抑，使无意识的内容变为意识，即可填补这段早期记忆的空白。病人一旦明白了症状的真正意义，就会有"恍然大悟"的感觉，症状也就失去了存在的意义而消失。这种由无意识到意识，由不知道到知道的心理状态，便是心理分析所说的领悟。

但如何领悟(方式)、领悟什么(内容)则有所不同。正统的心理分析疗法要经过长时间的自由联想，了解症状的象征性意义，除去精神防御机制的伪装，让求治者领悟到幼年期未得以满足的性心理症结；心理动力学疗法让求治者尽量回忆过去各种精神创伤的经历，从而找出病状的无意识根据；而认识领悟疗法则是直接和患者一起讨论、分析症状临床表现的性质，使他们认识到病态情感和行为的幼稚性，领悟到这些感情与行为是幼年儿童的心理和行为模式，是与他的实际年龄和身份不相称的，从而让他们主动放弃这些想法和行为。必要时，也可让求治者回忆容易忆起的幼年经历作为佐证，但不必追究深处无意识的动机。认知领悟疗法可以看作是在医生的指导下进行的求治者自我教育，是对幼稚心理的改造。求治者在接受治疗前，对他们病态行为的幼稚性和幼年儿童的行为模式概不自知，通过医生的解释、分析及互相讨论，并联系自己深入思考后，才真正认识到病态行为的幼稚性，领悟到它是儿童期留下的痕迹，是成年人不应再保持的幼年心理行为模式，最后随情感和行为的改变，症状也就会自然消失。

2. 治疗的核心

认识领悟疗法不把治疗的重点放在回忆、挖掘幼年症结或初期焦虑的具体事件上，而是和病人一起讨论、分析症状的幼稚性。对于在成年病人的症状中显露出幼年的情绪和儿童的行为模式的情况，治疗师在治疗中要用启发式的谈话，反复和病人讨论，使他们逐渐认识并领悟到他们的病态感情和行为都是幼稚的、儿童式的，让他们意识到其"病根"在幼年，而当前要用成年人的眼光和态度重新审视和评价这些情感和行为。认识领悟疗法着重让病人深刻认识其病态情绪和行为的幼稚性，领悟到这些情绪和行为是一种幼年儿童的心理和行为模式，从而"放弃"这些幼年模式，用成人的行为模式来代替，使心理成熟起来。在经典的心理分析中，不论自由联想还是梦的分析都需要花很长的时间和昂贵的费用。而认识领悟疗法常可以在很短的时间里仅需几次会见，便可使病人获得领悟，大大缩短了治疗时间。

二、适应症及具体运用

这里我们首先简单地介绍认识领悟疗法的适应症，然后解释该疗法的具体运用。

(一)治疗的适应症

钟友彬本人的心理治疗实践和大量的心理临床实践证实，认识领悟疗法对于露阴癖、恋物癖、挨擦癖、窥淫癖等性心理障碍及强迫症、恐怖症疗效显著。就治疗效果分析，适应症是露阴癖等性心理障碍，其次是对人恐怖症和强迫症。

(二)具体运用

1. 治疗方法

适应症的治疗方法采取直接会面交谈的方式。在病人的同意下，可让有关的家属(1 人)参加，每次会见的时间为 60～90 分钟。疗程和间隔时间可固定也可不固定，具体由病人自己或病人与医生协商决定。间隔时间从几天到几个月不等。每次会见后都要求病人写出对医生解释的意见以及对自己病情的体会，并提出问题。

2. 谈话内容

治疗时要让病人及家属全面叙述症状产生和发展的历史及其具体表现，尽可能在一小时内说完。同时进行精神检查和必要的躯体检查，以确定诊断。如为适应症，则应进行初步的解释。讲明所患疾病是可治的，但病人不是被动地接受治疗，而要与心理医生合作。对心理医生的提示、解释，患者要认真考虑，采取主动态度。疗效的好坏，与病人的自我努力有很大的关系。心理医生只起向导的作用，具体的路要靠病人自己去走。

3. 注意了解病人的经历

在掌握了病人病情后的会见中，心理医生要主动询问病人的生活史和容易回忆起的有关经验。对于病人谈到的梦，不要做过多的分析，偶尔可谈及。

4. 和病人一起分析症状的性质

心理医生要注意掌握时机，分析症状的幼稚性和症状不符合成年人逻辑规律的感情或行为，使病人认识到其有些想法近似于儿童的幻想，在健康成年人看来是完全没有意义的，不值得恐惧甚至是可笑的。

5. 深挖病的根源

当病人对上述的解释和分析有了初步认识和体会以后，心理医生即可向病人进一步解释病的根源在过去，甚至在幼年期。对于强迫症和恐怖症病人，要指出其根源在于幼年期的精神创伤，这些创伤引起的恐惧情绪在脑内留下痕迹，在成年期遇到挫折时会再现出来影响人的心理，以致用儿童的态度对待成年人看来不值得恐怖的事物，现在已是成年人，不应当像小孩子那样认识问题，并感到恐惧了。对于性变态的病人，要结合回忆儿童时期的性游戏行为，讲明他的表现是用幼年方式来对待成年人的性欲或心理困难，是幼稚和愚蠢可笑的。

6. 正确回答病人的疑问

在治疗过程中，病人可能会提出许多不理解的问题，心理医生可在与病人会见中共同讨论和解答，直到他完全理解，有了新认识为止。这种认识上的提高，应是心理和感情上的转变，而不仅仅是知识上的丰富。

三、对认识领悟疗法的评价

关于对认识领悟疗法的评价，首先应从认识领悟疗法与心理分析的异同理解入手，然后再对认识领悟治疗的方法进行分析，以全面正确地理解认识领悟疗法。

(一)认识领悟疗法与心理分析的异同

关于认识领悟疗法和心理分析的异同，钟友彬对于认识领悟疗法作出了如下分析。

(1) 承认人有无意识的心理活动，承认人的一些活动可以在意识以外进行，自己不能理解这些活动的原因，尤其是病态的行为。

(2) 承认人格结构论，承认人们不自觉地使用心理防御机制来解决或减轻自己的心理冲突和烦恼，包括病态的恐惧。

(3) 承认神经症病人患病后有两级获益，尤其是外部获益，给治疗这类疾病造成困难。

(4) 承认幼年的生活经历，尤其是创伤性体验对人个性形成的影响，并可成为成年后心理疾病的根源。但不同意俄狄浦斯情结是人的普遍特性，也不同意把各种心理疾病的根源都归之于幼年性心理的症结。

(5) 同意心理分析的观点，认为各种神经症病人的焦虑都有其幼年期焦虑的前例，这是成年焦虑的根源。认为强迫症和对人恐怖症的症状是过去或幼年期的恐惧在成年人心理上的再现。

(6) 弗洛伊德认为性心理障碍是幼儿性欲的直接表现，是成人的一种非常态的性满足。

认识领悟疗法认为这有一定道理，性心理障碍是成年人用幼年的性取乐方式来解决成年人的性欲或解除成年人的苦闷的表现，是本人意识不到的。

（7）用病人易理解的符合其生活经验的解释使之理解、认识并相信其症状和病态行为的幼稚性、荒谬性、不合成人逻辑的特点，使之达到真正的领悟，从而使症状消失。

依据上述分析可以得出，钟友彬的观点与心理分析观点有着许多相似之处，概括起来大致有三点：一是认为病态的行为是无意识的心理活动所致；二是认为病态的恐惧是心理防御机制的表现；三是承认幼年的创伤体验有可能成为成年后疾病的根源等。

与此同时，钟友彬的观点又与心理分析的观点有一定的区别。钟友彬在心理治疗实践中发现，心理分析理论中强调的"象征性"与病人症状相吻合的观点有些牵强，"情结"也不能说明问题，钟友彬认为"领悟"是治疗师强加给病人的。他主张病人所能领悟的内容与治疗师的观点有密切关系，治疗师的解释更为重要，解释是进行心理治疗的武器。

(二)分析认识领悟治疗的方法

钟友彬放弃经典的心理分析治疗方法，自行创造了一套适合于中国国情的治疗方法与解释。著名心理学家钱铭怡对认识领悟疗法作出如下评价。

（1）认识领悟疗法按照中国文化背景、中国人的性格特点采用了适合这些情况的方法与解释。

（2）从钟友彬所采用的心理分析原则看，他强调病人以儿童式的思维逻辑、儿童式的行为方式解决成年人所遇到的问题。而他在治疗中所要做的事情是使病人对这一点达到某种程度的领悟，从而以健康的行为模式代替过时的、幼稚的行为模式。这种解释反映了中国传统的自然观，即顺应自然而发展的要求。这一过程可以改造病人的人格，是比较富于创造性的部分。

（3）认识领悟疗法把工作的重心集中在病人的意识领域，引导病人改变信念，更为正确地认识自己，认识自己的行为。从这个意义上讲，钟友彬的治疗方法又与当今世界上以改变人的认知为主的认知心理治疗法有着共同之处。

同时，钱铭怡也指出认识领悟疗法存在以下不足。

（1）从理论上讲，认识领悟疗法还未达到真正成熟的程度。

（2）从治疗疗效上讲，各种因素的分析研究也未真正进行过。

总之，认识领悟疗法对于中国心理咨询与治疗本土化的发展意义重大，但是其理论及方法仍需要在实践的不断考察和检验中求发展。

第二节 意象对话心理疗法

意象对话心理疗法是由我国心理学家朱建军博士在 20 世纪 90 年代初创立的一种新的心理咨询与治疗方法。经过几十年的发展，该疗法目前已经广泛运用于心理咨询和治疗以及心理督导，并在文化领域及教育领域也有一定的应用，是目前国内本土心理疗法中影响较大的疗法之一。

朱建军从 1987 年开始从事心理咨询和治疗，是一位心理咨询与治疗方面的专家。朱建军认为，心理学是一种生活态度，了解自我，才能给予别人帮助和引导。在从事心理学研究的初期，他就是一个探索者和冒险家，他将自己作为实验对象，根据自己当时的心理状态，选取合适的切入点将自己引入一种意象状态，然后去分析这些意象的意义，对自我进行深度分析。1997年3月，朱建军、孙新兰在《中华临床心理与应用心理学研究》杂志上联合发表《一例特殊儿童恐怖症的心理治疗》一文，首次在期刊上介绍了意象对话技术在心理治疗中的运用。次年5月，两人再次联合撰文《意象对话技术》，发表于《中国心理卫生杂志》，第一次专门介绍了这一门新兴的心理治疗技术。

一、理论溯源

早在意象对话心理疗法发明之前，创始人朱建军便广泛涉猎心理学、哲学、文学艺术、历史、社会学等学科，并且结合自己的心理学工作进行思考，对经典的理论加以运用、融合、再造。在意象对话诞生之初，主要有三个方面的思想渊源可以追溯：一是哲学渊源；二是心理学渊源；三是东方文化渊源。

(一)哲学渊源：现象学思想

早期的德国心理学家布伦坦诺(Brentano Franz)就针对实验心理学的自然科学取向明确提出，心理现象不同于物理现象。心理现象具有"意向性"，心理对象的基本特征是被心灵所意向(包括感觉、思考、情愿、意愿等)，它们和物理现象不同，必须依赖心灵而存在。现象学创始人胡塞尔(Edmund Husserl)则用"意向性"来建立包括物理的和心理的、外在的和内在的对象在内的一切现象，这里的关键在于对"现象"的理解。现象学的口号是"回到事物本身"，"现象"的本意是显现出来的东西，"事物本身"在传统哲学中一般被理解为隐藏在现象背后或深处的本体或本质。现象学家所理解的现象就是事物本身，在现象与本质之间不存在一层帷幕。现象学所说的现象既是显现场所，又是显现过程，还是显现对象。"事物本身"是在意识活动或人的存在过程中显现出来的内容，"意识"不是精神实体或主观的活动，而是通过意识的自我显现揭示事物本身的一个过程。

胡塞尔晚年提出"生活世界"概念，他认为，生活世界是一个生活主体从自己的角度体验到的世界，如神话世界、巫术世界等。他呼吁："人们难道不能改变原有的心态，对生活世界按其本来面目加以考察，以认识它的活动性、相对性，使其成为一种普遍的科学的课题。"

以上现象学的思想，对于意象对话方法论的形成有重要的影响。意象对话心理治疗是基于对精神世界的理解，是一种质化的描述方法。

(二)心理学渊源：精神分析理论与荣格的分析心理学理论

精神分析是现代西方心理学、社会心理学的主要理论之一。19世纪末，奥地利心理学家弗洛伊德在治疗精神障碍的实践中创立了此理论。到20世纪20年代，这个理论逐渐扩展到社会科学的各个领域，发展成为无所不包的人生哲学，世称精神分析学派。精神分析不是侧重研究传统心理学的如感知、思维等显意识心理问题，而是着重探讨潜意识、情欲、动机及人格等更深一层的内容。故通常把精神分析称为"深度心理学"。

弗洛伊德精神分析，又称为古典精神分析。弗洛伊德的得意门生荣格由于反对泛性论而同其老师发生观点上的分歧，于 1911 年离开老师另立门户，在对古典精神分析进行延伸的基础上，创立了分析心理学(analytical psychology)。古典精神分析理论和荣格的分析心理学思想是意象对话心理疗法最为重要的理论来源之一，后者选择性地吸收了古典精神分析的部分理论内容，而对于荣格分析心理学的理论，意象对话心理疗法的创始人朱建军几乎完全认同。

(三)东方文化渊源：易、道、佛

1. 易

对于思维模式最常见的分类为形象思维和抽象思维，前者是运用经验或表象、联想、想象方式而构成的模型系统；而后者是运用理论或概念、判断、推理方式而构成的模型系统。《周易》的"经"由 64 个象征符号"卦"组成，再附以 64 条"卦辞"和 384 条"爻卦"。每一个卦都包含象、事、理，每一个卦辞和爻卦也都是用象表达的命题。利用象所构成的概念和命题来表达思想，一切证明全包含在象中，结论也全由象得出。《周易》的这种思维模式，具有鲜明的民族特色，这就是数、象、事、理的统一，也即由数生象，因象而指事，言事以寓理。《周易》奠定的形象型思维模式，实际上是世界上的一种古老的认知过程。意象对话采用非逻辑的象征性形象作为治疗媒介，不是没有缘由的，《周易》所提供的形象思维模式，在意象对话心理疗法的产生过程中起到了理论奠定的作用。

2. 道

道家深远观照的学说、自然无为的身心状态以及言不尽意论，对于意象对话理论体系和操作方法的形成具有重要的启发意义。

3. 佛

《大乘起信论》依据魏译《楞伽经》提出，不生灭的真如与生灭的无明妄念和合，叫作阿赖耶识说："以如来藏故有生灭心，所谓不生不灭与生灭和合，非一非异，名阿黎耶识。"如来藏即真如，阿黎耶识即阿赖耶识的异译。阿赖耶识属于潜意识中几乎最深的层次，有不生不灭的真如和生灭的妄心两种属性，从而有觉和不觉两种意义。所谓"觉"，是觉照，觉明，也就是能照见万事万生的真理，觉悟了解真如自体的无明。"不觉"即无明，它千变万化，现出一切妄染的境界。随缘真如是因，根本无明是缘，因缘和合次第生出一切现象。"真如本性"，即真心、本心、佛性，指宇宙万物的本原、众生成佛的根据。佛教把如实认识自心看作对生命真相的觉悟，视为佛的智慧。"意象"是在佛家所说的"我执"的基础上以分别心建立起来的"相"，通过对意象的体会，在人格的底层获得"自知"，也相当于佛家的"悟"。佛门弟子通过戒定慧三学等具体的修行方法来达到"自净其心"，其中定慧二学的具体方法如禅定、止观等，对于意象对话的操作也有一定的借鉴意义。

二、疗法与实施

"意象"是一个具有复杂含义的概念，其含义具有很强的涵盖性和伸缩性，在不同的场合被不同的学者所赋予的意义迥然相异。作为一种心理疗法被提及的时候，意象对话这个词组中的"意象"一词译自英语 imagery。朱建军认为，imagery 可以分为两类，一类只是外界事物的图像，例如当我们想到蛇时脑海中出现的蛇的样子，把"这种图解性的形象叫作'表象'比较合适"；另一类则是具有象征性的图像，例如梦中出现的蛇可能会有各种不一样的代表意义，这种象征性图像则可以称为"意象"。

(一)意象对话

意象对话中的意象，特指具有象征意义的图像或者画面，这些图像或者画面表征的不是事物表面的含义，而是作为一种符号，表征更为深层的潜意识中的认知或者情感。意象可以是梦里的画面，可以是文学作品中描述的形象，可以是视觉艺术家创造的作品，也可以是自发的想象，只要具有强烈的象征意义，都可作为意象来进行解读。并且，同一个意象，可以有不同形式的变化。

意象对话，是指心理治疗师在分析、体会和感受来访者的意象，了解来访者的潜意识心理冲突的基础上，指导来访者对消极意象进行修改和调整或者诱导来访者想象出新的意象，这样一种直接用想象中带有象征意义的图画进行交流的治疗方法。治疗师不详细解释意象的象征意义，也不必要求患者意识中理解意象的象征意义，而是直接用积极的意象对患者的潜意识施加影响，从而获得治疗的效果。

(二)操作流程

1. 引入

意象对话的实施对外在条件要求不多，在安静的咨询室就可以操作。

第一步，向来访者简单介绍一下疗法，以便消除其心理上的疑问和戒备，建立一种友好信任的关系。

第二步，让来访者处于舒服自然的身体姿势，通过平和缓慢的指导语来使其放松，一般来说闭上眼睛效果比较好。当确定来访者已经放松下来后，就可以进入想象了。

第三步，心理治疗师可以先设定一个场景或者画面，并诱导来访者去想象它。此时产生的意象为起始意象，又称设定意象。起始意象的象征意义往往比较单纯，也就是说，在当下运用的情景下，这个意象的象征意义基本确定[1]。而且，这个意象的象征意义和我们希望了解的和解决的心理问题也是相关的。

除了运用起始意象外，还可以有另外一些开始意象对话的方法，包括从来访者的梦、身体感觉、异常姿势、治疗师使用的比喻和来访者使用的比喻，以及来访者表现出的情绪开始。

2. 分析和体会

当进入一个能自发出现意象的状态，意象对话就实质性地开始了。这个时候可以让来访者一边想象一边描述意象的内容，因为意象的象征意义有一定的规律，治疗师可以通过分析意象的象征意义来了解所要解决的问题。

治疗师不仅要熟悉意象的一般象征意义，并且在不同的情景下要能判断出其特殊含义，这样才能获得对来访者的理解和共情性的知觉，并及时做调整意象的构想。

---

[1] 朱建军. 意象对话心理疗法[M]. 北京：北京大学医学出版社，2006.

除分析外，更重要的是治疗师要用心体会和感受来访者所描述的各种意象所体现出的整体气氛和情绪基调，体会这些意象带给自己的感受和触动以及身体感觉。体会的意义远远大过于分析，如果没有体会和感受，分析就成了一个非常理智化的过程，而没有感情上的互动，没有心灵间的沟通。这样，可能就会出现这样的现象：治疗师的分析从逻辑上看似无懈可击，但是完全无法触动来访者的内心，成为一种纸上谈兵，对于要发现或者要解决的问题帮助甚微。

3. 治疗性的对话

在进行意象对话时，心理治疗师一般不对来访者解释意象的象征意义。通过分析和体会来访者的意象之后，治疗师对来访者的心情、心理症结和防御机制都有了一定的了解。接下来，治疗师可以根据经验，给出相应的对策，这都是通过意象来实现的。治疗师可以指导来访者调整已经出现的意象或者诱导他们产生新的意象。这些意象代表着来访者原始精神机构的认知，代表着来访者在深层人格中对治疗师的回应。治疗师的干预就是通过意象的交流，通过描述意象来表达自己，以此方式进行对话，对话直接作用于来访者人格的深层以及原始精神机构，这就是意象对话的核心。

4. 结束

每次意象对话结束后，要引导来访者从想象的世界回到现实中，然后询问感受，并简单回答来访者的疑问，但基本不作详细的分析，因为逻辑的分析会把来访者引到理智化的讨论，反而会减弱在人格深层的冲击力。最后，根据当天了解到的问题和目前的严重程度以及来访者目前的承受能力，布置一些意象作业，让来访者回去练习。

三、对意象对话的评价

2000年以后，意象对话得到了迅速的传播和广泛的运用。和其他心理咨询与治疗技术相比，它有其独到之处。但从理论上讲，意象对话仍然没有达到真正成熟的程度，还是一种发展中的治疗方法。

(一)意象对话的特点

意象对话疗法虽源于心理动力学，但其对心理障碍的治疗方式和心理分析却与心理动力学不同。心理分析是一种"上对下"的心理治疗方式，而意象对话则是一种"下对下"的治疗方式。

意象对话概括起来有如下特点。

1. 诊断容易

治疗经验表明，用意象对话技术可以迅速发现来访者的心理问题。仅仅用最简单的房子意象基本上就可以知道来访者的心理状态、性格特点及重要冲突等。

2. 易于建立关系并减少阻抗

由于意象对话疗法不必对来访者过多解释意象的象征意义，所以有助于绕过种种阻抗。并且由于它采用原始的认知方式，还可以巧妙地去除不同文化之间的屏障。

3. 治疗时间短

由于阻抗小，以及治疗是在人格的深层进行的，因此意象对话的治疗时间较短，且效果也较为稳定。与此同时，也由于其治疗时间短，因此它只解决焦点问题，而不能处理深层问题。

4. 可以在不了解病史和生活史的情况下进行治疗

意象对话疗法可以用探测性意象来发现来访者的心理问题。比如，某来访者想象自己是一只飞向花朵的蜜蜂，结果却被花朵吞噬了，由此就可以知道他对异性有强烈的恐惧，从而判断他在与异性交往的过程中有严重的问题。

(二)意象对话的局限性

意象对话经过近二十年的发展，在理论建构和技术操作层面都较为成熟，但是仍然存在一些不足，具体可以归纳为以下几点。

1. 缺乏现实感

有些人在意象中见到了鬼神的形象，而且发现这些鬼神有他们自己的思想和感情，仿佛和"我"是相互独立的，因而相信这世界真有鬼神，这个错误的原因在于混淆了意象的世界和现实的世界。如果操作不当，咨询师会被当成玄乎其玄的巫师，从而导致意象对话走向非理性的神秘化。

2. 可能带来负面影响

有的来访者被意象中的形象吓坏了，或者对意象中的形象理解有误，这种情况有可能引发新的心理障碍。

3. 对治疗师的要求较高

由于意象对话是原始认知的交流，所以需要一个领悟的过程，治疗师对意象的象征意义要有充分的了解，这并不是仅通过学习就能实现的。同时，在治疗的过程中，由于双方是采用意象进行交流，治疗师本身的情结易掺杂其中，因此该疗法对于意象治疗师的心理健康程度和职业道德有很高的要求。

综上所述，意象对话疗法虽然存在一定的局限性，但是它在创立之初，就力图整合东西方的心理学思想，并借鉴多种心理学技术，对人的深层心理结构进行研究，因此它仍然可以被视为是一种具有发展潜质的心理治疗方法。意象对话采用意象的范式解释世界，这种范式带有明显的东方色彩，即强烈的整合观和深刻的体验性，这也代表着意象对话模式的一种学术追求和理想。

第三节　其他几种本土心理治疗技术

前两节主要介绍了我国本土的心理治疗技术中影响较大的两种技术，即认识领悟疗法和意象对话技术。本节主要讲解悟践疗法、道家认知疗法、心理疏导疗法三种本土心理疗法。

一、悟践疗法

在我国本土的各种心理疗法中，开中国心理治疗本土化之先河的是悟践疗法。从悟践疗法的发展历程中，可以了解到中国心理治疗本土化的早期特征。

(一)悟践疗法的产生与发展

悟践疗法是李心天、李崇培等在治疗神经衰弱的基础上创立的一种疗法，开始称为"综合快速疗法"。中华人民共和国建立初期，神经衰弱是中国城市机关干部、工厂职工和在校学生常患的一种慢性疾病。患者由于在工作学习中不适当的脑力、体力劳动及生活事件，产生失眠、疲劳、记忆力下降等症状，同时为自己精力不足而心情苦恼、焦虑、急躁，并伴有悲观甚至绝望的负性情绪。他们不断寻求医治，但是，单纯的药物治疗通常难以奏效。针对这种情况，综合快速疗法相应产生。它主要采取集体治疗或单独治疗的形式，综合采用心理治疗、药物治疗、太极拳锻炼及知识学习等方法，对患者进行全面的治疗干预。1958年，北京大学 80 名患神经衰弱的大学生接受了为期 4 周的综合快速治疗，100%好转，其中痊愈和显著好转者达 81.2%。此后，在钢铁工人、军队机关干部中开展的治疗也取得了明显的疗效[①]。1960—1966 年间，在医院门诊治疗神经衰弱患者，每期收治 30 人，患者每天来门诊半天，疗程 4 周，多数人疗效显著，后期随访疗效巩固，复发率低。1982 年，对 89 人长达 20 年的随访表明：集体综合治疗痊愈率达 93.3%，显著进步率达 5.6%，进步率达 1.1%。此外，综合快速疗法还应用于高血压、溃疡病和慢性精神分裂症的治疗，同样取得较好疗效。尤其是对慢性妄想型精神分裂症的治疗，其疗效当时在世界上达到领先水平[②]。

进入 20 世纪 80 年代后，随着医学心理学基础研究的迅速发展和心理咨询与心理治疗工作在"文革"后的复兴，李心天、郭念锋等出于对健康与疾病、生理与心理、个人与社会等多方面的深刻思考，在实践中总结创建了人性主义理论，并且将综合快速疗法正式改名为"悟践疗法"。悟践疗法在原来的基础上，彻底改变了旧的医学模式和医患关系，强调患者(来访者)主动参与治疗，通过正确的认知过程和医药知识，提高疗效和健康水平[③]。近年来，悟践疗法不断适应新形势的需要，治疗方法进一步完善，治疗对象进一步扩大，逐渐成为一种应用广泛的理论体系。

(二)悟践疗法的主要内容

悟践疗法在理论上注重人性的三重属性，即生物属性、精神(心理)属性和社会属性。这三种属性相互依存、相互制约、相互渗透、相互影响、相互转化，融为一体而不可分割。三者之间的相互作用形成三组紧密联系的矛盾，三组矛盾的对立统一即构成了产生并推动

① 李心天. 认识活动在神经衰弱治疗上的作用[M]. 心理学报，1960，1：36～45.

② 李心天主编. 医学心理学[M]. 北京：北京医科大学中国协和医科大学联合出版社，1998：822～828.

③ 郭念锋. 医学心理学的现代理论归宿——一个可能的理论发展趋势[J]. 医学心理学. 北京：北京医科大学中国协和医科大学联合出版社，1998：41～47.

心理活动的动力。这一关于心理动力系统的理论被称为"悟践决定论"①。

悟践疗法的治疗包括心理、生物和社会三方面的认知、药物和积极活动等治疗方式。其中除药物治疗为临床工作外,认知与积极活动治疗比较具有特色。认知疗法向患者(来访者)讲授人性主义理论和心理学及医学知识,强调个性心理特征和主观能动性在健康和疾病中所起的作用,提高其认知水平;积极活动治疗包括主动调节内脏活动的深呼吸放松训练和生物反馈、太极拳等体育活动,琴棋书画等文娱活动,阅读计算等脑力活动,园艺农作等体力活动,烹调缝纫等家务活动和参观辩论等社会活动。悟践疗法的实施分三个阶段:第一阶段,通过领悟心理学和医学知识增强自知力,消除负性情绪;第二阶段,通过领悟个性在人际交往中的作用学会正确对待生活事件,重新设计自我;第三阶段,通过领悟健康生活方式和人际关系的积极作用,重建有利于心身健康的个人价值体系。可见,在治疗过程中,各种治疗手段并非独立进行,而是紧密结合、难以截然分开的。

认知与行为活动的有机结合,同样是悟践疗法在吸收各种现代心理治疗理论和中国传统文化的基础上,对中国心理治疗本土化的实践,其中明显采用了认知疗法和行为治疗手段。而通过各种认知和行为活动营造的促进个人成长的良好氛围,也使人本主义治疗从中发挥作用成为可能。将各种治疗技术熔于一炉,根据实际需要选择采用,是悟践疗法在中国文化整合思想指导下进行的独具特色的实践。同时,中国传统文化一向重视知行合一,这在儒、道、佛三家思想中都有很多论述。不仅如此,中国哲学在本质上也是知行合一的,即思想学说与生活实践融为一体。中国哲人研究宇宙人生的大问题常从生活实践出发,以反省自己身心实践为入手处,最后又归于实践,将理论在实践中加以验证。在辩证唯物主义哲学的认识论与实践论中,同样强调这一观点。这些都证明,悟践疗法具有承前启后、与时俱进的历史和现实意义②。

二、道家认知疗法

道家认知疗法的创立时间为1992—1995年,它是完全建立在中国传统文化基础上的一种心理疗法,由湖南医科大学精神卫生研究所教授张亚林博士在导师杨德森教授的指导下创立。

(一)道家认知疗法的主要内容

道家是春秋战国时期"百家争鸣"中的一个哲学派别。他认为"道"是派生天地万物的精神本原,所以称为道家。春秋末年的老聃和战国时期的庄周是道家哲学思想的主要代表人物,所以道家思想又称老庄哲学。老庄哲学中的许多处世养生之道,无论过去或者今天,都是一套行之有效的保健方法。它能缓解精神应激、抚慰精神创伤、调整心身状态,对于与精神应激相关的疾病,它是一副对症的良药。

道家认知疗法是在道家的处世养生哲学和我国古代朴素的辩证法的基础上,参考国外成功的经验,并结合创始人多年心理治疗的临床体会而创立的。它主要通过改变个体的认

---

① 李心天主编. 医学心理学[M]. 北京:北京医科大学中国协和医科大学联合出版社,1998:822~828.

② http://blog.sina.com.cn/s/blog_4d24633d01000aoz.html.

知观念和应对方式来达到调节负性情绪、矫正不适行为和防病治病的目的。

道家认知疗法可分为五个基本步骤。按每一步骤关键词的第一个字母，此治疗程序可简称为 ABCDE 技术[①]。

步骤一：测查当前的精神压力(actual stress)。

时间：60～90 分钟。

目标：帮助患者找出主要的精神刺激因素，并对精神压力进行定性和定量分析。

内容和方法：应激有两种性质，一种叫良性应激(eustress)，它可以激发潜能、振奋情绪、增进健康；另一种叫不良应激(distress)，或称为苦恼。大量的研究表明，不良应激可以影响神经系统、内分泌系统及免疫系统的功能，从而导致疾病。因此，找出主要的精神刺激因素在缓解和治疗应激性疾病中有首要的作用。但是，并非所有的患者都能清楚地知道他们患病的精神因素，或者不愿意承认这些精神刺激与他们的病状有关。所以，要对患者进行耐心细致的解释工作，消除其顾虑，使其认真地回忆并如实地报告。为了使患者正确全面地理解应激源的概念，还要向患者说明，精神刺激不仅指重大的突发事件，还包括反复遭遇的日常琐事；不仅指令人悲痛的灾难，还包括令人兴奋的喜事；不仅指客观存在的生活事件，还包括并非事实的错误感知与推测。应激源虽有其固有的性质和强度，但唯有患者实际感受到的精神压力才会对健康构成真正的威胁。因此，要消除患者的精神紧张，就要弄清患者的真实感受。为此，在与患者完成上述交谈后，我们可使用自评的生活事件量表评估患者的精神压力。 通过评估，我们可以比较全面地了解患者精神刺激的性质及严重程度，然后经过综合分析，判定应激源是属于外在性的(即客观产生，如天灾人祸)还是内在性的(即主观产生，如杞人忧天)，以便在治疗时采取相应对策。 在完成该步骤的同时，还应辅以一般性的社会支持。

步骤二：调查价值系统(belief system)。

时间：30～40 分钟。

目标：帮助患者完成价值系统序列表。

内容和方法：个体对事物的认知和评价在应激过程中具有重要的中介作用。当某件事情发生时，不同个体会根据其自身的内部需要分辨其性质，作出是大利、小利、大害、小害或无利无害的评估，然后产生大喜、小喜、大悲、小悲或无动于衷的情感反应及相应的行为。由此可见，个体的内部需要是决定情绪和行为的关键。内部需要一旦改变，情绪和行为也会随之改变。个体根据自己的需要形成了对各种事物的不同评价。最需要的是最有价值的，最不需要的是最无价值的，这就是个体的价值观。人生在世，通常都有许多需要，如温饱、健康、爱情、金钱、名誉、事业、地位等。何者为第一需要，何者次之，何者再次之，依序排列，便构成一个人的价值系统。有的人为财死，有的爱情至上，有的仁义为重，有的名誉关天。价值系统直接反映了个体的内部需要，而内部需要又与个体的生理状态、文化背景、以往经历及现实处境有关。价值系统决定了人们对事物的态度，并制约其情绪反应和行为方式。理清患者的价值系统，可以更深刻地了解患者应激的主观原因，使我们在运用道家思想帮助患者重建认知时有的放矢。有时候，患者在明了自己的价值系统后可产生"顿悟"，更有利于下一个步骤的进行。评定价值系统时，要提醒患者，应完全

---

① 张亚林，杨德森. 中国道家认知疗法——ABCDE 技术简介[J]. 中国心理卫生杂志，1998，12(3)：188.

按照他自身的想法去评分，而不要考虑别人的看法和社会的看法，更不要考虑孰是孰非。具体操作方式为可以列举人们通常的一些需要，让患者首先从中选出他认为最重要的一项，评为 10 分；再选出他认为最不重要的一项，评为 1 分；然后再按此标准衡量其他各项并予以评分。如果患者认为还有此处未列出的项目，可补写在后。

步骤三：分析心理冲突和应对方式(conflict and coping styles)。

时间：30～40 分钟。

目标：分析确定患者的心理冲突，并了解患者的应对方式。

内容和方法：通过对应激源和价值系统的调查，我们可以比较清楚地发现患者内部需要些什么，而客观环境又给他提供了些什么。两者之间的不一致，就是心理冲突之所在。内部需要是个体生存和种族延续的必备条件，是推动人们从事各种活动的原动力，它形成了动机。可以说，人的一切活动都是为了满足需要。但是，客观现实并不总是能够满足个体的需要。此时，个体便面临着一种选择，或是付出更大的努力改变客观现实以满足需要，或是改变自己的需求以适应环境。如果改变客观现实与改变主观需求同样困难，心理冲突便发生了，这属于性质相反而强度相近的心理冲突。如果若干种需要不可同时满足，它们性质相同，强度相近，使人难以取舍，也会发生心理冲突。有时候，即使需要已经满足，如果个体满足需要的方式有悖于社会规范和道德良知，且两种力量旗鼓相当，个体犹豫不决时，也会产生心理冲突。人的一生始终处于不断的选择之中，因而人常常感到焦虑和痛苦。因此，人在成长之中会自觉或不自觉地运用一些方法，试图减轻这种焦虑和痛苦。这些方式被称为应对方式(coping styles)。常用的应对方式有以下八种：压抑或否认、倾诉、升华、物质滥用、发泄、自我惩罚、超脱和自慰、消遣娱乐。每种应对方式又可分为"不用""很少用""常用""总是用"四种情况，可让受试者根据自己的实际情况填报。经过心理冲突的分析，在明了冲突双方的性质和强度后，可根据合理性和可行性的原则，强化一方，弱化另一方，以减轻或化解冲突。通过对应对方式的了解，可针对其不当或不足之处予以调整或加强。

步骤四：道家哲学思想的导入与实践(doctrine direction)。

时间：100～120 分钟。

目标：让患者熟记 32 字保健诀，并理解吸收。

内容和方法：此步骤是道家认知疗法的核心和关键。首先向患者简单介绍老庄哲学的来龙去脉，也可说明，老庄的道家人生哲学与我国另一大哲学派系即孔孟的儒家人生哲学是人生不同侧面的反映，前者适合于身处逆境者，后者更宜于一帆风顺者，二者互补，构成完整的人生。然后逐字逐句讲解道家认知疗法的四条原则，即 32 字保健诀。这一步骤的内容较多，可分两次完成。可以通过个别交谈的形式，又可进行集体宣讲。要求患者透彻理解 32 字保健诀，并反复诵读乃至背诵。每位患者应备"道家认知疗法实践日记本"一册，首页抄录 32 字保健诀，并列出自己原有的价值系统和应对方式与之对照，找出自己原来价值系统和应对方式中的不当或不适之处。按照 32 字保健诀，制订矫正计划并布置家庭作业，强调反复练习运用新的价值系统和应对方式解决实际问题，并逐日记录心得体会。

32 字保健诀的具体内容如下所述。

一是利而不害，为而不争。

此条由《老子》二十二章中的"不争之德"引申发展而来。利而不害，意思是说只做利己利人利天下之事，不为害己害人害社会之举。为而不争是指做事要尽力而为，且不争名争利，不与人攀比，不妒贤嫉能。前句属起码要求，应从现时做起；后句为崇高境界，需长期修养。

二是少私寡欲，知足知止。

《老子》十九章、四十四章、四十六章，及庄子的《逍遥游》中反复强调了少私寡欲、知足知止的思想。人要生存、要发展，总是有欲望的，但老庄认为欲海难填。要减少私心，降低过高的物质欲望和对名誉地位的追求，只有知足，才会常乐；只有知止，才能避免危险。

三是知和处下，以柔胜刚。

知和处下，是由《老子》四十一章中"上德若谷"的思想演化而来，和谐是天地万物的根本规律，谦恭是中华民族的传统美德，知和处下能减少人际冲突，维持安定团结。以柔胜刚的思想则出于《老子》第四十三章和七十八章。老子以水为例，天下柔弱莫过于水，随圆而圆，随方而方，但大家也都知道滴水穿石和水容万物的道理。

四是清静无为，顺其自然。

此句是老庄哲学的核心思想之一。老子崇尚"静"，即所谓"非宁静无以致远"，老子的"无为"，不是什么都不做，这里的"无为"是针对"妄为"而言的。顺其自然，就是说不要勉强去干那些有悖于自然规律的事情，不要强迫蛮干，不要倒行逆施，不要急于求成。只有了解和掌握事物发展的客观规律，因势利导，循序渐进，才能事半功倍、游刃有余。否则的话，就是拔苗助长、劳民伤财、费力不讨好。总之，要让患者领悟道家思想的真谛。它不是一种纯粹消极的保守思想，不是要人去听天由命。它的最高境界是认识自然规律、顺应自然规律、外柔内刚、后发制人、不言自明、不战自胜。

步骤五：评估与强化疗效(effect evaluation)。

时间：45～60分钟。

目标：评估治疗效果，总结实践经验，强化和巩固疗效。

内容和方法：可以通过患者自我感受的陈述、症状量表的评估，及生理生化指标的测定进行综合评估。在评估疗效的过程中，应对已有的进步给予明确地肯定和鼓励，同时要了解原有的不适观念是否完全改变，32字保健诀是否字字落实。仍然要布置家庭作业，日记可改为周记。每次复诊，不仅要评估疗效，更要强化道家认知观点，同时制定进一步的治疗目标。

以上为道家认知疗法的五个基本步骤，标准的ABCDE技术分五次完成，每次60～90分钟，每周可安排1～2次。A、B、C三步在前两次治疗中完成。D是关键步骤(即导入32字保健诀)，需要安排两次。第五次用于评估疗效和强化疗效。如治疗需要，D、E两步骤可反复多次使用。

(二)道家认知疗法的适应症

道家认知疗法是一种治疗手段，其近期目标是消除症状、治愈疾病，远期目标是促进健康、预防疾病。经过临床检验，已证实中国道家认知疗法明显可以缓解A型行为中的时间紧迫感和无端敌意情绪，改善焦虑障碍患者的部分应付方式，远期疗效尤为显著。与药物疗法结合，则相得益彰，是治疗焦虑障碍比较好的选择。

三、疏导疗法

疏导疗法由南京医科大学附属南京脑科医院鲁龙光教授于 20 世纪 80 年代初期创立。这是以辩证唯物主义为原则，结合国人的心理特征，吸收中国传统文化的精华，以"三论"即信息论、控制论、系统论为基础而形成的较为系统的心理治疗方法。

(一)心理疏导疗法的概念[①]

心理疏导疗法是指医务人员在诊疗过程中对病人产生良性影响，对患者阻塞的病理心理进行疏通引导，使之畅通无阻，从而达到治疗和预防疾病，促进心身健康的治疗方法。语言是心理疏导疗法的基本工具。在患者不同的病情阶段，主要以准确、鲜明、生动、灵活、亲切、适当、合理的语言分析疾病产生的根源和形成过程以及疾病的本质和特点，教以战胜疾病的方法，激励患者自我领悟、自我认识和自我矫正，促进患者自身心理病理的转化，减轻、缓解、消除症状，并帮助他们认清疾病的运动规律，改造个性缺陷，提高主动应付心理应激反应的能力，巩固疗效。

所谓疏导，即"疏通"和"引导"。"疏通"是指医患之间通过信息收集与信息反馈，有序地把病人心理阻塞症结、心灵深处的隐情等充分表达出来，实现从不愿合作到愿意合作，从消极情绪到积极情绪，从逃避现实到面对现实的心理转化过程。"引导"是指在系统了解的基础上，抓住主线，循循善诱，提高病人的认识，把各种不正确的认识及病理心理引向科学、正确、健康的轨道，也就是病理心理到生理心理的转化过程。

(二)心理疏导疗法的特点

心理疏导疗法具有如下特点。

(1) 心理疏导是多学科的交叉，具有严格的科学性和很强的逻辑性。

(2) 适应性广。它是从临床实践中总结出来的，应用性强，适应性广，改变了一般心理治疗中的教条、单调、被动的状况，并着眼于提高心理素质，保障心理健康。

(3) 强调被疏导者的自我认识、自我完善与自我保护。

(4) 具有信息转换、学科交叉及知识综合适用的功能。

(5) 治疗的效果是长期的，是持续不断的认识→实践→再认识→再实践。

(6) 治疗目标最优化。以最少的信息，实现最优的控制，获得最佳的效果，即疗程短、疗效好、效果巩固。

(7) 疏导过程是提高认识水平、技能，更新、补充、完善自我的过程。

(三)心理疏导疗法的理论基础

心理疏导疗法的理论是根据辩证唯物主义的原则，以中国古代传统文化心理疏导思想和方法为主导，在控制论、信息论、系统论等理论的基础上形成的，其主要内容包括以下几点。

[①] http://www.psychcn.com/counscling//zxjn/200509/880815935.shtml.

1. 以辩证唯物主义和历史唯物主义为原则

坚持实事求是，从个案的实际出发，详细地占有资料，具体地进行分析，反映历史的真实，通过临床实践，不断地总结上升为理论。即从病友中来，到病友中去，再运用于临床治疗，使之接受实践的检验，不断完善理论，使理论和实践密切地结合起来，逐步分析和解决临床实践中的新问题。

2. 以中国传统文化和古代心理疏导的思想与方法为主导

这些传统思想包括"清净""无为""抱一""守中""人之情，莫不恶死而乐生，告之以其败，语之以其善，导之以其所便，开之以其所苦，虽有无道之人，恶有不听者乎！"，等等。我国古代思想家、医学家在心理治疗方面作出过巨大的贡献，非常强调在诊疗过程中把医患双方的精神状态作为整个医疗工作的一部分，特别重视耐心说服、解释，争取病人的合作与信任。同时，吸取国内外现代心理治疗的技术和经验，使之与心理疏导疗法融为一体，建立适合我国国情的崭新的心理治疗方法。

3. 以控制论、信息论、系统论为基础

控制论、信息论、系统论是心理疏导治疗系统"三位一体"的支柱。心理疏导治疗系统在理论上可以归纳为一个信息和控制科学的模型，它从整体出发，始终着眼于心理和躯体、机体和环境、生理与病理、整体与部分等之间的相互作用。它植根于当代自然和社会科学的活土之中，吸取多种学科的先进理论和方法以进行本系统的设计、实验、研究、创造、应用、检验等，使之获得强大的生命力，形成一项综合工程。心理疏导治疗系统主要由医生、信息和病人三个要素构成，以社会信息——语言作为治疗的基本工具，其治疗控制原则主要是信息的转换和反馈原理。整个治疗过程就是一种通过语言等信息的传递，达到改善病人心理状态的过程。在制定治疗准则的条件下，依靠疏导治疗反馈的作用，可以实现最优的调控，取得最大的治疗效果。

疏导疗法在运用过程中，把医患之间的词语(包括语言、文字)作为社会信息进行交流，先由病人输出信息，医生获得信息，在了解了病人的病史，进行了明确的诊断之后，医生向病人输出词语，病人输入信息，并对信息进行理解、联系、转化、反思，之后把加工过的信息反馈给医生，医生根据反馈来的信息，再作进一步的调整、输出，不断地帮助病人加深自我认识，加深对自己心理问题的了解，进一步改造自己的个性，长久保持心理健康。

本 章 小 结

心理咨询与治疗的本土化，是一个动态的过程，我们既要看到其历史积淀的一面，又要看到其现实性的一面，甚至超越现实性的一面。对心理咨询与治疗的本土化，既要结合所处时代背景，也要顾及历史的积淀。从上述对几种本土心理疗法的介绍中可以得出，尽管我国的心理疗法本土化起步较晚，但是依赖于博大精深的中华文明，仍然让我们感受到了它丰硕的成果。虽然这些本土的心理疗法还存在许多不足，还需要进一步改进，但是我们能够相信中国本土心理疗法的发展与进步不仅能够满足中国心理咨询发展的需要，也能促进整个世界心理咨询与治疗的发展。

思 考 题

1. 试论认识领悟疗法的优点与不足。
2. 谈谈你对意象对话技术的认识。
3. 试论你对中国本土心理疗法的看法。

参 考 资 料

[1] 钱铭怡. 心理咨询与心理治疗[M]. 北京：北京大学出版社，1995.
[2] 朱建军. 意象对话心理疗法[M]. 北京：北京大学医学出版社，2006.
[3] 秦源. 意象对话及其发展[M]. 北京林业大学硕士论文，2008.

推荐阅读资料

[1] 钟友彬. 中国心理分析[M]. 沈阳：辽宁出版社，1988.
[2] 钟友彬. 心理与疾病[M]. 北京：人民出版社，1993.
[3] 朱建军. 意象对话心理疗法[M]. 北京：大学医学出版社，2006.
[4] 朱建军. 你有几个灵魂[M]. 北京：中国城市出版社，2003.
[5] 鲁龙光. 心理疏导疗法[M]. 南京：江苏科学技术出版社，2007.

对于心理咨询的技术来说，重要的不是用什么样的技术，重要的是在什么时候对什么样的人用什么技术。

——题记

第八章 心理咨询与治疗过程中的主要问题

本章学习目标

- ➤ 了解阻抗的识别与处理方法。
- ➤ 了解移情的识别与处理方法。
- ➤ 了解反移情的识别与处理方法。
- ➤ 了解心理咨询与治疗中的各项设置。
- ➤ 了解心理咨询记录的内容。

核心概念

阻抗(resistance)、移情(transference)、反移情(counter-transference)、设置(setting)、咨询记录(consult record)

引导案例

咨询过程中的移情与阻抗表现案例①

某男学生因人际关系不和来咨询。在头两次会面中，他与咨询人员谈话甚洽，并作了许多自我分析，但在第 3 次会面时，他忽然变得沉默寡言，不再愿意多谈自己。在第 4 次会面时，咨询人员就其上次会面的反常表现与他展开讨论，得知他对所有人几乎都开始接触顺利，但到一定程度就会变得突然冷漠起来。进一步的讨论还发现，他这种行为表现主要是早年的一次不愉快的友谊经历造成的。其具体事件为该学生中学时结交一好友，彼此无话不谈，后来他偶然发现他朋友将自己的一些秘密告诉了别人。这使他异常气愤，从此不再与该朋友交往，并逐渐对交友充满了戒心。针对这一移情表现，咨询人员首先鼓励他将对朋友背叛行为的愤恨与委屈倾诉出来，并在此过程中一再表现出真诚的同情与理解。同时，咨询人员还从不同方面启发学生积极认识这一经历对其人格发展及与人交往的消极

---

① 张小乔. 心理咨询的理论与操作[M]. 北京：中国人民大学出版社，1998.

影响。通过这些努力，该学生逐渐对咨询人员建立了完全的信任，并获得了一种前所未有的满足感。之后，咨询人员又帮助他逐渐学会在其他人面前放松自我，寻求信心与可靠的友谊，这使他大大改善了与人难相处的问题。

通过这个案例，我们可以看到来访者早期生活经历及人际关系对咨询进程的影响，也就是移情对心理咨询所产生的直接的阻碍。而咨询师敏锐地觉察到这些情况，真诚地面对，在建立了良好的信任关系的基础上，与之展开充分讨论和分析，取得了较好的咨询效果。

移情与阻抗是心理咨询与治疗过程中经常发生的问题，处理不当会对心理咨询与治疗产生阻碍和干扰。另外，心理咨询与治疗中如何进行时间、费用等设置，如何对咨询进行记录等，这些均属于最基本也最常见的问题。作为一名专业的咨询与治疗师，必须对此有清楚的认识，因此本章将对这些问题进行详细的探讨。

第一节　阻　　抗

什么是移情与阻抗？它们有哪些表现形式？如何处理？本节将对这些问题进行讨论。

一、阻抗的概念

阻抗的概念最早由弗洛伊德提出，他将阻抗定义为来访者在自由联想过程中对于那些使人产生焦虑的记忆与认识的压抑，因此阻抗的意义在于增强个体的自我防御。弗洛伊德对阻抗的定义强调了潜意识对于个体自由联想活动的能动作用。罗杰斯则将阻抗看作个体对于自我暴露及其情绪体验的抵抗，目的在于不使个体的自我认识与自尊受到威胁。这一观点体现了个体的认知对于自我结构与发展的防护作用。一些行为主义心理学家则把阻抗理解为个体对于其行为矫正的不服从。

由此可以看出，从本质上来说，阻抗是人对于心理咨询过程中自我暴露与自我变化的抵抗，是个体自我防御机制的运用。

二、阻抗的表现形式

阻抗的表现形式多种多样，可以是语言形式或非语言形式，可以表现为个体对于某种心理咨询要求的回避与抵制，或流露于个体的特定认知、情感方式，也可以表现为个体对于某种焦虑情绪的回避，或对某种痛苦经历的否认以及对心理咨询师的态度等。

阻抗的具体表现形式主要有以下四种，即讲话程度上的阻抗、讲话内容上的阻抗、讲话方式上的阻抗和咨询关系上的阻抗。下面将对这四种表现予以具体说明。

(一)讲话程度上的阻抗

讲话程度上的阻抗包括沉默、寡语和赘言，其中以沉默最为突出。

沉默可表现为个体拒绝回答咨询师提出的问题，或长时间的停顿。它是个体对于心理咨询最积极、最主动的抵抗。这里，需要注意将阻抗性沉默与反省性沉默区分开来。反省性沉默也被称为创造性沉默，是来访者对自己刚刚说的话以及刚刚发生的感受的一种内省反应。

少言寡语通常以短语、简句及口头禅(如嗯、噢、啊)等形式加以表现。赘言表现为滔滔不绝地讲话，潜在动机可能是减少咨询师讲话的机会，以回避某些核心问题，转移其注意力等，以免除由此而产生的焦虑与其他痛苦体验。

(二)讲话内容上的阻抗

讲话内容上，阻抗的常见形式有理论交谈、情绪发泄、谈论小事和假提问题等。理论交谈是来访者进行自我保护的有效手段之一，例如不停地谈论心理治疗方法。情绪发泄可表现为大哭大闹、泪流不止，或不自然地大笑。谈论小事是最轻微也是最不易发现的阻抗表现。假提问题一般涉及心理咨询的目的、方法、理论基础及咨询师的私人情况等。

(三)讲话方式上的阻抗

讲话方式上常见的阻抗有心理外归因、健忘、顺从、控制话题等。心理外归因可以严重阻碍个体的自我反省，是自我中心主义的表现。健忘有很大的任意性，例如第二次世界大战中纳粹集中营的幸存者往往不愿意提起往事或对细节表现出记忆模糊。顺从具有隐蔽特点，常使人不易发觉对方潜在的阻抗作用。控制话题除回避自己不愿谈论的内容外，还可强化来访者在心理咨询过程中的自尊与地位。

(四)咨询关系上的阻抗

咨询关系上的阻抗最突出的表现有不认真履行心理咨询的安排、诱惑咨询师以及请客送礼等。不认真履行心理咨询的安排包括不按时赴约或借故迟到、早退，不认真完成咨询师安排的作业，不付或延付咨询费等。迟到是反映阻抗较为可靠的指标。有的来访者取消预约，或在预定时间不来咨询且事先不通知咨询师，这通常是比较严重的阻抗。不赴约的动机常包括恐惧和怨恨。

诱惑咨询师的目的是控制咨询关系的发展。请客送礼也表示来访者的某种自我防御需要及其控制咨询关系的欲望。

三、阻抗产生的原因

(一)来访者自身的原因

在治疗过程中，只要触及内心深处的感情，来访者都可能表现出不同程度的阻抗。阻抗的原因可能多种多样。

1. 由于来访者不愿否定自我和不敢面对困难

来访者在咨询过程中多数都会产生某种变化，变化总要付出代价，总会伴随着痛楚。在咨询过程中，当谈到使来访者感到痛苦的内容或与此相关的重要事件和线索时，来访者会无意识地流露出某种抵触情绪，甚至还为自己的做法推托和辩解。他们期望毫不费力地发生奇迹式的变化，由于对成长所带来的痛苦没有心理准备，因此容易产生阻抗。来访者发现改变自己的行为所需付出的代价比他们预期的要大，而改变非常痛苦，因而使来访者为之却步。他们一方面感到心理冲突和痛苦而要求改变，一方面又无意识地不愿意放弃和否定旧的自我，对促成改变的建议不自觉地进行抵制。

2. 由于来访者不愿放弃各种既得利益，企图以失调的行为掩盖深层的心理冲突

来访者一方面为失调的行为感到焦虑，另一方面求助的积极性却不高。例如，以患病为代价换来丈夫的关心，担心神经症的症状一旦去除就必须面对学习上的竞争，饮酒过度只是为了掩盖其工作上的失败及婚姻中的不幸等。由于两级获益，来访者便有意无意地想留在病中。如果病治好了，症状消失了，他将失去这种利益，并且要面对充满矛盾与冲突的现实社会，来访者当然会对治疗产生自觉或不自觉的阻抗。阻抗的产生更为隐蔽的原因源于来访者企图以失调的行为掩盖更为深层的内心冲突。

3. 阻抗来自对抗咨询或咨询师的心理动机

来访者有各种各样的求助动机，其中有些来访者会带着阻抗咨询或对抗咨询师的动机。对抗咨询师的动机有以下几种：①阻抗来自求助者只是想得到咨询师的某种赞同或反对意见的动机。②阻抗来自求助者想证实自己与众不同或咨询师对自己无能为力的动机。③阻抗来自求助者并无发自内心的求治动机。

4. 来访者的人格因素

多德(E. Thomas Dowd)的研究表明，状态阻抗和特质阻抗与某些人格特质存在密切关系[①]。阻抗较强的个体具有以下显著的人格特质：较强的防御性和攻击性、好争论、易怒、敌对、对他人淡漠、缺乏助人意愿、好炫耀、希望获得注意、不合作、不合群、回避友谊、不能忍受批评、不敏感、行为不可预知等。最初在接受咨询时，由于双方良好的人际关系还没有建立，有的来访者害怕面对陌生人，觉得在一个陌生人面前袒露自己的心理问题很别扭、很难为情；也有些来访者，由于其在日常人际交往中比较封闭自我，性格内向，当他们第一次面对咨询师时，就显得紧张，很难投入咨询。如果来访者的内心有重大的秘密或情结，那么当咨询接近这些部分的时候，来访者就会出现阻抗反应。

(二)咨询师的原因

咨询师自身也有弱点、缺陷，也会犯这样那样的错误。咨询师在咨询过程中的某种因素也会引起来访者的阻抗心理。

(1) 咨询师未能做到积极地倾听。主要表现为咨询师在倾听时出现了不完全倾听、评断式倾听、过滤式倾听和同情式倾听，这会使来访者觉得咨询师不关心自己，无法和自己

---

① 宋尚桂，宋雷. 心理治疗阻抗现象研究评述[J]. 中国特殊教育，2006，76(10)：90.

达到心理上的同在。因此，来访者就会隐蔽自己的心态，甚至会对咨询师的咨询产生反感和抵触情绪。

(2) 咨询师缺乏同感。咨询师没有无条件积极关注来访者，往往很难完全接纳来访者，结果会产生对来访者进行批评的情形，导致来访者的反感，使应有的咨询关系难以构建，这会严重阻碍来访者对自己的探讨。来访者会认为咨询师不理解自己，或者觉得咨询师并非真正关心自己，就会感到很失望，很没趣，自我表达就会减弱，甚至中止。

(3) 咨询师不能做到表里一致、言行一致。这主要表现为在咨询过程中，咨询师不能以一个"真正的我"出现，而是戴着防卫式的伪装，将自己隐蔽在专业角色的后面，不能自由地表达真正的自己等，这同样会引起来访者对咨询师的反感。

(4) 咨询师的身体语言与口头语言矛盾。在咨询过程中，有些来访者唠叨个没完，此时即使咨询师很有耐性，嘴上不说，但心里也可能会感到烦躁，从而会在无意间做出一些爱理不理以至厌烦的动作或姿势，这会给来访者造成很大的伤害。来访者由此会认为自己是个不受欢迎的人，或咨询师根本就不关心自己，对咨询就会产生抵触情绪。

(5) 咨询师对咨询进程把握不当。表现在良好的咨询关系尚未建立，来访者对咨询师还缺乏足够的信任感；或者咨询进程进展太快，来访者尚未做好充分的心理准备，心理开放程度还不够时，咨询师就急于挖掘来访者的内心，进行得过早或过深，来访者很自然就会产生阻抗反应。

四、应对阻抗的方法

在心理咨询中，如何克服阻抗至今还是一项艰难的工作，来访者的阻抗常常是终止咨询的一个重要原因。有研究者指出，用以下方法在一定程度上可有效克服来访者的阻抗。

(一)尊重和理解阻抗

咨询师首先要对阻抗有个正确的态度。前面讲过，阻抗在本质上是来访者对于自我暴露与自我变化的抵抗，是个体自我防御机制的运用。咨询师对阻抗不必戒备，应该认识到阻抗是深入心理咨询和治疗的伴随现象，是来访者在面临改变的可能时所表现出来的自然反应，要充分地尊重、接纳和理解阻抗。咨询师必须进入来访者的参照系中，理解阻抗所传达的信息，这样才能处理阻抗。可以说，阻抗并不是咨询师的敌人，而是朋友，是咨询深入的一个良好契机，如果处理得当的话，就会对咨询过程本身起到很大的促进作用。

(二)正确进行分析与诊断

咨询师应该对来访者的阻抗有足够的敏感和觉察力，并能对其进行正确的分析与诊断，这有助于减少及化解阻抗。当咨询师遇到来访者出现沉默等阻抗反应时，应该仔细分辨究竟是何种原因导致的阻抗。咨询师要善于弄清来访者的不信任与咨询阻抗的区别，还要善于弄清来访者的暴躁、退缩等人格特征与咨询阻抗的区别，从而进行正确的阻抗诊断。来访者最初所谈的问题可能仅仅是表层的问题，而对其深层的问题，咨询师若能及时地把握，将有助于咨询的顺利进行。

(三)真诚地化解阻抗

在心理咨询过程中，一旦确认来访者出现了阻抗，咨询师就应把这种信息反馈给来访者。反馈时，要从帮助来访者的角度出发，以诚恳的态度，以及与对方共同探讨问题的态度向来访者提出他的阻抗。在这个过程中，应充分利用咨询师的同理心，明了来访者并不是故意同咨询师作对，而是咨询过程中出现的正常现象，以真诚来化解阻抗。例如，可进行下列提问："当提到你和父亲的关系时，总得不到正面的回答，你怎么看这件事？""我们谈到作业问题时你说都没有做，而且觉得自己做不了，但上一次给你留这个作业时，你表示会努力完成，这是怎么回事呢，你是怎么想的呢？"这些都是以探讨的口气来了解存在问题的原因，这是一种合作的态度，能让对方减轻紧张和焦虑。千万不能以气愤的态度指责对方，如："你为什么总是回避这些问题，看来这背后一定还有其他问题吧？""你明明上次说要努力完成作业，但为什么每次都不完成？"这样的提问只能加重对方的阻抗心理，不能够进行下一步的深入探讨。

(四)调动来访者的积极性

应对阻抗的主要方法在于帮助来访者看到阻抗，了解阻抗产生的原因，以便最终超越并化解阻抗，使咨询取得实质性进展。在这个过程中关键是要充分调动来访者的积极性，使之能与咨询师一同寻找阻抗的来源。如果能够调动来访者的积极性，发挥其主观能动性，让他同咨询师一起积极应对，找到阻抗产生的原因，则可以使阻抗成为解决问题的一个契机，而不是障碍。

(五)运用适当的技术

除了真诚的态度以外，适当运用一些会谈技术来化解阻抗也是非常必要的。

(1) 结构化技术。咨询师在咨询的开始阶段应向来访者说明、解释、交代有关双方在咨询过程中可能出现的反应，使来访者对治疗的过程有更好的了解。让来访者了解治疗理念，提前知道治疗的困难，并做好相关准备，这样可以减少来访者的疑惑与不切实际的期望，减少焦虑，从而降低阻抗。

(2) 即时性技术。当咨询师意识到来访者出现阻抗行为时，应以立即、直接、开放的方式与来访者进行讨论，从而更深入地探究其背后的冲突或焦虑。

(3) 解释。咨询师应依据某一理论构架或个人经验，对来访者的问题、困扰作出合理化说明。弗洛伊德认为克服阻抗，解释是最重要的武器，要分析、解释阻抗的表现和性质，向来访者说明无意识阻抗的真实意义，反复进行长期的沟通工作。另外，克服阻抗绝不是轻而易举的工作，需要进行反复多次的解释和讨论，直到来访者对此达到真正的领悟为止。

(4) 探询。在来访者觉得困难时退一步，请来访者谈出他们体验到什么，致使坦白谈论变得这么困难，或者可以用略带投射性的技术来和来访者探讨，如画画或摆沙盘等。

第二节　移情与反移情

心理咨询与治疗在本质上是心理活动相互影响的过程，在此过程中，咨询师和来访者的相互作用可表现为移情与反移情。移情与反移情是心理咨询中一个常见的心理现象。对移情与反移情的认识、警觉及处理是心理咨询中的一个技术问题，本节将对这两个问题展开讨论。

一、移情的识别

(一)移情的概念

移情原是精神分析学派的术语，意指在精神分析治疗的过程中，病人对分析师产生的情感反应。根据弗洛伊德的理论，移情不是病人对分析师真实的情感反应，而是以往对某人的情感反应被投射到分析师身上。移情反应在本质上是过去客体关系的再现，其最初的客体是儿童早年生活中的重要人物，如父母或父母的替代者。弗洛伊德曾开玩笑说，当一个患者走进精神分析室时，已经有 4 个人在场，患者本人、他的父母亲和精神分析治疗师。

移情这一术语现在已应用在一般心理咨询与治疗过程中，指的是来访者将咨询师当成自己生命中曾经有过的那个重要的人物，将自己对那个人的情感投射到咨询师身上。移情反应是在潜意识中完成的。移情可分为正移情和负移情，如果是对咨询师产生好感、崇拜、过分关心、依恋和爱，就叫正移情；如果是反感、蔑视和害怕，就叫负移情。有时咨询师看人的方式、讲话的方式、坐的姿势、思考问题的方式、情绪反应方式以及价值观，都可能触发对方的移情反应。

一般来说，负移情对咨询是不利的，会导致阻抗，应该设法把它消除掉。正移情则比较复杂，有积极的一面也有消极的一面。积极的方面表现为来访者对咨询师产生信赖感，与咨询师积极配合，对咨询师言听计从，有利咨询的进展；消极的方面表现为来访者过分依赖咨询师，导致人格的退化，不利于人格的发展和完善。由于正移情毕竟是一种非理性的心理活动，很容易转变为负移情，因此咨询师不能听之任之，而应该在适当的时候予以解决。对于有经验的咨询师来说，移情作用的出现和处理是心理问题解决的一个契机和关键，很好地处理和应用移情，将有利于咨询工作的深入。

(二)移情的表现

中国心理学者郭念峰指出，咨询师不能"自作多情"，不要把来访者的某些正当的言行举止也当成移情，这就引出了如何识别移情的问题。一般来说，移情主要有以下几种表现。

1. 表白

来访者对咨询师说"我爱你""我喜欢你"或"我想你"之类的话，不管是认真的还是开玩笑，都应视为移情。

2. 挑逗

来访者举止轻浮，对咨询师眉来眼去，且衣着过于暴露。这分两种情况：一是习惯，来访者言行举止本来如此；二是移情，来访者对咨询师产生性的冲动。

3. 约会

来访者向咨询师提出在咨询室以外的某个地方(如家里、包厢或公园)安排见面。这也分两种情况:第一种情况是来访者不了解心理咨询的有关规定或不习惯于在咨询室里进行咨询,这时咨询师应该向来访者作出解释;第二种情况就是移情。

4. 刺探

来访者对咨询师的个人情况过分关心,向咨询师打听年龄、嗜好、个人经历、婚姻状况、家庭情况等。这也分两种情况:如果发生在咨询早期,可能是来访者想了解咨询师有没有处理他的心理问题的能力和经验,以便决定是否继续咨询;如果发生在咨询中期或后期,则可能是移情。

5. 打扰

在非咨询时间里,来访者来找咨询师或给咨询师打电话,除非是为了安排或调整下一次咨询时间,否则应视为移情。

6. 送礼

这种情况比较复杂,有的出于礼貌(礼尚往来),有的表示感激,有的是为了与咨询师套近乎、拉关系,有的是对不合理收费的补偿。这些都应该视为移情。咨询师应该把与送礼有关的规定(其实就是不收礼的规定)告诉来访者。

7. "钟情妄想"

来访者认为咨询师对他有好感或想打他的主意,不论是否达到妄想的程度,都应视为移情。

二、移情的处理

对于一般程度的积极的移情,咨询师只需给予较少的注意就可以了;而对于直接的、强烈的、消极的移情,则需认真对待。当移情产生后,咨询师需分辨出其属于哪一类移情,同时保持清醒的头脑,与来访者进行交流。常用的处理方法就是把移情现象指出来,让来访者意识到他对咨询师产生了情感反应,而这种情感反应并不是由咨询师引起的,而是来访者过去经历的再现,是心理问题的一部分,应该像处理心理问题一样处理移情现象。通过与心理咨询师的新思维、新观念的撞击,来访者将学会探索自我,而且能够将探索自我作为一种习惯,以达到在治疗结束后继续进行自我探索的目的。

此外,咨询师也应该认识到,并非来访者的所有反应都来自移情,有时对方喜欢或不喜欢咨询师并非意味着其产生了某种移情。比如,来访者对咨询师感到气愤仅仅是因为对其行为产生了某种不满。此时,若把他的这种反应看作是移情,反而会失去探讨问题真正来源的机会。此外,咨询师与来访者之间并非所有的冲突都是移情的作用。比如不同的价值观、宗教信仰等都可能是导致冲突的原因。

在这种情况下,咨询师首先应该尊重来访者对自己的情感反应,对此给予一定的理解,而非置之不理或表示难以理解,可以用一种直接的、正常的态度来对待这些反应,而不该采取分析的、追根究底的方式去处理它。此外,不应允许对方的情感反应影响治疗的进程。比如,来访者一开始就认为咨询师把他当小孩看,说自己从小就不喜欢父母训斥自己的方式，也不喜欢咨询师教导他该做什么、不该做什么。这时咨询师可以这样对他讲："我同意你的意见，被人教导总是令人不那么愉快的。但我们现在要做的工作主要是解决你当前面临的问题。在这一过程中，如果你觉得我有你说的那种表现的话，那时我们再来讨论这一问题，你看如何？"这种反应方式既照顾到来访者的担心，又牢牢盯住目前的目标，不让这种担心对咨询产生不必要的干扰。

案例[①]：某女学生因学习压力太重来咨询。但在最初的两次会面中，她谈得很不专心，还时常对咨询师作出亲昵举动。这使咨询师倍感不适，故提出加以讨论。结果知道是因为咨询师的相貌与口气与该学生过去的一位男友十分相似，致使她在咨询中不能专心讲话，而是倾心于两者的比较之中。对此，咨询师决定先与该学生就其过去的爱情经历及其对当前心理咨询的影响展开讨论。结果该学生充分认识到这种联想对于她与咨询师的感情、思想交流的种种不利，并终于从其痛苦回忆中挣脱开来，而专心于当前学习压力的分析与解决。

三、反移情的识别

反移情是指咨询师自己以不适当的行为来对待来访者在治疗中的某些行为表现。这种反移情既可以是积极的，也可以是消极的。美国心理学家辛格(Barry Singer)认为反移情可以有三种表现形式，即咨询师对来访者过分热情和关切，咨询师对来访者过分敌视和厌恶，以及咨询师对来访者产生一般的紧张心理。在本质上，这些表现形式均反映了咨询师对来访者思想、行为所引发的一定的自我防御心理。因此，反移情也可被当作是咨询师不愿面对自己某种尚未解决的心理冲突或痛苦的表现。所以，移情代表了来访者对其以往生活和人际关系的重新体验，反移情本质上也是一种定式，反映了咨询师自身类似的心理活动，它们在无意中影响着咨询师对来访者的态度和行为表现。

反移情对治疗有妨碍作用，需尽早发现，及时处理。因为过度喜爱或厌恶的情感，会阻碍咨询师作出正确的判断，致使咨询的进程受阻。在这种情况下，咨询师有责任处理这些感情，如有必要，可以将来访者转介给另外的咨询师或其他机构。例如，某咨询师在给一位父母最近因车祸身亡的学生咨询时，竟泣不成声，不能自己。这使得她和学生都感到很尴尬。事后，该咨询师意识到她对学生父母死亡的强烈反应是与其个人生活中的类似经历有关。其突出表现为她小时候有一个很要好同学的父母在一次交通事故中身亡，此事当时对她刺激极大，很久不得康复。之后，每当她听到别人的父母车祸身亡，就想到该同学死去的父母，并重新体验其痛苦感觉。对于这一反移情倾向，督导师与咨询师就这一经历对其在心理咨询场合下心理活动的影响展开讨论，帮助她学会以更理智的态度来看待这一事件，以避免反移情在以后咨询中出现。

四、反移情的处理

弗洛伊德曾建议，精神分析师应每隔一段时间就作一次自我分析，以清醒地认识其反

---

① 张小乔. 心理咨询的理论与操作[M]. 北京：中国人民大学出版社，1998.

移情所产生的条件与基础。萨利文则认为，只要咨询师能够积极地对其反移情倾向进行观察和分析，即可变不利因素为有利因素，从中了解到自己的心理反应倾向，以更好地避免。

　　心理咨询师在咨询的过程中，应建立和使用"第三只眼"，通过不断的自我反省及与同事的商讨和相互监督来不断注意、观察反移情现象的出现。例如，某来访者可能已习惯于作出某种反应以激怒咨询师，此时，咨询师就可以自问，对方的反应到底触动了自己的哪些弱点，对自我作一定反省。在某种程度上，反移情对咨询师来说可以是一面镜子，能够促进咨询师对自己的了解。同时，反移情也可能会给咨询师带来麻烦。因此，咨询师应及时觉察到反移情的存在，同时把反移情的现象显现在意识层，并加以修正，与来访者的潜意识进行交流，变不利为有利，使心理咨询得以继续进行，否则可以中断治疗关系，进行转介。

　　与移情一样，并非咨询师的所有感情表现都具有反移情的性质。咨询师完全有理由喜欢某来访者或对之感到不安，千万不可一概而论，将其全当作是反移情，而应采取有针对性的处理方法。

第三节　心理咨询与治疗设置的内容

　　心理咨询作为一种专业助人活动，与一般人际帮助活动的不同首先就体现在心理咨询的场景是一个非自然的、"人工的"场景，这个场景是通过特定的设置(setting)构成的，如地点场所、时间、费用等规定。设置，是心理咨询非常关键的一项，是咨询师和来访者之间的"契约"，也是心理咨询成功的重要条件。这些设置的目的，是要保证和促使咨询向有利于来访者成长的方向发展，更好地帮助来访者解决问题。有了严格的设置，咨询就会正规起来，咨询效果也会大为提高，不仅能树立咨询师的形象，还能切实保证来访者的权益，这是职业化及咨询的基本要求。咨询双方有了一个很好的约定后，就可以增强咨询师的职业素养，同时对来访者也能严格要求，从而避免出现意外而引发纠纷的情况；对于双方责任的设置可以帮助来访者在咨询中履行一定的责任，充分调动来访者的配合，发挥其积极性。

　　心理咨询与治疗的设置包括时间、收费、地点场所、咨询流程等多方面，下面将逐一进行讨论。

一、时间设置

　　心理咨询与治疗中的时间设置主要涉及每次咨询的时长、咨询的频率、心理咨询过程的期长(即疗程)，以及迟到、未到的处理方式等与时间有关的问题。

　　心理咨询中的时间设置，主要是为了把咨询控制在来访者注意力最容易集中的时间段，这样对于解决来访者的问题更有效。

(一)每次咨询的时长

　　个体咨询的面谈时间一般以每次50分钟左右较为合适。咨访双方都能全神贯注地限度在 1 小时左右。一般咨询时间的安排都是从整点或半点开始咨询，以便于记忆和安排。在来访者较多的情况下，50 分钟的设置可以使来访者在咨询结束后有 10 分钟的时间进行休息和恢复，然后再离开；而咨询师也可以在前后两次咨询中留有休息时间，既可以用来补记重要的咨询片段或者准备接下来的咨询，又可以处理一些紧急事务。当然，根据来访者的不同情况和选用的不同咨询技术，咨询的时间也会有一些差异，需要具体问题具体对待。通常为精神分裂症康复期的来访者咨询的话，需要将咨询时间缩短为 20～30 分钟；在进行婚姻与家庭咨询或团体咨询时，一般多为 90～120 分钟。

(二)咨询频率

经典精神分析的咨询频率通常是每周安排四到五次咨询，其他形式的个体咨询目前以每周一次或每周两次的设置比较普遍，团体咨询常常是一周一次或一月一次，家庭咨询中也有两周一次或一月一次的设置。依据来访者的情况设置心理咨询的频率，可以保证获得良好的咨询效果。

(三)疗程

咨询疗程是指从第一次会谈直到咨询目标实现的整个心理咨询过程持续的时间长度。心理咨询的疗程长短取决于来访者心理困难程度、咨询目标及所选用的咨询技术，短到一次，长达几年，甚至是十几年的时间。目前，心理咨询的疗程一般为 6～20 小时。

在不同的咨询阶段，根据咨询的不同任务，咨询时长和频率还需要不断进行相应的调整。比如在初期阶段，咨询的主要任务是全面了解来访者的情况，对来访者的病史、个人生活史等进行心理诊断与评估，建立良好的咨访关系。这时，50 分钟的咨询就显得不够，有的咨询师在实践当中会针对这一特殊阶段作特殊设置，比如延长时长、增加频率等，这对于双方相互了解、发展稳固的工作联盟具有较好的效果。因此，初期阶段的咨询时间通常会大于一小时。在咨询的终结阶段，来访者自主性越来越强，越来越独立，面对的问题也逐步得到有效的解决，咨询只是一个后续的过程，这时可以逐步减少咨询频率，直到咨询的最后结束。

(四)时间设置的基本原则[①]

1. 清晰明确的原则

对于每次咨询时长、咨询频率、咨询期长，遇到变故如何变更，延时、迟到或不来时是否收费等问题都应当清晰明确地使来访者知晓，做到双方都心中有数，最好在双方预约咨询时间时就谈好何时开始、何时结束等相关问题。

2. 周全的原则

除了以上谈到的遇到变化如何改变咨询时间，以及迟到、未到等情况的处理方法等，对于长程的心理咨询可能还需要考虑到节假日如何处理、咨询师是否有固定的休假安排等相关事宜，对于这些最好都能考虑周全。

---

① 王超，李英，孙春云. 心理咨询与治疗中时间设置问题讨论[J]. 中国心理卫生杂志，2004(1)：67.

3. 稳定、不轻易改动的原则

咨询师宜尽可能不临时变更咨询时间，至少也要保持一段时间内的稳定，否则易引起工作联盟的削弱甚至解体。因为如果来访者的心理冲突根源恰好是强烈的依赖和不安全感，那么他会对与咨询师的每一次分离都非常敏感甚至恐惧，变更常常会引起这类来访者的愤怒和攻击，或使他因恐惧分离而提前中断咨询。

二、收费设置

大部分心理机构的咨询都是付费的，目前在学校、公共机关或企业的心理咨询一般对个人来说是免费的，但是这些机构都会给咨询师支付咨询费。可以说，心理咨询付费是心理咨询行业必需的设置。收费可以明确咨询师的责任和义务，同时也可明确来访者的权利和责任。

免费心理咨询不仅咨询效果不好，而且很容易脱落。经验表明，付咨询费的来访者一般都不会无故不来或迟到，而不付咨询费的来访者却时有无故不来或迟到的现象。

由于绝大多数心理问题是各种因素日积月累的结果，所以需要逐步、小心翼翼地层层剥离心灵的阻碍，这需要一个过程，而这样的过程必须让来访者积极主动地参与进来，要让他(她)明白，咨询师只是协助他(她)去解决问题，在这个过程中，自己是需要付出的。付费的咨询可以让来访者更加积极地参与咨询与治疗，可以更有效地促使来访者有更强烈的动机，激发自身的潜力去解决问题。

收费标准根据咨询师的教育背景、临床经验，以及机构提成决定报价，常见收费标准如下。

(1) 医院门诊四十分钟以内一般收费 30 元。

(2) 国内较高水平的个人心理诊所每小时收费从 150 元～700 元不等，咨询师、咨询者不同，价位也不同。目前，国家规定的心理咨询收费标准为每小时 60 元，而实际的咨询费用一般为每小时 50 元～150 元，甚至更高。

另外需要注意的是，开始时设定的咨询金额不能随意调整，也就是不能随意加价或降价。不过，根据来访者的突发情况，必要时可做一些适当的调整。

事实上，对钱的态度和感受也是日常人际关系的一种重要体现，需要我们给予足够的重视。

三、地点场所设置

心理咨询作为一项专业的助人工作，是不同于其他任何工作的，它必须有严格的场所设置。心理咨询与治疗是在装饰得比较安全、温暖的固定场景——心理咨询室进行的。一般咨询师是不出诊的，如果特殊情况一定需要出诊，则出诊的场所一定要贴近心理咨询的相关规定和设置。心理咨询室的布置应简洁、舒适、安全、轻松。不恰当的布置会对来访者的心理造成影响，而不利于进行咨询。如过于鲜艳的颜色会让来访者情绪无法平静，过于拥挤的空间会让来访者产生压迫感等。

四、咨询流程设置

(一)预约设置

若要进行心理咨询与治疗的话，一般来说，都需要提前预约，咨询师通常不会接待临时到访者，除非属于危机干预。预约的设置，一方面是为了避免咨询中心经常有人任意来往，给来访者造成不安全的感觉；另一方面也是为了保障咨询师有休息的时间，使其能够在咨询后有足够的时间整理自己的思绪，做好迎接下一位来访者的准备。

(二)初步访谈的设置

初步访谈的设置通常在咨询的初期阶段进行。在这一阶段，咨询的任务主要包括以下三个方面：首先，是对来访者的疾病史、个人生活史等信息进行心理诊断与评估；其次，是让来访者了解心理咨询的流程、权利、义务以及咨询的原理，了解咨询师，建立良好的咨访关系；最后，是由咨询师去评估自己和来访者是否匹配。初步访谈的设置是心理咨询中的重要设置之一，因为来访者和咨询师之间有没有建立起良好的、相互信任的咨访关系将会直接影响接下来的咨询效果。

(三)咨询中的设置

在咨询过程中，如果需要记录、录音或录像的话，必须经过来访者的同意。再次，咨询师不可以接收来访者的礼物，但应该对来访者表示感谢，并对来访者送礼的动机加以分析：是阻抗？还是感激？如果是异性之间的咨访关系，则容易发生移情，对咨询造成阻碍。在咨询的过程中，对于接听电话、抽烟，以及和来访者身体的接触等方面都必须有严格的设置，这既是对咨访关系的保护，也是对咨询效果的保障。

(四)转介设置

咨询转介是指当来访者的问题单用心理咨询无法解决，或因各种原因，当前咨询师无法处理来访者的问题时，将来访者介绍给其他的心理咨询或精神卫生机构或其他咨询师。转介设置不仅是为了保护来访者，同时也是对咨询师的保护。

最为常见的转介主要是由于来访者的咨询内容与咨询师不匹配。例如，从事家庭婚姻咨询的咨询师对学校心理咨询就不很熟练，而一直从事青少年心理咨询的人对成人心理咨询会不很在行；再如，让一位年轻男性咨询师来对一位中年女性的性问题进行咨询就往往效果不佳；同样，让一个未婚的女性咨询师去接待由于性生活不协调而导致夫妻矛盾的男性来访者也不大恰当。在实际咨询工作中，当来访者求助的问题正好是咨询师不太擅长的领域时，恰当的做法是把来访者转介给其他适宜的咨询师。还有一种情况是，有些来访者的问题已经达到重性心理疾病的程度，超出了心理咨询与治疗服务的服务范畴，这时就应迅速将其转介到精神科医师那里。以下列举了一些需要转介的情况：当来访者与咨询师有其他较特殊的人际关系时，最好转给其他咨询师；若感觉咨询效果不满意，如咨询了几次之后，来访者的问题都没有得到很好的控制或有效的解决，影响到了咨访关系，最好可以转给其他咨询师；当来访者的价值观与咨询师的价值观有冲突，或者咨询师与来访者因在个性等人格特征方面存在着一些不协调时，也应该转介给其他适合的咨询师。

(五)回访设置

心理咨询的回访设置，包括咨询方案进行过程中的回访设置和咨询最终结束后的回访设置。

1. 咨询中的回访设置

咨询中的回访设置是指在心理咨询过程中每一次咨询结束后的跟踪回访。这对咨询师进行咨询效果评估和来访者进行自我评估都很重要，也使咨询师能够及时掌握来访者在离开咨询室以后的自我调节与适应情况，为下一次咨询收集必要的资料。

2. 咨询终结后的回访设置

咨询终结后的回访设置既是对来访者的跟踪服务，也使咨询师可以根据咨询工作的活动记录，结合来访者的具体情况进行咨询效果的评估，整理出专业性较强、较完整的咨询记录。

第四节　心理咨询与治疗记录

心理咨询关系是一种非常特殊的契约关系。在关系双方所进行的专业性会谈中，咨询记录起着非常重要的作用，它体现了咨询关系的专业性，是心理咨询过程中不可缺少的一部分。作为一名咨询师，应充分认识到做咨询记录的重要性，了解咨询记录应包括哪些内容，咨询记录有哪些种类，在记录时需要注意什么问题等。下面将对这些问题进行详细探讨。

一、咨询记录的重要性

在咨询会谈中进行文字或声像记录往往是必要的，对于问题较为复杂、耗时较长的案例尤其如此。做记录的理由或必要性主要有：①整理讨论的内容；②防止遗忘；③在后续会谈中利用先前的资料；④将来评估比较。

相对于文字记录，音像记录目前获得的难度还比较大，因此本节主要针对文字性咨询记录而言。咨询师在每次咨询之后，都需要拿出时间来详细地做好咨询记录。这是咨询师专门反思咨询过程，并考虑咨询中的各种问题的时间。特别是对新手来说，每次咨询过后，一定要养成做好咨询记录和反思的习惯。一旦养成这个习惯，就要坚持下去，无论多忙都不能抛弃既已形成的良好习惯，也不能因为忙，就综合几次一起记录，或在每天下班的时候将一天的记录一起来做。也就是说，咨询师应该而且必须在每次咨询之后抽出时间来做好记录。可以说，缺少记录的咨询是一种不负责任的咨询。经验丰富的咨询师往往都会在每次咨询之后做详细的咨询记录，咨询师就是在每次的咨询记录中逐步成长起来的。

二、咨询记录的内容

心理咨询记录包括的主要内容有以下几项。

1. 来访者基本资料

来访者基本资料包括姓名、性别、年龄、民族、婚姻状况、职业、职务、职称、文化程度、籍贯、住址、联系方式等。

2. 咨询原因与期望

(1) 咨询预约方式。自己预约、家人或者其他人预约等，首次咨询日期。

(2) 就诊原因。主要咨询问题(学习问题、工作问题、婚恋问题、情绪问题、个性问题、人际关系问题、子女教育问题、疾病困扰问题或来访者表达的其他重要问题)。

(3) 咨询期望。希望通过咨询实现的目标。

3. 现病史

现病史是指当前问题或症状的程度、频率、发生时间及起因。

4. 既往史

记录中应按照时间顺序叙述来访者当前心理问题发生之前的相关情况，包括：①家族病史；②既往躯体疾病史；③既往心理疾病史；④既往心理咨询历史。

5. 个人心里特征

个人心理特征包括以下几方面。

(1) 个人的情绪、个性特征、兴趣爱好、自我认识评价及常用的应对方式。

(2) 个人成长经历、家庭关系、人际关系和社会支持体系。

(3) 个人成长过程中相关的生活事件，重点探讨这些生活事件对个人的影响，以及由此发生的改变，各时期的人际关系状况以及重要影响人物。

6. 咨询师的观察印象

观察印象包括外貌、仪表、情绪、注意水平、防御方式、语言表达能力、理解能力、配合程度等。

7. 心理测评结果

记录中可包含根据需要所做的智力、情绪、人格、适应、心理健康状况、神经心理测试等的结果。

8. 心理诊断

咨询师可从以下六个方面的情况来评估来访者：①社会功能；②生理状况；③行为状况；④情绪状况；⑤认知状况；⑥人格/自我概念。并分别给出诊断及其依据。

9. 咨询方案

咨询方案主要包括下面三方面的内容：①来访者心理问题的病因分析，指出心理咨询的关键，确定心理咨询目标；②心理咨询的原理和主要技术方法；③心理咨询的阶段和过程安排。

10. 咨询各阶段及效果评估

咨询师可再次评估对来访者进行心理诊断时考察的六个方面的情况。

11. 咨询师后记

咨询师后记是指咨询师进行心理咨询过程的心得体会和相关的感悟。

三、咨询记录的种类

心理咨询开始后的记录可以分为三种，即每次的咨询记录、总结几次咨询情况的阶段性小结记录和咨询终结或中断时的总结记录。

(一)每次咨询记录

每次咨询记录主要记录每次咨询的内容和相关信息，具体包括以下几项。

1. 记录来访者来访时的特征

来访时的特征包括是否按时到场，比约定的时间提前多少时间或迟到多少时间，当天来访者的服装是否与平常不一样(如男的领带比以前的鲜艳，女的发型的变化、口红的浓淡等)，表情的变化等。

2. 将咨询中的会谈内容简明扼要地记录下来

如果是在谈话的进行中同时进行记录的话，很容易分心，使谈话不流畅。因此可在会谈结束后进行追记，在会谈中只记非常简单的几个关键词或要点以备忘。记录用第一人称来写，并应尽可能按来访者的语句来写，既可以逐条记录，也可以像流水账一样来写，但应尽可能反映出当时的气氛。做咨询记录的时间尽管因咨询师而有所差异，但一般花 15～20 分钟来做记录的比较多。有的咨询师在日程安排时已经考虑到这个问题，如安排 1 小时，其中 45 分钟做心理咨询，余下的 15 分钟做记录和总结。也有的咨询师安排 1.5 小时，其中 50 分钟到一个小时做心理咨询，余下的 30～40 分钟做记录、总结和反思。这也往往因咨询机构及自己在这一机构所处的位置的不同而有所不同。咨询师可以根据自己的具体情况并结合自己的咨询实际经验灵活安排咨询时间和记录时间。

3. 对咨询中的印象的总结

对咨询中的印象的总结部分所记录的内容主要是咨询师对来访者的反应、状态等的感受、印象及情绪体验等。

4. 综合对咨询的话题及来访者主诉的内容、问题的记录

咨询师在咨询过程中所产生的一些想法、问题都可以记录下来。

首次咨询时，由于是初始访谈，涉及对来访者问题的评估和诊断，包括要考虑到后期的咨询效果评估，因此要记录得相对详细些。咨询记录用纸没有特殊的规格要求，可以依据自己的咨询实际编制。下面给出笔者在实际咨询工作中所使用的咨询记录表，表 8-1 是首次咨询记录表(即心理咨询记录首页)，表 8-2 是每次咨询记录表(即心理咨询记录附页)，可作为参考。

表 8-1　首次咨询记录表

姓名		性别		年龄		婚姻		有无子女	
民族		职业		文化程度		收入情况			
联系电话			居住地址						
咨询次数	首次	咨询时间		年　　月　　日 时　分至　时　分(共　分)					

主诉问题：

初步分析及诊断：

咨询建议：

备注(详细说明)：

是否转介(画√)：否　　是 (转介到_____)

咨询师签字：

表 8-2　每次咨询记录表

姓名		性别		年龄		咨询序次	咨询时间	年　月　日 时　分至　时　分

咨询记录：

咨询师签字：

下面是一个咨询的首次记录信息及咨询师的后记，供大家参考。

心理咨询记录首页

姓　　名	***	性别	女	年龄	22	婚姻		有无子女	
民　　族	汉	职业	大学生		文化程度	大四	收入情况		
联系电话	*****			居住地址	*****				
咨询次数	首次	咨询时间		**** 年 * 月 * 日 14 时 30 分至 15 时 30 分(共60分)					

主诉问题：

　　学的专业是会计，不喜欢，希望将来能从事对外汉语教学工作，对于前途选择不太确定，很冲突。心里左右摇摆，犹豫不定，矛盾冲突。

　　希望自己能明确地、坚定地选择一条路，但总是左右摇摆。从小对语言和教育感兴趣，上大学填专业只是为了能来北京。大二时就很明确想往对外汉语教学方向发展，制订了计划，但一直没有行动。希望能明确地知道今后的路怎么走，比如什么时候发展到什么程度，会有什么挫折，非常明确和有把握，否则就不敢行动。自己喜欢的工作目前就业机会少，自己又没有相关的文凭证书和经验，所以感觉困难重重。咨询师分享了自己的职业困惑，提出了是否能冒险和担当。来访者在作决定和坚定方面缺乏动力，希望有人能告诉她以后的路是怎么样的。需要非常有把控及完美倾向。

　　其实和自己的性格有关系。做事情总是摇摆不定，如朴素还是时尚。买东西要比别人花的时间多一倍，希望找个性价比最好的，花了很多时间，明知道不必要。穿衣服也一样，要最漂亮，则化装的时间就多一倍。强迫性、追求完美。

　　喜欢看心理的东西，想写些东西，但又怕太敏感，而不去写。口头禅是"但是"。

初步分析及诊断：

　　职业选择困惑/个性问题

咨询建议：

(1) 两股力量一直在冲突，本心的和社会评价的，后者力量更大。

(2) 坚定的力量/信念应该来自热爱、喜欢的原动力。

(3) 太多的担心和负面消极思维模式，缺乏行动力。

(4) 需要做的是行动，来打破沉溺。

备注(详细说明)：

是否转介(画√)：否　是 (转介到＿＿＿＿＿＿＿＿＿＿＿＿＿)

咨询师签字：

咨询师后记：

(1) 自我职业困惑的自我开放分享似乎有些快了，没对上号。

(2) 似乎对对方的始终不行动不接纳，分析得多，兜了不少圈。

(3) 咨询的时间节奏把握不好，最后结束时有些仓促。

(4) 了解了对方的整个状况，因来访者下周有兼职，无法预约下次，结束。

(二)阶段性小结记录

咨询师在一段时间的咨询之后，还应将几次的咨询经过详细地记录下来。通过这种阶段性的总结，可以发现许多新的问题和问题的实质，从而把握关键，促进心理咨询的顺利开展。

为了明确咨询的经过，可以使用如表 8-3 所示的经过一览表和如表 8-4 所示的经过概要记录表。

表 8-3　经过一览表

来访者姓名：　　　　　　性别：　　　　　　　咨询师：

日　　期	序　　次	备　　注

表 8-4　经过概要记录表

来访者姓名：　　　　性别：　　　　日期：　　　　咨询师：

起止日期	概　　要

表 8-3 的备注栏里可以填写咨询人员的感受或求助者的情况，如求助者迟到多少分钟，或报告了做梦的情况等。如果求助者在约定的咨询日期打电话来说不来了或无故不到等，都应将日期写上并在备注栏里注明。从经过一览表的记录中，可以发现许多意外的新的问题。

表 8-4 所示的经过概要记录表中，大体上每栏可以总结 4～5 次的咨询概要。也就是说，一周一次心理咨询的话，就是一个月记录一次；一周两次心理咨询的话，就是半个月记录一次。

记录的要点如下。

(1) 会谈内容的概要。主要总结一下咨询时的会谈内容。特别要注意会谈内容的变化。

(2) 在咨询室内外来访者的变化。咨询室外，例如过去不太出门的来访者开始经常外出了，对他人开始有攻击性倾向等；咨询室内，例如服装的变化，笑容多了，沉默多了等。

也可以记录一下咨询师对来访者印象的变化。总之，如果来访者发生某些变化的话，咨询师应将这一系列的变化对照咨询目标予以足够的重视。

(三)咨询终结或中断时的总结记录

当心理咨询已经实现预期的咨询目标，或心理咨询因故中断时，咨询师应尽早作出总结记录。总结记录是专业性很强的咨询工作活动记录，同时，由于咨询终结或中断后，来访者仍有可能再来求询，故留下咨询记录，特别是最终的总结记录是咨询师的一项重要工作。一般来说，咨询师通过中断或失败的事例可以学到很多的东西，因此在最终的总结中，应该如实地记录心理咨询过程中所存在的问题及失败等。咨询终结记录表如表 8-5 所示。

表 8-5　咨询终结记录表

来访者姓名：　　　　性别：　　　　　年龄：　　　　　咨询师：

咨询开始：　　年　月　日　　　　咨询终结：　　年　月　日

历经时间：　　　　　　　　　　　咨询次数：

终结理由：
终结状态：
咨询经过中的变化(阶段性小结)：
来访者的变化：
今后应注意的问题及建议：

除了上述介绍的几个表格以外，咨询师也可根据自己的情况选择或设计相关的咨询记录用表。

四、咨询记录与保密

在做咨询记录前，我们首先面临的一个问题是来访者可能不情愿留下任何记录。不要以为对记录不做反应的来访者就对记录没有不同意见，因此最好是针对记录对来访者进行说明，申明做记录的必要性以及记录将如何保管和使用。

前面我们已经提到过，为了保护来访者的隐私，必须在咨询过程中坚持保密性原则。

为了保护来访者的隐私，对于留下的记录必须进行严格管理和保护。记录一旦被毫不相干的人看到或翻阅，就很可能造成严重的后果，需引起充分的重视和注意。咨询师不应将个案记录档案带离服务机构。在工作场所，也要小心携带，避免错放地方、遗失或放置于他人可翻阅的地方。

咨询人员如将记录用作研究资料，例如咨询室内部或外部开会研究或刊物发表时，需要慎重对待。一般情况下，研究会所使用的案例资料或发放的案例材料，需在研究会结束后予以收回。案例需要在论文、书籍中发表时，应对个案作必要的加工，不至于使来访者对号入座。另外，在力所能及的、可能的范围内应征求来访者的同意再予以公开，特别是作为详细记录的案例报告更应如此。

还有一个问题也需要特别注意，咨询师在被邀请作有关讲座或培训时经常会举自己心理咨询中遇到的案例。这种场合，就更需要注意保护来访者的隐私，绝对不能暴露来访者的身份，不能触及来访者的秘密和隐私问题，无论来访者本人是否在场。

五、音像记录

随着电子科技的不断发展，录音或录像设备越来越完善便捷，也使心理咨询的记录方式愈加丰富多样化。由于音像记录的独特优势，其越来越受到咨询师的青睐。文字咨询记录一般都是会谈后追记，由于个人的记忆容量所限，及个人关注点的不同，咨询记录更多是一种选择性的记忆，并不能真正再现咨询的原貌，会遗漏很多重要的信息，尤其是非言语方面的丰富信息。相对于文字咨询记录，录音或录像能更准确地反映出咨询会谈中所说的每一个字，以及声调或姿势的变化。更进一步的方式，是将录音对话完全用笔记录下来，这样就可用以对每个反应进行更深入的分析。这对于咨询师发现咨询中的问题，并由此调整咨询策略是非常有帮助的。很多咨询师一致认为，听了自己的谈话录音后都受益匪浅并且不用督导师提醒就能改正自己的错误。咨询会谈的录音或录像资料，可以说在咨询师的临床培训和督导、研究中价值很高[①]。但是相对来说，获得的难度也要大一些，这主要是因为来访者对隐私权的保护意识。因此咨询师要充分尊重来访者的意愿，通过沟通来打消他们的种种顾虑，如讲清楚录音或录像的目的，如何严格保密和使用等，并签署知情同意书。如果来访者同意的话，在操作过程中也要注意，比如使用隐蔽性录音或录像设备，使来访者能放松戒备。总之，作为一名咨询师，要重视咨询记录，并学会在对咨询进行记录、整理的过程中不断反思、不断成长。

---

① 卡尔·罗杰斯. 提高心理治疗技术中对谈话进行电子录音的应用//卡尔·罗杰斯. 罗杰斯著作精粹[M]. 刘毅，钟华，译. 北京：中国人民大学出版社，2006.

本 章 小 结

在心理咨询与治疗过程中，移情与反移情、阻抗是每一位心理咨询与治疗师都可能面临的问题和挑战，而心理咨询设置与记录则是心理咨询与治疗专业化的具体体现与保证。因此，我们要给予足够的重视并进行深入的学习与实践。

思 考 题

1. 阻抗产生的原因及应对方法有哪些？
2. 移情和反移情的常见处理方法有哪些？
3. 心理咨询与治疗中的设置包括哪些方面？
4. 咨询记录的种类有哪些？

参 考 资 料

[1] 张小乔. 心理咨询的理论与操作[M]. 北京：中国人民大学出版社，1998.

[2] 江光荣. 心理咨询与治疗[M]. 合肥：安徽人民出版社，1998.

[3] 林孟平. 辅导与心理治疗[M]. 北京：商务印书馆，1997.

推荐阅读资料

[1] 汤宜朗，许又新. 心理咨询概论[M]. 贵阳：贵州教育出版社，1999.

[2] 中国心理卫生杂志. 2001—2007 心理治疗与心理咨询文集[M]. 北京：中国心理卫生杂志社，2008.

[3] 宋尚桂，宋雷. 心理治疗阻抗现象研究评述[J]. 中国特殊教育，2006，76(10)：89～93.

实践篇

心理咨询有不同的类型，把握好个案的分类才能更好地做到"对症下药"，更有针对性地进行治疗。

——题记

第九章　心理咨询分类及其应用

本章学习目标

- ➢ 掌握心理咨询的分类。
- ➢ 了解不同年龄段的心理咨询。
- ➢ 了解婚恋家庭心理咨询。
- ➢ 了解人际关系问题心理咨询。

核心概念

心理咨询(psychiatric counseling)、咨询分类(consult classification)、不同年龄段(different age)、婚恋家庭(marriage family)、人际关系(interpersonal relationships)

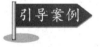

健康心理咨询的案例表现[①]

求助者，男性，32 岁，已婚，初中毕业。求助者在某县城做化妆品生意。由妻子陪同前来，自述近来生意亏本，难以为继，有穷途末路之感，一个月来睡眠不好，心烦，有时发脾气。夫妻二人经营化妆品已十余年，从厂家现款购得化妆品，转由乡镇经营点代售，售后付款。由于利润空间较大，原来生意不错，挣了些钱。去年购置了一辆面包车，送货取款都很方便，无需代理商再来提货。夫妻感情好，妻子无论是在事业上还是家庭方面都是自己的贤内助。7 岁的儿子刚上学，也很可爱。不想原来幸福美满的生活被几个浙江人给打扰了。他们来到这个县城推销他们的化妆品，拼命压价，两个月的价格战，已经让自己有些承受不住了。每当去代销点那看到货架上竞争对手的产品十分畅销，而自己的产品却成为滞销产品时，心里很不是滋味。特别是看到代销人员不像从前那样热情，就联想到自

---

① 郭念锋著. 国家职业资格培训教程心理咨询师(三级)[M]. 北京：民族出版社，2012.

己的产品滞销不只是价格问题，也与他们促销不力有关系。当看到从他们那里退回的产品已近失效期时，想到不能向厂家退货，损失只能由自己来承担，内心怨恨、气愤、脸色也不好看，常常是弄得双方都不愉快。事后也感到后悔，但是觉得路越走越窄，真不知道如何是好。妻子很乐观，说困难是暂时的，要沉得住气。但他还是觉得被这几个浙江人逼得快破产了。去医院检查又查不出什么病来，真不知道该怎么办……

 案例分析

通过这个案例，我们可以看到来访者受到了情绪问题的困扰。来访者在生意上遇到了困难，产生了怨恨、气愤、不愉快等不良情绪，希望通过咨询来解决情绪问题。但求助者的问题是有因而发、强度不大、时间也并不太长、理智可以控制、主观认知与客观现实是一致的、而且是主动求助，属于一般心理问题，所寻求的咨询也是为了缓解近期的不良情绪，是一种健康心理咨询，在咨询师正确的引导下能够改善自身状态，提高心理健康水平。

第一节　心理咨询的分类

心理咨询按不同的分类标准可以划分为不同的类型，本节将对不同标准及不同的分类进行具体的讲解。

一、按咨询性质进行分类

心理咨询是一门科学、一种技术，同时也是一门艺术。它是运用有关心理科学的理论和方法，通过解决心理对象(即来访者)的心理问题，以维护和增进身心健康，促进个性发展和潜能开发的过程。心理咨询按性质可以分为健康心理咨询和发展性心理咨询。

(一)健康心理咨询

健康心理咨询是指当一个精神正常的人，因各类刺激引起焦虑、紧张、恐惧、抑郁等情绪问题，或者因各种挫折引起行为问题时寻求心理帮助，也就是为了心理健康而进行的心理咨询。

(二)发展性心理咨询

发展性心理咨询是指根据个体身心发展的一般规律和特点，帮助不同年龄阶段的个体尽可能圆满地完成各自的心理发展课题，妥善地解决心理矛盾，更好地认识自己和社会，开发潜能，促进个性的发展和人格的完善。

(三)健康心理咨询与发展性心理咨询的比较

(1) 健康心理咨询侧重于提高心理健康水平，以消除或减缓心理障碍为工作目标；发展性心理咨询则侧重于心理发展任务，强调促进人的心理成长，排除正常发展过程中的障碍。

(2) 健康心理咨询侧重于当前的心理障碍和引起障碍的情境因素，关注的是眼前的、具体的、局部的咨询目标；发展性心理咨询关注的不仅仅是眼前的发展障碍，还十分关注与下一阶段发展任务的衔接，关注的是长远的、联系的、整体的咨询目标，即把心理咨询与促进人的全面发展、人的未来发展联系起来。

(3) 健康心理咨询重点解决的是已构成心理障碍的问题；发展性心理咨询则更重视对发展过程中可能出现的障碍问题的早期发现和预防，强调防患于未然。

(4) 健康心理咨询中涉及的障碍问题往往具有较明显的个体性，与个体的具体生活情境有关，有些还与个体儿时的个性心理发展的障碍有关；发展性心理咨询侧重于这一年龄阶段共有的发展问题，具有群体性、规律性，因而发展性心理咨询往往更有针对性和预防性。

(5) 健康心理咨询的工作人员一般多为专业人员，有解决心理障碍问题的专门技术和方法，知识背景以变态心理学、精神病学和心理治疗技术等障碍性问题为核心；发展性心理咨询工作除专业人员外，还可在专业人员的辅导下，由教师和家长实施，背景知识有发展心理学、教育心理学、心理辅导技术等。

(6) 健康心理咨询多采用个别咨询的方式，强调一对一解决咨询对象的具体障碍问题，而发展性心理咨询除采用个别咨询的方式外，还经常采用集体辅导、小组咨询的方式，包括教学、讲座、小组活动等，是个别咨询与团体辅导的结合，有时甚至更重视、更强调团体辅导的意义。

二、按时程进行分类

心理咨询不是一件一蹴而就的事情，往往需要咨询师和来访者经过一段时间的共同努力才能获得理想的效果。一次咨询结束之后，需要给来访者一定的时间来理解和感悟咨询的内容，也使咨询师能更好地为后续咨询作准备。通常个案咨询需要经历多次才能解决问题并巩固疗效，但不同情况的个体咨询所需要的时间长短和咨询次数是有差异的，因此以咨询时程作为分类标准，将心理咨询的类型分为短程心理咨询、中程心理咨询和长程心理咨询。下面对这三种类型予以具体说明。

(一)短程心理咨询

短程心理咨询是指咨询在相对短的时间(1～3周)以内完成，一般为几次，有时也可少至1～2次咨询。咨询过程中多为咨询师就事论事地为来访者解决一般心理问题，咨询个案中来访者的症状较轻易缓解，咨询效果见效快且明显，有些来访者的心理问题可随时间的推移而自行解决。

(二)中程心理咨询

中程心理咨询是指咨询在1～3个月内完成的咨询。在通过短程心理咨询后依然没有解决问题便可进入到中程心理咨询的阶段。此类咨询可能会涉及较严重的心理问题，要求咨询师能对案例有正确的了解和分析，并制订完整的咨询计划，实现中程心理咨询的目标。

(三)长程心理咨询

长程心理咨询是指咨询总时程多于 3 个月的咨询。长程心理咨询中有些个案咨询时程可达十几年甚至终生，咨询的频率不一，有的每周1～2次，也有每月或每年1次。常见于精神分析和分析性心理治疗，问题较为严重且解决难度较大的案例。

三、按形式进行分类

心理咨询按咨询形式分类，可以分为门诊咨询、电话咨询、信函咨询、专栏咨询、现场咨询和网络咨询等。

(一)门诊咨询

门诊咨询是指在专门的心理咨询机构或医院的心理咨询门诊进行的咨询。心理医生与当事人进行面对面的交谈，详细了解、分析当事人的心理问题，帮助他们摆脱有碍于心身健康的不利因素，提高他们解决问题、适应环境的能力。对确诊了的心理障碍者，则分析其病因和症状，制订完整的治疗计划。门诊咨询能够较全面地了解和把握来访者的基本信息，更深入具体地为当事人提供有效的帮助。门诊咨询是心理咨询中主要且较为有效的咨询方法。

(二)电话咨询

电话咨询是指利用电话通话的方式对当事人给予劝告、安慰、鼓励或指导，进行心理疏导的一种咨询方式。电话咨询由于其方便性、快捷性而深受当事人的喜爱。这种形式在国外的主要作用是心理危机干预，故被称为"希望线""生命线"，在我国，由于人们对心理咨询还不能深入理解、公开接纳，电话咨询隐蔽性、保密性强的特点便使它成为心理咨询的一种重要形式。但由于电话咨询无法观察到来访者的一些表情、动作等细节信息，咨询师不能全面准确地把握来访者的具体情况，可能会对咨询效果产生一定的影响。

(三)信函咨询

信函咨询是指以通信的方式对来访者进行咨询的一种形式，当事人来信提出自己要求咨询的问题，心理医生给予回信答复。其优点是不受居住条件限制，对于那些不善于口头表达或较为拘谨的当事人来说是一种较易接受的方法。但咨询效果会受当事人的书面表达能力、理解力和个性特点的影响，而且因信件的往来需花费较长时间，常妨碍咨询师与来访者之间信息的及时交流和反馈。

(四)专栏咨询

专栏咨询是指心理咨询师在报纸、期刊、电台、电视台和网络开辟心理咨询专栏，对读者、听众、观众提出的典型心理问题进行公开解答的一种咨询方式。这种方式具有受益面广、治疗与预防并重的功能，类似于给广大读者、听众等的"心灵鸡汤"。但是也存在模糊、浅露、泛泛而谈的缺陷，因无法做到对读者、听众等的心理症状进行具体、深入的咨询，所以难以获得理想的咨询效果。

(五)现场咨询

现场咨询是指由心理咨询机构的专职人员深入到基层或当事人家中，为广大当事人提供多方面服务的一种咨询形式。例如重大考试前，深入学校进行考前心理辅导。这种咨询方式具有能够亲临现场可获得第一手资料、受益面广、咨询及时、有针对性等特点。但因咨询师承担的工作量大，所以无法对每位人员进行深入、具体的咨询指导。

(六)网络咨询

网络咨询是指咨询师与来访者通过网络进行咨询的一种咨询方式。因网络有着极强的保密性、隐蔽性、快捷性及实时性，为心理咨询提供了无限发展的空间。通过网络，当事人能够真正毫无顾忌地倾诉自己的隐私，暴露自己的问题，从而使心理医生能够在尽可能短的时间内掌握当事人的基本情况，作出适时的分析判断，并可以通过实时交谈来矫正其分析判断，作出切合实际的引导及处理。随着网络技术的不断提高和互联网的迅速普及，网络咨询将具有十分广阔的前景。

第二节　不同年龄段的心理咨询

在本章的第一节中按咨询的性质、时程和形式进行了分类，而本节则从来访者的角度对心理咨询进行分类。不同的来访者可分属于不同的年龄段，即使是在相同的人生阶段，不同的个体也可能出现类似的心理问题，因此学习和掌握不同年龄段心理咨询的特点及应用技术就显得尤为重要。以下将对儿童期、青少年期、中老年期三个时期的心理咨询展开讨论。

一、儿童期心理咨询

(一)儿童期心理特征

儿童时期心理发展的主要特征体现为认知能力逐步提高；情绪较为平静；自我控制能力较弱；小集体的交往方式等。此阶段儿童的注意中心逐渐从自我转移到周围环境中的其他事物上，如学习、歌舞、游戏、艺术、体育等。道德观也从开始的无道德逐渐发展到道德相对主义阶段，逐渐接受被社会界定为正确的事物。

儿童期是人一生最重要的时期，此时期心理发展健康与否，对个体后期的身心发展有着重要的影响。成年时期的许多心理障碍、心理问题，都与儿童时期的心理发展不良有关系。而许多优秀的心理品质，如坚强的意志、良好的自主性、自信心、良好的人际关系、社会适应能力，也以儿童和少年时期的心理健康发展为基础。中国的俗话说的"从小看大，三岁看老"就是指儿童时期的心理发展对人终生的影响，因而关注儿童期心理的发展非常有必要。

(二)儿童期心理咨询常见的问题

1. 行为问题：不合时宜的表现

儿童行为问题是指在严重程度和持续时间上都超过了相应年龄所允许的正常范围的异常行为，多指儿童在成长中表现出的一些与活动任务、所处环境等不匹配的外显行为。行为问题儿童与正常儿童相比，通常具有偷盗撒谎、抽象思维能力较弱、自律性差和多动好动等特征。儿童行为异常的表现形式、频率和严重程度多种多样，有多种分类方法。常用分类法可分为：①单项行为或单项行为症状；②行为障碍；③品行障碍；④行为问题。也有另一种分类法分为：①管教问题；②攻击性行为问题；③违法行为问题。行为问题是儿童成长中的主要问题，对儿童身心的发展具有重要影响，且这种异常表现容易被父母关注，是咨询中常见的问题。

2. 情绪问题：难以控制的情绪

儿童的情绪问题，主要是情感的压抑或不适当表达而显现的问题。常以单一的症状为主，相对轻微，随着年龄的增长常可自行改善。多表现为：①过分害羞；②情绪不稳定，容易激怒；③过分恐惧；④有的儿童容易烦恼，紧张不安，出现分离性焦虑。儿童情绪障碍通常与精神刺激有关，如父母离异、亲人死亡、惊吓、恶劣环境等，慢性躯体疾病和某些气质因素也可增加情绪障碍的易感性。情绪问题常常因其内在性而被父母所忽视，但又对儿童的心理健康发展有着重要的影响，因此需要咨询师重点关注。

3. 认知经验问题：成长过程的经历

儿童认知经验问题，主要是指儿童在成长的过程中所经历过的一些事件或特定的情境无意识地长期影响，使个体出现了一些不良的社会适应问题。认知经验问题是由于人们对某些生活实践的解释带有消极的偏差，从而使认知歪曲。该类问题常常因其潜在性和长期性而很难被父母意识到，但对孩子的健康成长影响很大，可能会影响到儿童社交能力的培养和社会生活的适应以及社会功能的健全等方面。

4. 亲子问题：系统失衡的家庭

亲子问题主要是家庭内部的教养观念以及彼此之间的互动交往不当而引发的亲子间的矛盾、疏离、敌对、缠绕等情感与行为问题。亲子关系作为家庭中最为重要最为紧密的一种连接方式，直接影响着儿童心理的发展，同时也会对其成长后人际交往等产生重要的影响。不良的亲子关系则容易使儿童出现一系列的问题，因而也应该高度重视。

(三)儿童心理咨询常用技术

1. 行为问题的咨询技术

在行为类问题的心理咨询常用技术中，最主要的理论依据是行为主义疗法、认知行为疗法等。在具体操作过程中要从不同的角度来分析行为问题，如要注重考察该行为问题产生的背景；个体的性格特征；此行为问题的出现、表现和变化的特征等。还要结合儿童期的儿童各方面的功能期心理发展不完善、自我控制能力弱等特点对行为问题进行正确的定义和评估，做到能准确地把握行为问题的前因后果，从而做到"对症下药"。在一些日常的儿童心理咨询工作中可以使用暗示法、反常规法、故事法、示弱法和积极定向法等。

2. 情绪问题的咨询技术

在情绪类问题的心理咨询常用技术中，最主要的理论依据是"ABC 理论"与"积极心理治疗理论"等。也经常使用"合理情绪疗法"和"认知情绪疗法"等。在具体的咨询操作中，需要注重深入分析该情绪产生的背景。从情绪问题儿童的个体特征、家庭关系、朋辈交往、学校表现等方面多层次地分析该情绪产生的原因，并对该情绪的表现及变化情况作合适的评估，制订合理有效的咨询计划。

3. 认知问题的咨询技术

在认知经验类问题的心理咨询常用技术中，最主要的理论依据是"合理情绪理论"和"心理分析理论"等。在具体的操作过程中咨询师要注重从个体的性格特征、日常的认知模式、亲子关系、成长经历等多角度了解来访者不良认知的形成原因，要强调改变消极的想法、错误的认知，树立积极的信念。同时还要考虑到儿童期认知水平发展的局限，正确分析认知经验问题存在的社会功能，主要是使来访者重新获得积极的自我认知。在具体的操作方法中，常用到的有"认知领悟疗法""合理情绪疗法""疏导法""游戏法"和"消退法"等。

4. 亲子关系问题的心理咨询

在亲子关系问题的心理咨询中，常用到的心理咨询的理论是"家庭系统治疗理论"。在咨询亲子关系问题的时候尤其要注重分析来访者的个体特性和情绪与行为表现；了解其家庭结构、互动模式和家庭状况；探讨儿童出现的问题表现与父母的态度和行为之间的相对关系等。在具体的操作过程中需要确定亲子之间的关系性质；激发孩子与父母对改变不良的家庭互动模式的动机；鼓励家庭成员之间的互相关注等。常使用的方法有"沙盘游戏法""画图法""故事法"等。

(四)儿童期心理问题的注意事项

(1) 儿童期的心理咨询应该注重考虑儿童期独特的心理发展特点，关注儿童心理的健康发展。同时还要考虑到来访者的语言表达、认知发展等具体的能力，制定适合的咨询方案。

(2) 儿童期心理问题的解决往往是一个长期且易变的过程，在解决原有问题的同时要注意新问题的出现或原有问题的反复。

(3) 儿童期心理问题的解决通常需要家长的协助，在咨询的过程中，咨询师要尽可能地获得家长的帮助。

二、青少年心理咨询

(一)青少年的心理特征

青少年期是指十一二岁至十七八岁阶段。其中十一二岁至十四五岁的初中阶段为少年期，十四五岁至十七八岁的高中阶段为青年初期。青少年的心理特征往往可从青少年的认知和社会性两方面加以讨论。

青少年的认知方面：抽象逻辑思维处于优势地位；辩证思维能力迅速发展；思维品质表现出矛盾性。社会性方面：追求独立自主；形成自我意识；适应性成熟；认同性别角色；社会化开始成熟，学习适应成人社会，形成社会适应能力；定型性格形成。而且青少年友伴关系中的家庭关系、师生关系和友谊关系是最重要的三大社会关系，价值观和道德观也在逐渐成熟。

(二)青少年心理咨询常见问题

进入到青少年时期，随着生理、认知和社会化等各方面的发展，与儿童期一样也会出现诸如行为情绪、认知和亲子关系的问题，只是在表现形式上会有所变化。在这一时期，由于青少年多处于学习的阶段，学习问题会日益凸显出来。进入青春期后，很多青少年会出现叛逆的行为和情绪等，此时青少年学习和叛逆问题的解决就显得尤为重要。

(三)青少年心理咨询常用技术

1. 学习问题的心理咨询

青少年的学习问题主要是指在青少年阶段由于学习任务、学习习惯、学习态度等问题导致的厌学、逃学、考试焦虑紧张、学习成绩不佳等问题。由于当今社会竞争的日益加剧，家长和老师对学生学习效果的期待逐渐增加，越来越重视青少年的学习问题。在学习问题的咨询中，最主要的心理咨询理论是"合理情绪理论""行为主义疗法理论"和"以来访者为中心的理论"。在咨询的过程中要全面分析来访者出现学习问题的内外因；了解其学习动机、学习习惯和学习态度等信息；把握来访者的个性特性和父母与孩子对学习的认知态度等。在具体的操作过程中要帮助青少年激发学习的动机和信心，并探讨切实可行的学习计划和学习方法。

2. 叛逆问题的心理咨询

叛逆问题主要是指个体在进入到青春期后出现的反叛心理、行为和思想。表现为不喜欢按照别人说的去做；认为绝大多数规章都是不合理的，应该废除；如果父母再三叮嘱同一件事会使他感到厌烦；对于那些与老师对着干的同学大加赞赏；认为大人的话有漏洞，大人的批评常常引起他们反感和愤怒；一旦决定做某件事，不管别人怎样劝阻也不会改变主意；情绪起伏不定，脾气暴躁；拖延；不想和父母沟通等。

青春期的叛逆问题往往会使家长和老师感到非常困扰，因而重视叛逆问题的解决对青少年的健康发展有着非常重要的作用，在常用的咨询与治疗中所依据的理论有"合理情绪理论""积极心理治疗理论""人本主义理论"等。在具体的咨询过程中要注重分析叛逆行为形成的表层和内在原因，了解来访者的成长环境和家庭结构，分析来访者的个体性格特征和自我认知等。不可急于求成，要尽量取得家长的"合作"，关注青少年内心的需求，激发和鼓励他们积极努力地学习和生活。

(四)青少年心理问题的注意事项

(1) 青少年的心理问题多与家庭和其生长环境有关系，在咨询过程中，应注重考虑来访者的亲子关系状况、教养方式类型、人际交往情况等。

(2) 青少年的心理发育不成熟，尤其是对于正处于青春期的来访者，咨询师在咨询时更应该考虑周全，灵活运用咨询技术，切不可过快、过急。

(3) 青少年的心理问题往往只是其家庭问题的一种反映。在此之外，可能还伴有家人的情感问题、父母自身的心理问题等，需要咨询师细致和敏锐地观察。

三、中老年心理咨询

(一)中老年的心理特征

中老年人随着身体机能衰退，认知能力也开始衰退：首先是感觉迟钝，听力、视觉、嗅觉、皮肤感觉等功能减退，而致视力下降、听力减退、灵敏度下降；然后是动作灵活性差、动作不灵活、协调性差、反应迟缓、行动笨拙。不能适应变换的周边环境，缺少思想和情感交流，尤其是老年人容易产生孤独和依赖感；情感不稳定，易伤感、易激怒；也常出现恐惧的心理状态，表现为害怕、受惊的感觉。当恐惧感严重时，还会出现血压升高、心悸、呼吸加快、尿频、厌食等症状，易抑郁和焦虑。

(二)中老年心理咨询常见问题

中老年心理咨询常见的问题多是由于这一时期生理机能、工作与家庭的变化所致。中老年人身体机能衰退、大脑功能发生变化、中枢神经系统递质的合成和代谢减弱，导致感觉能力降低、意识性差、反应迟钝、注意力不集中、记忆力减弱、出现睡眠障碍等。身体疾病导致的心理问题在此时期容易出现；人到中年工作压力较大，容易产生疲倦心理，而进入老年退休阶段后，离开了工作岗位和长期相处的同事，终日无所事事，又容易感觉自己孤独无用；情感上，很多中年人也容易出现情感和婚姻等问题，随着儿女逐渐成家立业，离开父母，中老年人开始感觉到空虚寂寞。尤其老年期是人生的"丧失期"，例如丧失工作、权力和地位、金钱、亲人、健康等，老年人的情感容易趋于低沉消极。

(三)中老年心理咨询常用技术

1. 工作压力问题的咨询

对于中年人来说，工作是生活的重心，在工作中往往会面临很多的压力。适度的工作压力可以激发工作的热情、调动工作的积极主动性，但工作压力过大且自己调节不当时就容易出现身心问题。如对工作不满意、产生厌倦感、无责任心，并导致工作效率降低、缺勤率高、失误增多，失眠、疲劳、情绪激动、焦躁不安、多疑、孤独、对外界事物兴趣减退等，并会导致高血压、冠心病、消化道溃疡等。还可导致危害行为，如吸烟、酗酒、滥用药物、上下级关系紧张，以及迁怒于家庭成员等。因此，工作压力问题必须引起高度的重视，在具体的咨询中要注重分析工作的压力源和个体对压力源的认知与紧张程度等，可运用"行为主义疗法""合理情绪疗法"等。引导来访者正确地对待自己的工作压力，并学会正确地认识自己、评价自己和肯定接纳自己，鼓励来访者学会制定合理的工作目标，调整好自身状态，从而缓解工作压力。

2. 生活压力问题的咨询

日常生活中总会有很多琐事令人心烦。尤其是人到中年后，上有老下有小，生活压力比较大，即便是到了晚年，也依旧还有很多的家庭难题、生活困扰。面对生活压力问题，及时疏通和寻求解决，对中老年人的身心健康具有非常重要的意义和作用。咨询师在具体的咨询操作过程中，可以运用"合理情绪疗法""人本主义疗法""疏导疗法"等。耐心地倾听来访者描述所遇到的生活压力问题,理解和接纳来访者,缓解来访者的不良情绪。并积极地引导来访者关注生活中美好的一面,调整好自己对生活的期待和树立正确的自我评价目标,鼓励来访者积极地面对生活、主动寻求亲友支持等。

3. 情感压力问题的咨询

中年人的婚姻多处于 U 形曲线的底端,在一起生活了多年,早已过了"七年之痒",夫妻间没有了新鲜感,日常的矛盾逐渐消磨了彼此之间的感情。再加上工作与生活的压力,需为子女和父母操劳等众多的事情占用了各自大量的时间和精力,夫妻间似乎无暇用心经营感情。因此,在早已平淡的婚姻生活中总有人为了寻求刺激或情感安慰而出现找情人、养小三。处于人生中年时期的夫妻容易产生情感问题,出现婚姻危机。

进入到老年期,夫妻俩的感情反倒会有好转,共同经历了人生大半时光的老两口的爱情慢慢转变为了亲情,不再争吵打闹,变得更加亲密、相依相伴、不离不弃。但随着其中一方的离世,另一半的配偶容易感到孤独、抑郁和苦闷。无论是中年时容易出现的婚姻危机,还是老年时丧失配偶的孤苦,咨询师在面对此类咨询案例时都应该尊重和理解来访者,结合具体的情况采用恰当有效的咨询方法进行咨询。

(四)中老年心理问题注意事项

中老年人的心理问题往往较为复杂,涉及较多的方面,咨询师需要具体案例具体分析,灵活地使用各种咨询方法。尤其是在咨询时要关注中老年人的心理健康,在涉及家庭情感等问题时,咨询师应该保持中立,善于倾听,尊重和理解来访者。

第三节　婚恋家庭心理咨询

从"关关雎鸠,在河之洲,窈窕淑女,君子好逑……"到"我如果爱你,绝不学攀缘的凌霄花,借你的高枝炫耀自己……"正如这些情诗一般,从古至今,美好爱情和婚姻就为人们所追求和向往。人们乐此不疲地探索爱情的秘密,挖掘婚姻的本质。爱情和婚姻不仅仅是对个人,即使是对社会也有着非常重要的意义。关于爱,首先需要有一个奉献爱的人和一个爱的对象,我们若想成为精神上完整和健康的人,就必须爱别人和为别人所爱。缺乏爱的个体容易出现各种匮缺型的心理障碍和人格疾患,而在爱情中,伴侣之间相互的关爱可以促进双方的成长。当进入婚姻后,婚姻被看作是人的一种社会责任和家族的责任,个体履行了这种责任就算是获得了幸福。然而在通往美好的爱情、婚姻和家庭的道路上总会遇到一些不美好,常常会发生一些矛盾和冲突。因婚恋家庭问题而来咨询的案例不计其数,本节将对此案例的咨询进行分析探讨。

一、恋爱问题心理咨询

(一)爱情的构成

斯滕伯格(Sternbery)(1986)认为,爱情是由三部分——亲密(intimacy)、激情(passion)、承

诺(commitment)构成。亲密是指在爱情关系中能促进双方接近、志同道合和不分彼此的情感。激情意味着一种强烈地渴望跟对方结合的状态。承诺则指在短期方面，一个人作出了爱另一个人的决定；在长期方面，则是作出能维持这一爱情关系的保证、投入、忠心、义务感或责任心。根据斯滕伯格的爱情观，不同的爱情是由这些成分不同的组合所构成的。例如，伴侣之爱由亲密和承诺构成，最完美的爱情是由亲密、激情和承诺共同构成。

(二)恋爱问题心理咨询

现实生活中伴侣的爱情往往都不是完美的，往往会有许多缺陷导致产生矛盾，在度过美好的热恋期后，情侣双方容易互相抱怨对方的缺点，产生情感上的摩擦。但问题的出现往往不只是单方面的问题，需要情侣双方共同面对和解决。咨询师要尽量全面地了解来访者的情侣互动模式，帮助来访者更清晰地了解各自的性格类型和处事风格，引导来访者学会与情侣互相包容和理解。

恋爱成败的关键是看在这段感情中你是否完成了两件重要的恋爱心理任务：一要更了解自己。除自我认知概念外，让两性恋爱中的自己更加清晰完整地呈现出来。二要培养爱人的能力。咨询师在处理恋爱问题的心理咨询案例时，要引导来访者清晰地认识到恋爱的心理任务，分析来访者在恋爱过程中两项心理任务完成到了什么阶段水平，鼓励来访者更好地经营自己的感情。

当咨询师遇到失恋问题的心理咨询案例时，由于来访者处在失恋状态中，虽然喜欢寻求建议，但实际上很难真正地接受其他人的建议，因此咨询师应该做一个很好的倾听者，成为来访者内心的支撑。而且失恋后还常常面临着忘却和回忆的困扰，以及拒绝或接受再次和好的要求，这些问题都需要来访者自己在情绪冷静后考虑清楚再作决定，咨询师需要鼓励来访者自己从失恋的痛苦中走出来，自信地迎接新的恋情。

二、婚姻问题心理咨询

(一)何谓婚姻

婚姻是为当时社会制度所确认的，男女两性互为配偶的结合。它强调两性、配偶身份及"婚姻是家庭产生的前提"。追溯到原始时代，就有了所谓的婚姻，这是一种群居高等生命的本能属性，自然法则会用异性相吸的力量，使哺乳类生命繁衍生息。人类的婚姻存在形式以及结合方式，受人类社会环境的影响。不同时代和地区的社会环境，造就了多样的婚姻模式，以及结合方式。从科学的意义上看，如果没有婚姻，很多血统就会出现混乱，不利于人们的优良繁衍，因而婚姻对个体乃至人类社会的发展都有着重要的作用和意义。

(二)婚姻问题心理咨询

两人在步入婚姻殿堂的时候都是怀着永远相爱的心，也希望这种心理能一直持续下去。但遗憾的是，婚后不久就可能会听到许多的不满和抱怨。婚姻生活的不美好，总会有它的原因，随着情侣间各自激情的淡却和生活琐事的困扰，生活中来自各方面的压力几乎要淹没曾经美好的爱情，使曾经令众人神往的婚姻丧失光彩。

对于不幸的夫妻而言，往往会因为金钱、孩子、工作、家务以及性等问题而争吵抱怨。

咨询师在面对此类问题的咨询时，可对来访者进行婚姻诊断和评估，这可以帮助来访者更加全面地认识自己和配偶，以及婚姻状态，也能更好地分析婚姻问题的症结，解决婚姻中存在的问题，从而达到和谐的婚姻状态。而且，需要通过与来访者的互动，或是观察夫妻双方的现场互动，帮助来访者发现其真实的婚姻状态、夫妻互动模式等，与来访者共同培养良好的夫妻沟通模式，建立合理有效的婚姻规则，从而减少婚姻矛盾和冲突，提升婚姻质量。

对于婚姻危机的预防和干预，咨询师也要做到冷静、理性。婚姻中诸如婚外情、家庭暴力、婆媳矛盾等都是容易引发婚姻危机的危险因素。以婚外情为例，心理咨询师应与来访者共同探讨婚外情的起因、发展、恶化的过程，帮助来访者重新认识婚外情的本质及其发展规律，学会冷静处理这种危机，而不是受情绪的左右，采取一些过激的行为，导致危机进一步恶化。

对于离婚、再婚等出现问题的婚姻，咨询师要面对的主要问题就是帮助来访者如何保护孩子不受伤害，最大限度地降低对彼此的伤害，如何面对再婚的复杂家庭结构等。咨询过程中咨询师要及时缓解来访者的不良情绪和安抚其受伤的心灵，在尽可能保持中立的情况下，鼓励来访者走出情感的阴影，努力开始美好的新生活。

三、家庭问题心理咨询

(一)家庭的形成

家庭是指在婚姻关系、血缘关系或收养关系基础上产生的，亲属之间所构成的社会生活单位。家庭是幸福生活的一种存在，有狭义和广义之分：狭义的是指一夫一妻制构成的社会单元；广义的则泛指人类进化的不同阶段中的各种家庭利益集团即家族。心理学家对家庭的定义是"在现代社会里，家庭是个体合情、合理、合法地满足三种基本需求的特殊社会功能组织"。若能满足三种基本需要，家庭则存；若不能满足，家庭则亡或名存实亡。这个定义，最低限度在心理咨询师进行家庭诊断时，是很有价值的。

(二)家庭问题心理咨询案例

家庭是温暖的代名词，幸福的港湾；是心灵的住所和最终的归宿。人人都渴望有一个温馨和谐的家庭，然而，现实中却有很多家庭并不那么温暖和谐，总是充满着冲突和矛盾。关于家庭问题的心理咨询往往涉及的不只是来访者本人，还会涉及其他家庭成员，因此，在咨询家庭问题时需要客观、慎重。

家庭心理咨询中要遵循几个重要的原则：①必须正确判断来访者的家庭问题是属于"破裂家庭"还是"死亡婚姻"；②将来访者的问题具体化、客观化，以来访者的想法为核心进行讨论；③只向求助者说明几种解决问题的可能性，不替求助者进行选择；④必须为求助者绝对保密；⑤尽量坚持夫妻双方共同参与。

家庭咨询较个体咨询而言，家庭咨询中通常会遇到充满着激烈冲突的两个或多个个体。所以，个案咨询中最常用的共情，此时变得最具有挑战性："共情谁呢？"认同了一方就意味着否定了另一方，所以咨询师一定要保持态度中立，切不可把平衡的咨访关系变成了与来访者的结盟。要作为一名"观众"，置身于来访者的家庭之外，客观地评价和分析来访者的家庭互动模式和成员性格特征等，为来访者制定合理有效的咨询方案。

家庭是一个系统，每一位成员的悲欢离合都会影响到其他人，这是因为家庭关系是所有人际关系中最为亲密的关系。而对亲密关系的渴求和依赖是出于内心，源自本能，因此咨询师应该努力帮助来访者维持好如此重要的家庭关系。

第四节　人际关系问题心理咨询

人类是群居的动物，在人和人的互动交往过程中就出现了人际关系。人际关系的好坏具有非常重要的作用，正如卡耐基所说："我们生活在一个人际关系重于其他的世界里，人与人相处得好坏，是决定人生成败的重要因素。"人与人之间的交往不仅是交往本能的需求，而且对实现自我价值和促进社会发展具有重要的意义。人际关系如此重要，但在现实生活中，往往有很多人会遇到交往困难，影响自己的工作和生活，甚至阻碍自己的个体发展。因此，人际关系问题是我们应该时时注意并正确处理的问题。在本节的内容中，将对大学生人际关系和职场人际关系的心理咨询进行分析和讲解，以帮助人们如何更好地处理人际关系，更好地与他人和睦相处。

一、大学生人际关系心理咨询

(一)大学生的人际交往

美国著名的人际关系专家戴尔·卡耐基说："一个人的成功，只有 15%是由于他的专业技术，而 85%要人际关系和他的待人处事能力。"这就说明了人际交往在人们的生活、学习和工作中的重要性。

人际交往是人类的一种需要，每一个人都有与他人交往的需要，也有与他人进行交往的必要。心理学的研究表明，在社会生活中的人们，都希望被别人喜欢。因此，学习人际关系心理学就非常重要。而正处于身心全面发展的青年大学生学习如何处理好人际交往更是尤为重要，这不仅能有助于大学生形成自我价值感，还能增强人格魅力，为自己的人生发展增添色彩。

(二)大学生人际交往的心理咨询

在大学生人际交往的心理咨询中，来访者多在人际交往中存在着心理障碍，比如认知障碍、情绪障碍和能力障碍。对于不同的问题类型，需要采用不同的咨询方法。

出现认知障碍的个体在人际交往过程中，无法客观、公正地认知交往对象，正确地对待交往对象，对于此类心理咨询，咨询师要帮助来访者了解各种认知偏差，形成正确的认知观。在因自卑、羞怯、妒忌、愤怒、恐惧等负性情绪引起的人际交往困难的咨询中，咨询师要帮助来访者学会善于克制和宣泄情绪，并鼓励来访者培养和发展正当需要，提高对挫折的忍耐力。而对具有能力障碍的来访者，咨询师应该鼓励来访者树立信心，克服自卑感，多实践、多总结，并帮助其学习一些基本的人际交往原则和方法、技巧等。

(三)建立良好的大学生人际关系

大学就是一个小社会，人际关系是非常重要的。要建立良好的人际关系，首先，就应注重自己的仪表，保持着装整洁。赢得他人喜欢的第一要素就是要注重自己给他人留下的第一印象。其次，脸上应常挂微笑，都说爱笑的人运气不会差，脸上常挂笑容，怎么会没有好的人缘呢。另外，待人处事应热情大方。待人接物落落大方，充满热情，真诚地对待身边的同学和老师，必定能建立良好的人际关系。再次，还应该对待他人坦率、真诚；能够宽以待人。最后，要保持自信，相信自己一定能经营好人际关系；并坚韧不拔，在交往中即使遇到困难，也依旧坚持，勇敢面对；保持幽默，不忘创新。

二、职场人际关系心理咨询

(一)职场人际交往

职场人际交往是指人们一经就业，就会加入某一特定的职业群体，成为其中的一员，并同其他成员建立起相应的人际关系。在职场人际交往中形成的职业群体人际关系，是职业群体存在的基本条件和重要特征，它直接或间接地影响着人们的职业活动和工作效率。

职场人际交往具有交往对象可变、交往条件受限、交往内容广泛、交往手段多样、交往进程互动等特点。

在职场中，应该讲究人际交往的艺术：注重人际的称呼，交往中对长辈的称呼要表示出尊敬和感情，对自己同辈人的称呼要表示出平等、友好的感情；讲究谈话的艺术，谈话时的语气、语调、表情、手势等都要注意；保持适当的交往距离；选择合适的沟通方式。

(二)职场人际交往的心理咨询

各种数据都在轰炸式地告诉我们当今职场压力的存在。不仅各种学术期刊刊登调查结果，而且在各种知名报纸和时尚杂志里，压力也成为家常便饭式的主题。职场压力不单指工作压力，更多的还来自人际交往的压力。良好的职场人际交往对个人和公司，乃至社会都有着重要的意义。

在职场人际交往中有各种各样的问题，比如无法跟上司相处好(害怕权威人物)；害怕与性格强势的人相处；想要和每个人都处好关系，害怕发生矛盾冲突；无法处理好亲密关系；和陌生人交流很好，交往深入就退缩等。人际关系问题往往与童年期的原生家庭、成长经历、性格特征等有关系，咨询师可以与来访者交流，咨询和了解来访者的早期经历、家庭关系、交往模式等信息，帮助来访者更好地认识和了解自己，共同探讨职场人际交往中问题形成的原因，并积极地引导来访者寻求解决问题的办法，从而获得良好的职场人际关系。

(三)建立良好的职场人际关系

在职场中最重要的就是人际关系，那么如何在人际交往中做到游刃有余，妥善地处理职场交往问题？这就需要在职场中了解几条人际交往的原则。

1. 换位思考

处理自己和他人的人际关系时，要改变从自我出发的单向观察与思维方式，应从对方的角度观察对方，替对方着想，也即由彼观彼。在此基础上，善解他人之意。如此处理人际关系，就有了更多的合理方法。

2. 平等待人

正所谓"己所不欲，勿施于人"，不强求别人这个原则是处理人际关系必须遵循的金科玉律。平等待人，是古往今来都适用的人际交往之道，人是生而平等的，每个人的人格和尊严都应该受到尊重。

3. 学会分享

正如把快乐和他人分享时，一份快乐就会变成两份快乐一样，工作中自己的想法和创意和他人分享时也容易产生更多的思想火花。在职场生活中，应该学会多与他人分享，这样有利于获得他人的信任和促进人际关系的发展。

4. 欣赏他人

每个人都希望得到别人的欣赏与鼓励，因为这可以激发人们奋斗的激情、提高个人自信度、促使身心愉悦。在职场中，获得领导和同事的欣赏无疑是工作的最大动力之一。而善于欣赏他人，就是给予他人的最大善意，他人也多会以友好回报自己。

5. 乐于付出

世上没有免费的午餐，天上也不会掉馅饼，有付出才有回报。无功受禄、不劳而获古往今来都令人厌恶。因而为了获得更好的职场人际关系，不妨多付出一些。如能慷慨地对别人付出，在自己困难的时候，也必定会得到很多真诚的回报。

6. 诚实守信

诚实守信是人与人之间相处的首要原则。明礼待人，诚信做事，可以使我们理直气壮、正气凛然、心胸开阔。讲诚信的人可以使人产生信赖感，值得他人托付，容易获得认可和赞许。在职场中，做到这一点有利于建立良好的人际关系。

7. 宽容待人

自古以来，宽容待人就是中华民族弘扬的传统美德。宽容待人，是一种心灵的崇高境界。在职场交往中，宽恕他人的过错，不仅会赢得他人的好感，还能使自己身心愉悦。当我们宽厚仁慈地对待所有人时，我们的心胸也就开阔了，生活就会变得更加愉悦，人际关系的处理也会更容易。

8. 持之以恒

在处理人际关系时，不能急功近利，追求短期效应，真正和谐的人际关系不是一种简单的应付，需要不断地努力经营。按照正确的原则处理各种人际关系，是我们自然的流露，是我们长期的准则，要相信通过自己的不断努力和付出他人总会理解和信任自己，最终收获良好的人际关系。

9. 善于感恩

我们从小就被教育要常怀感恩之心，常说"滴水之恩，当涌泉相报"。感恩作为中华民族传统美德中的重要组成部分，在职场良好关系的培养中也是应该遵循的一条原则。因此，要常对自己的上司、同事怀有感恩之心，以感激的心态与他人共事，定能收获更好的交情。

三、人际交往障碍心理咨询

(一)影响人际交往的主要因素

1. 个体因素

人是人际交往的主体，因而在考虑影响人际交往的因素时最先考虑的就是个体的因素。个体因素又包括不同的方面，其中人格心理特征、个体交往素质和人际认知对人际交往关系又有着重要的作用。

从人格心理特征的角度来看，个体的价值观、气质、性格、兴趣和能力等因素会影响人际交往。如果个体有正确的价值观，则有利于发展健康正常的人际关系；反之，则容易出现与正确价值观不同的行为，而与他人的思想和行为产生冲突，阻碍正常人际关系的形成和发展；气质是表现一个人心理活动的强度、速度及灵活性方面典型的、稳定的心理特征，按传统的气质类型分类共有胆汁质、多血质、黏液质和抑郁质四种。胆汁质和多血质的人开朗外向容易与人交往，而黏液质和抑郁质的人安静内向而不善于与人相处。性格是指通过比较稳固的对现实的态度和与之相适应的习惯化的行为方式所表现出来的心理特征。值得信赖、待人忠诚、热心且富激情、爱帮助人、诚恳坦率、有幽默感、个性独立等多被认为是选择益友的条件。兴趣是反映个体行为指向特征的心理指标。兴趣广泛的人容易与人找到共同点，更利于相处。能力是指直接影响活动效力，使活动得以顺利完成的个体心理特征。人们在实践中锻炼出来的社交能力就是一种特殊能力，在社交上能力高的人更容易与他人相处。

从个体交往素质的角度来看，仪表形象、文化素质、道德品质和交往技能对人际交往有重要的影响。仪表形象指人的外表，包括人的仪容、表情、姿态、服饰等具体构成因素。人们常强调的"第一印象"也体现了仪表在人际交往中的重要性。文化素质主要反映为个体的人生价值观念、知识水准、审美趣味、礼仪修养等。在人际交往过程中，文化素养高的人更容易获得他人的青睐，交往也会相应地顺利。道德品质由文化特征和价值取向所决定，道德修养是一个人人格的最高体现。道德品质高的人会获得他人和社会更多的尊重，更容易获得朋友，也有利于其自身的发展。交往技能主要是指交际者是否能成功地展开人际公关的能力。交往技能的提高可以通过实践的积累和各方面的学习，提高交往技能对改善人际关系有着重要的作用。

从人际认知的角度来看，心理学中一些常见的认知效应和认知偏差，以及认知的"双向性"过程也影响着人际关系的交往。人际认知中的心理效应有首因效应、近因效应、晕轮效应和刻板效应。认知偏差有第一印象偏差、单向思维偏差、综合品质偏差、主观尺度偏差和个体归因偏差。人际认知过程具有多变量性、不一致性、互映性和制约性的特点。人际认知的实质是一个认知者对被认知者对象形成"感觉、知觉、意象、概念"的过程，在这个过程中总会受到很多因素的影响，但随着认知心理学的发展，人际认知对人际关系的影响的研究必将日益深入和清晰。

2. 社会因素

人际交往作为一种社会性的活动，人际关系除了会受到个体自身的影响，也会受到社会环境的影响。如社会背景、文化观念、社会角色、社会资源和社会群体等因素的影响。

社会背景包括社会制度、道德规范、相关法律、社会习俗等。社会制度指在一定历史条件下形成的社会关系和与此相联系的社会活动的规范体现。在较为开放的社会制度里，人际关系的范围往往容易扩大；反之，则容易缩小。道德规范是指由社会舆论力量和个人内在信念系统驱使支持的行为规范的总和。人际交往会受到社会道德的制约，社会道德也会影响人际交往。如人们提倡的讲究诚信待人、助人为乐、平等互助等美德都有利于促进人际交往。相关法律则是以国家强制力量来调节和约束正常人际关系的发展。社会习俗在不同的地区和国家会有差异，也就体现为不同地区的人际交往差异。

文化观念是指文化价值观念的差异对于人际交往的影响。它表明人对社会行为的评价态度，突出地表现为不同文化背景的人对社会的认知态度。比如我国推崇的谦虚不显露的价值观念与西方国家提倡的表现自己的观念就有差异。

社会角色主要由社会地位和职业身份等因素构成。社会地位会制约或影响人际关系，如社会地位高的人往往表现得更具有权威性，职位低的人难以接近，这也就会有碍上下级间的交往和沟通；职业身份不同也限制了其交往对象，如教师主要的交往对象就是学生。因此在人际交往过程中应更多地注意自己的社会角色，平等待人，拓宽交际圈。

社会资源和社会群体也会限制和影响人际交往。社会资源丰富的人社会交往范围较大，善于广结人缘，自然在社会交往中更容易游刃有余；而社会资源匮乏的人群则容易在交往中遇到困难。另外，由于社会群体为群体内的成员交往创造了条件，长期的接触和共同了解，可以促进群体成员的人际交往。

3. 其他因素

在现实生活中，人际关系还会受到其他因素的影响，比如时间、空间等的影响。通常在人际交往中个体对时间的把握也会影响到人际关系，如约会不守时会使人产生不信任感而不利于良好关系的发展。个体之间的距离也会限制其关系的发展，如长期分居两地的夫妻容易产生矛盾。

(二)人际交往中的心理障碍及克服方法

在人际关系交往中，有心理障碍的主体，往往无法拥有和谐、友好和可信赖的人际关系，在与人相处中，既无法得到快乐满足，也无法给予别人有益的帮助。心理障碍是人际交往中直接、普遍、主要的障碍，如自卑心理、嫉妒心理、多疑心理、自私心理等都会影响人际交往，局限交际范围，损害人际关系。因此，正确地认识人际交往中的心理障碍，学习和掌握正确的应对方法，对建立良好的人际关系具有重要的作用。下面，先了解人际交往中主要的几种心理障碍，并分析其成因和提出具体的解决方法。

1. 自卑心理

自卑是一种自我评价，一种在认知上产生的偏差，认为自己是无能软弱的人。自卑者认为自己比不上别人，对自己的能力、品质评价过低，还常感到害羞、不安、内疚、忧郁、失望等。自卑形成的原因较多，主要是自我评价不足，也会受到个人性格、成长经历、家庭经济状况和社会环境的影响。要克服自卑心理，首先要正确认识自己，提高自我评价；还要善于自我满足，消除自卑心理；也要坦然面对挫折，加强心理平衡；最后多参与社交活动，增强生活勇气。

2. 嫉妒心理

嫉妒是指人们为竞争一定的权益，对相应的幸运者或潜在的幸运者怀有的一种冷漠、贬低、排斥，甚至敌视的心理状态。就嫉妒的形成原因来看，嫉妒多源于同一领域的竞争、某种被破坏的优越感或是以自我为尊的心理和报复心理。嫉妒心理对良好人际关系的建立危害巨大，应该努力克服。首先要认清嫉妒的危害；然后要形成正确的认知，合理地评价自己和他人；要树立正确的竞争意识；更要学会"感情移入"，体会和理解他人的感受；最后要不断地努力提高自己，克服嫉妒心理。

3. 猜疑心理

猜疑心理在交往过程中，会表现为自我牵连倾向太重，总觉得其他什么事情都会与自己有关，对他人的言行过分敏感、多疑。猜疑心理多和作茧自缚的封闭思路，对环境、对他人、对自己缺乏信任有关系，也会受曾经交往经历失败与听信他人谣言的影响。为了克服猜疑心理，要注重优化个人的心理品质，增强自信；学会安慰自己，摆脱错误思维方法的束缚，增加心灵的透明度；还要综合分析被猜疑对象的长期表现，及时沟通。

4. 自私心理

自私心理指的是只顾自己的利益，不顾他人、集体、国家和社会的利益。表现为计较个人得失、有私心杂念、不讲公德；严重的还表现为侵吞公款、诬陷他人、杀人犯罪等。自私行为的病因可从客观与主观两个方面来分析：从客观方面看，自然资源与社会资源十分有限，且分配不合理，为占有更多的资源容易形成自私心理；从主观方面看，个人的自我敏感性、价值取向等也会影响到自私心理的形成。自私自利之人往往自我敏感性极高，以自我为中心，对社会对他人极度依赖与索取，没有社会价值取向，对他人与社会缺乏责任感。在人际交往中，应该多自我反省，多做利他主义的事情，克服自私心理。

5. 偏见心理

偏见是人们以不正确或不充分的信息为根据而形成的对其他人或群体片面甚至错误的看法与印象。团体冲突理论、社会学习理论、认知理论和心理动力理论对偏见心理的形成有不同的解释。偏见心理会阻碍人际间的正常交往，应当通过更多的直接接触、加深了解、提高教育水平等方法来消除偏见。

6. 自大心理

自大心理表现为自以为是。具有自大、自傲心理障碍的人，往往在社交场合显得高傲，对其交往对象不屑一顾。通常向他人展示出一副自命不凡、自视清高的架势。自大心理的人主要是由于个体对自我认知的偏颇，对自己的认知不合理，认为自己高人一等。因而要克服自大、骄傲自满的心理也要先从调整自我的认知开始，正确地看待自己和他人。

此外，还有虚伪心理、孤僻心理、报复心理、固执心理等都会阻碍正常的人际交往，人们应该重视和反省自己的心理问题，克服心理障碍，从而与他人建立起良好的人际关系。

(三)建立良好的人际关系

建立良好的人际关系，首先，要学习和掌握一些人际关系的原则。人际交往的基本原则主要有平等原则、尊重原则、诚信原则、礼貌原则、关怀原则、互利原则、道德原则、适度原则、相容原则、积极原则。在交往的过程中要按照以上原则做到平等待人、尊重他人、诚实守信、注重礼节、关爱他人、互帮互助、遵守道德、言行得体、相互宽容、积极主动，真诚地与他人建立起良好的人际关系。

其次，为了更好地维系和发展真正的人际关系，还需要交往双方的共同努力和密切配合。交往主体双方应该怀着真挚的情感，且彼此要信任。而"金无足赤，人无完人"，交往主体的双方都会有缺陷，要学会彼此接纳，多理解多沟通。在竞争如此激烈的现代社会，交往的主体还应该相互共勉，促进双方的共同进步，并在互帮互助中，实现互利共赢。

最后，还要不断优化人际交往的大环境和努力建立新型人际关系。随着当今社会的不断进步，世界日益呈现出一种"一体化"的发展趋势，人类需要在一个具有多元的文化及价值取向的社会中共存。因此，要努力建立"和谐共处"的人际关系，构建"和而不同"的多元人际关系格局。

本 章 小 结

在心理咨询与治疗过程中，总会遇到不同类型的问题，每一位心理咨询与治疗师都应该具体情况具体分析，做到"对症下药"。而不同类型的心理问题所运用的理论和方法都会有所差异，这就需要我们不断地学习和积累实践经验。

思 考 题

1. 心理咨询的分类有哪些？
2. 不同年龄段的心理咨询问题常见的处理方法有哪些？
3. 如何进行婚恋问题心理咨询？
4. 如何处理人际交往问题？

参 考 资 料

[1] 郭念锋. 国家职业资格培训教程心理咨询师(三级)[M]. 北京：民族出版社，2012.

[2] 安秋玲，陆芳萍. 儿童、青少年心理咨询案例分析——原理与方法[M]. 上海：上海社会科学院出版社，2014.

[3] 桑作银，汪小容. 大学生人际交往心理学[M]. 成都：西南财经大学出版社，2007.

[4] 杨丹. 人际关系学[M]. 武汉：武汉大学出版社，2010.

[5] 徐光兴. 爱情、婚姻、家庭心理案例集[M]. 上海：上海教育出版社，2009.

推荐阅读资料

[1] 布拉登，菲洛普洛斯. 儿童心理测验——更好地理解孩子[M]. 傅莉. 郑铮，译. 北京：中国轻工业出版社，2008.

[2] 徐光兴. 爱情·婚姻·家庭心理案例集[M]. 上海：上海教育出版社，2009.

[3] 徐光兴. 学生心理辅导咨询案例集[M]. 吉林：吉林出版集团有限责任公司，2012.

[4] 谢师. 发展心理学[M]. 11 版. 邹泓，等译. 北京：中国轻工业出版社，2009.

对于现代人来说，"心理健康""心理咨询""心理治疗"等字眼儿已不再是陌生的词汇，它们越来越多地得到人们的了解和认同，这与高速发展的现代社会节奏所导致的人们心理压力增多有关。现代人关注自己的生理健康，更关注自身的心理健康，希望通过有效的渠道满足自己在心理健康上的要求。获得科学规范且有效的心理咨询是提高现代人生活质量的重要内容。

——题记

第十章　不同环境下的心理咨询与治疗

本章学习目标

> 掌握教育环境下的心理咨询与治疗。
> 掌握社区的心理咨询与治疗。
> 掌握综合医院和精神专科医院的心理咨询与治疗。
> 掌握监狱中的心理咨询与治疗。

核心概念

心理咨询与治疗(counseling and psychotherapy)、学校(school)、社区(community)、综合医院(general hospital)、精神病专科医院(psychiatric hospital)、监狱(prison)

一例躁狂症患者白某的求助历程[①]

白某，25岁，女，北京某高校大四学生，无精神疾病史(父亲交代)和躯体疾病。白某出身于一个普通的家庭，父亲会多种乐器，曾在一家企业工作，后因为经常在夜总会的乐队参加演出，影响了工作绩效，被企业调到非重要岗位上。母亲下岗，现无稳定工作，但有一定的津贴。整个家庭虽然算不上富裕，但至少没有达到贫困的程度。

白某自出生到高中阶段都非常顺利，没有经历过大的挫折，学习成绩和人际关系良好，高考后被北京某高校录取。同期，听人说她母亲一个同事家的孩子高某被北京某名牌大学录取，白某与其素未谋面，两个人并不熟识，但出于对其的欣赏，白某陷入了对高某的爱慕和单相思。至此，在网上聊天时，每当发起与陌生异性之间的谈话，白某总会认为对方

---

① 本案例为作者心理咨询实践中的真实案例，其中来访者的姓名及相关信息已作处理。

就是高某，因而会突如其来地质问对方到底是不是高某，一段时间内一直纠结于此。后来，白某脾气变得暴躁，根本无法正常上课，时常情绪激动地给家里打电话，并要给高某打电话，后被送入了北京某精神病医院，被诊断为躁狂症。经治疗复学后，有一次，由于校园里保安的一句并不是针对她的话，白某无法控制自己的情绪对其猛踢，躁狂症再次发作。白某意识到了自己的情绪失控，主动拨打120，再次住院。出院后复学，有一次参加乒乓球比赛，在训练过程中结识了一位男志愿者教练，白某开始喜欢这位教练。教练其实并不喜欢白某，但是白某坚定地认为该教练是喜欢她的。后来偶遇教练与另外一个女孩拥抱，认为这是故意在整她，于是产生了对教练的极其恶劣的评价。目前，白某在网上聊天时，又总是认为网上的陌生异性是她喜欢的教练，但是白某并不能确信对方到底是不是，因此会向对方要电话号码，并给对方打电话，结果这些陌生异性根本就不是教练。

综上所述，白某大二下学期时躁狂症首次发作，入住北京某精神病医院，住院时间为一个半月，出院后在家里休养一年，后来复学，接着读大二、大三时躁狂症再次发作，经两个月的住院治疗，基本恢复正常，出院后复学。复学后，学院建议家长带领白某接受心理咨询，以更好地恢复社会功能，家长和白某本人都接受了该建议。

由于是学院建议接受心理咨询，以恢复社会功能为主要目标，所以来咨询时白某本人没有主动提及心理和行为上的不适以及迫切需要解决的问题，只是带着心理咨询对她的社会适应有意义的角度来进行心理咨询的。

 案例分析

对于上述情况进行分析我们可以总结出，白某的就医过程大概经历了以下三个阶段。第一阶段：及时就医得到良好治疗。第二阶段：由于康复期没有得到较好的心理咨询与治疗，病情复发再次入院。第三阶段：二次出院后得到及时心理干预，康复效果较好。

第一阶段：白某第一次发病，由于表现出较为明显的精神疾病症状，引起了所在大学的重视，得到了较好的就医安排，治疗效果较好。

一般的心理疾病患者由于没有比较明显的症状，因而得不到及时治疗，以至于延误病情的案例比比皆是。据有关数据显示，抑郁症患者中70%得不到及时得当的治疗，这也是导致抑郁症患者自杀比率较高的主要原因之一。因此，心理问题及精神疾病患者懂得选择适当的救助渠道帮助自己对于问题的解决和病情的康复意义重大。

第二阶段：白某在病情稳定出院后，应接受适当的心理咨询与治疗，从而达到帮助其巩固治疗结果，恢复社会功能的目的。但是，白某没有得到诸如此类的心理干预，以至于事隔一年多再次住院。

一般的精神疾病患者在出院后，并不能即时融入社会，必须经历一段支持其社会功能恢复的治疗，而这期间的治疗多以心理咨询与治疗为主。

第三阶段：再次出院的白某，在其康复期接受了较为有效的心理治疗，并取得了较好的效果。

得了心理疾病应该怎样寻求帮助？这看似简单的问题，在现实生活中却并不简单。我国目前心理问题人群中，大约有30%左右发展为各种心理疾病乃至精神疾病，而各种心理疾病患者中只有1/3的人主动寻求治疗，其中不足1/4的人得到了科学规范的系统治疗。由于社会、家庭和患者本人对心理疾病的识别率较低，且不能采取有效的救助措施，心理疾病患者的未治率长期以来居高不下，影响到患者本人躯体疾病的康复，又在一定程度上导致了生活质量和社会功能的下降，有人甚至失去了学习和工作的机会，重症患者则自杀率高。本章就如何获得恰当的心理咨询帮助及我国目前各种环境下的心理咨询与治疗状况作详细的讲解。本章共分四节，第一节主要介绍学校心理咨询与治疗，第二节对社区心理及其发展作全面的介绍，第三节对医疗机构的心理咨询与治疗功能作介绍，第四节将对监狱中的心理咨询与治疗作分析。

第一节 学校心理咨询与治疗

目前，许多大、中、小学已经开始重视并着手开展学校心理健康教育了。但由于心理健康教育对多数人来讲还是一个新课题，加之目前我国教育部门对这项教育内容还缺乏统一、规范的要求，因此学校心理健康教育呈现出理论研究滞后于实践的状况。这其中毋庸置疑的是，学生心理行为问题矫正是学校心理健康的一项重要内容。学生心理行为问题矫正是面向少数具有心理、行为问题的学生而开展的心理咨询，行为矫正训练的教育内容，多属矫治范畴。

本节将就学校心理咨询与治疗的相关内容作详细的讲解。

一、学校心理咨询室的定义和设置

心理咨询是一种新的行为科学，也是一种新的教育法。随着 1999 年教育部《关于加强中小学心理健康教育的若干意见》的颁布以及近几年社会上"心理咨询热"的升温，心理咨询已走进了寻常校园。但由于我国学校心理咨询起步较晚，许多方面还不成熟。

(一)学校心理咨询室

1. 学校心理咨询室的性质

学校心理咨询室，即向学生进行心理指导的场所，是心理咨询教师与学生进行面对面的以人格为前提的真诚相谈的地方。教师与学生在咨询室里就某一问题共同探讨、共同实践，最终使学生自己进行正确选择，从而达到促进学生成长的目的。对于学生而言，心理咨询主要是指学校心理咨询，即学校心理咨询人员运用心理学的原理和方法，对在校学生的学习、适应发展、择业等问题给予直接或间接的指导、帮助，并对有关心理障碍或轻微精神疾病患者进行诊断、矫治的过程。

学校心理咨询范围不仅限于大学生，还包括中、小学生，咨询的对象一般有三种：①所有正常的在校学生，当他们在学习、生活、发展、择业等方面遇到问题时，便可找学校心理咨询人员寻求帮助；②心理偏常的学生，他们在认知、情感、意志行为等方面有不同程度的障碍，或存在一定心理疾病；③学校的教师、行政人员和学生家长，学校心理咨询可为他们提供心理学的知识和劝导，从而帮助他们明确学生的身心特点。

学校心理咨询的内容有三方面：一是以教育发展为中心的咨询内容，如不同年龄阶段学生的身心特点与发展规律，各个时期的发展目标与影响因素，促进学生最佳发展的教育、教学手段与途径等；二是以校园指导为中心的咨询内容，如学习方面的心理问题、良好学习习惯的培养与不良学习习惯的纠正、学习方法的掌握与调整、应试技能的提高、人际交往的技巧、升学就业的选择等；三是以心理卫生为中心的咨询内容，主要是常见心理疾病的诊断、治疗和护理问题，如儿童的口吃、遗尿、多动症，青年期的神经衰弱、强迫症、抑郁症、神经官能症等。

2. 学校心理咨询室的功能

心理咨询室应该具备必要的设施及资料，以便于学生敞开心扉，在安定祥和的气氛中倾诉烦恼。学校心理咨询室根据不同的情况也可以冠以其他名称，如安心小屋、生活指导室、学生之家等，但无论称谓如何，它的功能应该是明确的。

学校心理咨询室不仅是对学生进行心理指导的场所，还应该成为学生生活指导的中心，其功能可以从以下几方面分别说明。

1) 学生生活指导

心理咨询室备有各种有关学生心理问题及指导方案的资料，心理咨询教师应该是青少年心理问题的专家，对学生现阶段的心理动向掌握得比较准确，因此心理咨询室应成为学生生活指导的中心，利用心理咨询室现有的资料，制定学生指导方案。

2) 对学生个体进行指导的研究室

心理咨询室通过对话不仅要解除学生烦恼，还应进行各种测试，帮助学生了解自己的能力、兴趣、个性特长等，通过对个体的指导，使学生认识到心理咨询室也是有效指导个体的研究室。

3) 提供及保存情报的资料室

心理咨询室相关人员应该及时收集大量有关学生升学、就业等情报，以及对学生发展和适应社会有用的资料，适当分类保管，以便于查阅。资料不仅可以随时提供给每一名学生进行参考，也可以通过各种媒体广泛利用。由此可见，心理咨询室还应成为情报资料中心。

4) 教师继续教育的基地

为了提高教师理解学生、指导学生的能力，学校应该有效发挥心理咨询室的作用。心理咨询教师可以提供典型事例，与教师共同探讨指导方案，研究咨询技术及指导艺术。全体教师也应积极参与各种调查，收集资料。总之，心理咨询室应该成为教师研讨及接受继续教育的基地。

5) 学校与家庭的桥梁

为了有效地指导学生，心理咨询室还应成为连接学校与家庭的桥梁，帮助家长理解学生，了解学校对学生指导的目的及方法，从而协助学校更好地完成指导学生的任务。

(二)学校心理咨询室的设置

1. 位置

由于学生心理咨询的特点，学校心理咨询室应设在学生便于访问的地方，但不应离教室和行政设施(如校长室、教务部门等)太近。为了防止噪声，最好避免设在与音乐室、体育场所较近的地方。为了使来咨询的学生能够安心咨询，最好选择相对独立，但又不偏僻的场所。

2. 内部设施

心理咨询室应有如下配套设施，即个别面谈室、集体咨询室、接待室、行政室、资料及器械室、职业指导室、心理测量室等。

学校可根据具体情况适当调整部分设施，但应特别加以用心的是咨询室，一定要保持环境幽雅、宁静，应使学生感到松弛，能够放心地倾诉。

1) 心理咨询室的布置[①]

心理咨询室是接待来访学生，给他们以指导、启示，帮助他们解决心理问题的专用房间。为满足安静、保密的要求，应当能够保持安静，有较好的隔音、隔离设施。为使学生感到亲切、和谐、平静、安全、放松，心理咨询室的面积一般不宜过大，内部设施可以简单些，房间装修尽可能减少硬线条和棱角，室内要整洁，光线要柔和；室内色调以中性为主，尤其不要过于灰暗，在必要的地方可放上鲜花或盆花，以示生命力。心理咨询室可配置两张单人沙发椅，一个茶几或一张办公桌。咨询时来访者坐的位置以同咨询师成90°直角为宜，这样可避免来访者与咨询师对视，减轻来访者的心理压力。座位也可排成平行式或交叉式。咨询时应有规范的咨询记录卡，咨询结束及时存档。心理咨询室还可配备采访机、摄像机、录音机或 CD 放音机，及多媒体计算机系统等设备，以备需要时使用。

2) 心理测量室的布置

心理测量室一般不要和咨询室合在一起，最好有一个安静独立的房间，房间的面积不需很大，以保证心理测量不受干扰，结果正确。心理测量室需要备有常规心理测量表。

心理测量室要为学生建立规范的心理档案。心理档案可以按年级、班级分类，也可按个别咨询和团体咨询分类或按量表性质分类等。心理测量室要配置计算机和打印机，以便测量结果的统计和处理；还要配置心理档案柜，以便存放心理档案；各种心理测量表和软件可陆续配置。

3) 心理阅览室的布置

有条件的学校，可在心理咨询室和心理测量室之外，另建心理阅览室和心理活动室。心理阅览室是心理图书资料的专用阅览室，其面积大小可根据学校条件构建。心理阅览室可以集中配置有关心理方面的报纸、杂志，同时集中放置有关帮助和提高学生心理品质方面的书籍，让学生选择自己所需要的资料，从而得到帮助和启示。心理阅览室还可以为教师提供有关心理教育方面的资料。需要配置书柜、阅览架、阅览桌椅等。

4) 心理活动室的布置

心理活动室的设置，一是为学生进行各种团体辅导活动，二是为学生进行心理训练提供条件。一般在使用教室。心理活动室用于团体辅导活动时，可营造一种心理环境，让学生在心理辅导活动室中感受到辅导教师设计的情景。学生在活动中可以扮演各种角色，体验角色心理，达到心理平衡。有条件的还可以作为心理反应和行为反应的实验观察室。在活动室里学生可以自由组合。可以根据咨询与辅导的需要，为活动室创造性地设计配置设备，一般要配有学生座椅、音响、电视录像设备等。

活动室若用于心理训练，可以使用浅绿或浅蓝色布置，并配有舒适的椅子。心理松弛

---

① http://jcsss.net/main/20083151484542/Page/20091208.

室要配置一台比较好的并有放松指令的录音机，及各种放松训练的指导语和音带。

综上所述，咨询室的布置可在如下几方面特别留意：第一，咨询室的整体氛围要宁静，不应布置分散学生注意力的物件；第二，采光、通风条件要好，冬要保暖，夏要凉爽，咨询室要给人以明朗、愉快的感觉；第三，可适当地用鲜花、图画装饰咨询室，使学生产生一种休息、安定的感觉；第四，小揭示板、板架、图书等应便于学生阅读；第五，学生的位置应避免门窗方向，不应让学生与突然来访的外人照面；第六，学生的个人资料应放在教师便于取放的地方，避免在交谈的过程中教师出现移动频繁过多、动作幅度过大的问题；第七，保密设施要好；第八，面谈室不宜过大。

3. 备品

面谈室、接待室、集体咨询室的内部备品可根据实际情况适当装备，但基本应备有资料柜、电话、电视、录音设备，以及面谈时的桌椅。有条件的地方还应设置计算机、衣柜、揭示板以及茶具、饮料台。咨询室使用的各类记录没有固定模式，但应有以下种类的文件，包括咨询室日记、咨询记录簿、学生登记卡、收发公文单、会议记录本、事例集、活动计划方案、各项检查记录单、资料目录、咨询申请书等。

二、学校心理咨询室的工作

(一)学校心理咨询室的责任人

学校心理咨询室的责任人理所应当是学校领导或咨询教师。咨询室负责人的职责范围应该包括实施个别及集体咨询、起草咨询室工作计划、收集有关情报及资料、协助学校开展大型活动等。

(二)咨询室的主要业务

咨询室可下设分支机构，即企划室，职业指导室，集体、个人咨询室，调查、统计室等。学校可根据情况适当调整，主要业务有进行个别及集体咨询、心理测试、心理诊断、提供职业指导、个别学生特别指导等。

(三)咨询室与其他部门的协作

咨询教师应与学校其他教师保持良好的人际关系。咨询室与团委、学工处等直接管理学生的部门联系最为密切，两者的业务内容有很多重叠部分，但是立场和角度不同，分别承担着不同的责任，应避免发生不必要的矛盾。

(四)咨询时间的安排

咨询时间一般应安排在下午或课后时间，必要时可利用正常课时。咨询室的工作时间越长，应该越有利于学生指导工作，但是，由于种种原因，各校实际开放心理咨询的时间是极其有限的。按每人每次咨询 1 小时计算，1 名教师一天只能进行 6～7 次咨询，1000 名学生左右的学校，如果只配置 1 名咨询教师，每天只有两小时的咨询时间，显然是不够的。

三、学校心理咨询中咨询师的多重角色

现阶段，在学校心理咨询这个特殊的环境中，由于我国心理咨询领域发展的滞后，全国中小学心理教师中，专业教师不足 1/4，其余为班主任、德育教师或学科教师兼任。在学校，咨询师一般都被称作心理辅导老师，具有咨询师和一般教师双重身份。由学科教师、德育教师或班主任担任的咨询师具备了多重角色，使得他们在做咨询时不得不及时调整自己的角色，角色之间的冲突也会对心理咨询产生重要的影响。

(一)教师和咨询师角色间的冲突

在学校心理咨询师的多重角色中，最基本的角色是教师。"师者，所以传道授业解惑也。"也就是说，教师与学生之间，更多的是传道与被传道、教育与被教育、指导与被指导的关系；而心理咨询师与当事人之间则是平等的、信任的、合作的关系，这与师生关系是明显不同的。

具体地讲，教师和心理咨询师角色间的冲突表现在以下几方面。

1. 工作精力和时间上的冲突

不管是作为教师还是咨询师，都需要投入大量的工作精力和时间。当咨询师身兼多职时，繁重的事务与工作会消耗咨询师大量的体力。而做心理咨询时，必须要求体力和心理处于最佳状态才能成功进行，处于疲劳状态的人根本无力应付。

2. 专业知识与技能上的冲突

不管是作为教师还是咨询师，各个角色之间在知识积累与技能结构上是有差异的。心理咨询并不是每个人生来就会的，它需要一系列专门的训练，需要具备必要的知识与技能。心理咨询不存在中间状态，它或者有益或者有害，没有经过刻苦的学习与训练的人是难以胜任咨询工作的。而作为学科教师，他所要掌握的是该学科的理论或实践知识；作为德育教师，需要以辩证唯物主义、教育学的基本原理为理论基础。这些都是完全不一样的理论知识系统，加载在一起必然产生冲突。

3. 立场上的冲突

心理咨询是需要站在学生个人的立场上，给出最有利于学生发展的建议。咨询师的一言一行都能体现出尊重、理解、真诚、接受等心态，他必须看到每一个人都是值得给以真诚帮助的，学生的缺点都是可以理解的(不是宽恕)。咨询师没有自己的立场，所有的谈话都要从来访者的角度出发。在学生的个人发展上，咨询师也不会站在社会的层面上去指导学生该朝哪个方向发展。例如，某个学生虽然成绩很好，但他一心向往经商，咨询师在帮助他进行了充分的自我探索之后，应鼓励他作出自己的决定。但教师一般总是倾向于让学生按社会规范的要求成为一个好学生，为学校也为教师、为自己增光。教师主要是站在社会的立场上去教育学生，从真理的立场判定学生的理解是否有误。在对待学生"个性"态度上，教师往往以社会的标准尺度来衡量学生的发展。而所谓发展学生个性的努力往往被社会规范所束缚。教师所允许的个性差异，是不能越社会规范这个雷池一步的。他必须对学生相互比较，以确定学生到底学到多少。他必须根据学生的行为是否有利于学习等标准，判定学生的"好"和"差"。他必须对学生学习和品行上的错误给以纠正，有时还要对破坏学习秩序的学生给以惩戒。教师的立场更多地像个权威的法官，而这一点与心理咨询师的立场是相悖的。

4. 观念上的冲突

在帮助学生适应环境的观念上，教师和家长们都会尽力给学生提供最好的环境，尽力去改变环境中对学生不利的方面。但我们应该清楚，改变环境不是咨询的主要手段，它往往不是解决问题的最佳方法。咨询师要改变的是当事人。因为改变环境往往是非常有限和暂时的，所以使当事人学会洞察自己和环境，学会调控自己的思维和行为，才是解决问题的根本方法。但教师要做到这一点比较困难，他们的经历使他们看到学生、当事人遇到麻烦时总是指点学生，为学生做一些什么，否则他们会感到一种压力和负疚感。

心理咨询是一项独特的职业，咨询师的个人角色和职业角色相互补充、相互融合，咨询师的生活事件不可避免地会影响其咨询工作。而在学校心理咨询中，咨询师扮演了多重职业角色，不同的职业角色有不同的职业规范和要求，这使得处于多重职业角色中的咨询师不得不面对各种职业角色间的冲突。

(二)如何解决咨询师的角色冲突

1. 学校心理咨询师的角色分离

在学校心理咨询中，要想扮演好咨询师的角色，就需要咨询师自我的清晰认识与成长。角色混淆会导致咨询师各社会角色界限模糊，以及各角色行为与角色表达混乱，因此就需要心理咨询师的自我觉察，了解不同角色的特征，分清各角色的权限、责任与义务。这是一个角色澄清分离的过程。心理咨询师的角色分离是将心理咨询师部分角色的职责、权限和功能与教师角色的职责、权限和功能分离开。

2. 学校心理咨询师的角色澄清

学校咨询师的角色澄清主要体现在以下三个方面。

1) 采用非批判的态度

教师的角色地位决定其代表社会的价值观要求，是社会道德行为规范的代言人，因此他们的角色职责不可避免地带有道德价值取向引导者的性质。来访者所面临的心理困扰，有许多表现为一种道德上的冲突，也有些涉及个人生活事件中一些违反社会道德的事件。虽然在心理咨询和治疗的专业训练中不断强调要有非评判的态度，不要做道德评判，但教师特有的责任心会促使学校的心理咨询师忽略无条件接纳的原则，习惯于从社会对学生的品德要求出发，对来访者进行道德评判，成为道德判官。然而，心理咨询和治疗恰恰不是要指出其不道德性，而是从心理的角度去帮助来访者去探索这些问题背后的原因。一旦心理咨询师的权限从倾听、澄清偏移到规范、管教，咨询辅导的时机与效果往往就失去了。

2) 理解尊重学生

在心理咨询的过程中，咨询师面对求助者，除了要知道他的思想认识，更重要的是要能设身处地地感受他的情绪，正确的同理心是咨询工作能否切入来访者内心深处、抓住问题关键的重要条件，也是咨询最终能否获得效果的关键因素。而在教学过程中，教师主要解决的问题是知与不知的矛盾，教育内容更多指向知识观念和认知层面，教育手段则主要采取"说教"和知识灌输。因此，学校心理咨询师在工作中要特别注意，不能把来访者的行为问题简单归因于知识贫乏和观念错误，把心理问题简单化为思想问题和认识问题，更要避免以说教为主、用教导代替倾听，采取老师说服学生的方式直接去解决学生的思想问题，而忽视了理解和尊重学生的内心。《心理咨询师的问诊策略》一书中写道："有时在治疗过程中咨询师表达出对求助者的尊重，要比帮助求助者解决问题显得更为重要。"

3)　发展治疗同盟

教师的职责与社会角色赋予教师特定的工作权限，他们在整个教育活动中处于控制和领导的地位，是教育活动的组织实施者，要对学生的发展负责，这种角色权限造成的心理优势往往会强化为学校心理咨询师的权威感与控制感。这种权威心理，会使咨询师无法很好地与来访者达成治疗同盟，也最容易使咨询员和治疗师有挫败感，造成心理枯竭。如果教师能放正自己的心态，创造一个良好的治疗同盟，咨询关系的良好建立便会对咨询与治疗的进行产生良好而深远的影响。此外，咨询师的自我成长也有利于解决咨询师的角色冲突问题。咨询师必须接受过系统专业的培训，取得相关的资格上岗证。加强具有资质认定的专业训练的过程，不仅是教授和演练咨询理论与技术的过程，而且是咨询师自我探索、形成和发展专业认同的过程。

第二节　社区心理咨询与治疗

社会在快速发展，竞争和压力在日益加剧，市场经济在为人们带来巨大财富的同时，也对人们的心理和精神造成了严重的冲击，精神心理问题在我国疾病总负担的排名已居前位。本节将就社区心理工作中常见的问题，如心理咨询师的资质、素质养成及社区心理咨询的主要原则等，进行深入探讨。

一、我国社区心理咨询工作开展现状

我国社区心理咨询工作，严格地说才刚刚起步。目前，在发达地区和大城市有不同形式、不同程度的社区心理咨询机构存在。总的来说，社区的心理咨询工作处于发展速度较慢、人员素质较低、政府规范较少、存在问题较多的无序竞争和自由发展状态，具体存在以下三种模式[①]。

(一)医学模式

医学模式是指由各种卫生机构承担的社区心理咨询的存在形式。

1. 综合医院在社区办院

综合医院在社区办院的形式较为常见，有的配备心理医生，有的没有配备。综合医院实行绩效工资制，内科门诊医生所创造的经济效益往往是心理医生所创造的经济效益的 20

---

① 李荐中. 我国社区心理咨询工作开展现状及改进策略[J]. 中国全科医学，2007，10(11)：87～873.

多倍 (某三甲医院内科门诊医生一小时至少看六个病人，每个病人平均花费在 200 元以上；而心理医生一小时只能看一个病人，按规定只能收取 40~60 元)。因此，在综合医院，心理医生处于低收入的尴尬境地。素质好的医生不愿做，纷纷改行；素质差的又干不好，勉强维持。

2. 专科医院在社区办院

专科医院在社区办的医院中的医生由各地的精神病专科医院派出的医务人员所组成。这些派出人员有两类：一类是年龄偏大、学历偏低的医生，他们在本院没有发展前途和空间，只好到社区混年头，等待退休；另一类是经过培训而做心理医生的中青年医生，他们相对素质较好，但是有过度依赖药物治疗而轻视心理治疗的倾向，况且数量较少，难以满足潜在需求。这些医务人员在有限范围内为居民设立心理健康档案，宣传精神卫生常识，进行心理健康筛查，发挥了一定的作用。

3. 疾病控制中心的社区宣教

各地的疾病控制中心大多是在 2003 年"非典"流行后相继设立的，由过去的疾病防疫部门和健康教育等部门合并而成。他们在心理健康宣教方面还没有更多的贡献，仅仅由于艾滋病防控的原因而对同性恋的社区问题比较重视。从长远观点看，疾病控制中心的宣教队伍可以被更好地加以利用，以便在心理卫生宣教上发挥更大作用。

目前我国的社区服务中心和社区卫生服务站的建设基本完成，而且社区入医保的比例已接近 100%，但在社区医疗机构中很难见到心理医生。

(二)社会模式

社会模式是指社会上自发、自愿形成的，占据社区一席之地的，具有个体性质的心理服务机构的存在形式。近年来，国家劳动和社会保障部、人事部等部门相继出台了"心理咨询师"认证制度，于是乎社会上各种形式的心理咨询师培训机构如雨后春笋，在各大中城市迅速蔓延。短短数年，成千上万的"心理咨询师"被一批又一批地快速催生出来。他们其中的一部分已在工商管理部门领取了营业执照开始了"心理咨询师"的职业生涯。其服务形式如下所述。

1. 心理健康指导学校

心理健康指导学校由群体构成，该种形式往往以某种心理疗法 (如团体治疗或催眠治疗)为主要招牌。一方面，面向社会有偿服务；另一方面，教师带徒。

2. 心理研究所

心理研究所由群体构成，该形式名为研究机构，实际仍以盈利为目的。例如，某市一心理研究所在市科委立项课题是关于儿童感统训练方面的，而该所面向社会的主打服务项目就是感统训练。

3. 心理工作室

心理工作室往往由单个从业人员领取执照，主要从事个案心理咨询工作。

社会模式的心理咨询从业人员具有以下几种特点。

(1) 从业者专业背景和职业背景复杂。他们原本专业以中文、哲学为多，夹杂各种其他专业；职业背景更为复杂，以机关、事业单位的普通工作人员居多，企业工作人员、社会团体工作人员、下岗职工、无业人员、个体户以及部队文职干部和公安人员也在其中。有的自身就是心理疾病患者，出于寻求自身问题解决办法的考虑以及由"同病相怜"而引发的"责任感"而加入其中。

(2) 热情高，投入多，压力大。由于先期投入的学费，中期投入的食宿费、路费、考务费以及后期投入的工作场所的费用较大，这部分从业人员的压力很大，从而激发的工作热情也很高，有的放弃原职业，有的在秘密兼职，抱着"万事开头难"的信念顽强坚持。

(3) 缺乏系统的专业基础知识。由于"心理咨询师"培训过程过于简短，学员没有形成比较系统的理论知识，谈及专业问题时往往一头雾水。有位"心理咨询师"说她看到一份资料，"目前在美国又兴起两种新的心理疗法：精神病理学和内观疗法"。实际上前者是一个研究领域，后者既不是新疗法，也不是在美国兴起的。

(4) 缺少专业技能和经验。很多学员仅经过两个多月的理论培训和考试便取得了"心理咨询师"的资格，由于没有任何实践过程，专业技能和专业经验无从谈起，因此在心理问题和心理疾病的鉴别诊断上常常遭遇尴尬。

(三)文化模式

文化模式指受中国传统文化影响而在民间历史性形成的以非公开、半公开或公开的方式为人"释疑解惑""指点迷津"的各种存在形式，主要有周易研究、起名斋、巫医神汉等。虽然这种文化模式中的某些成分并非政府所提倡，但千百年沿袭下来的古老方式确实不能视而不见。在南方该形式存在更多，似乎也更受某些阶层人士欢迎。有需求就有服务，从某种意义或某种程度上说，此种形式是无心理医生时代的心理咨询形式。

二、社区心理咨询师

目前，我国已有许多地区开展了社区心理健康教育或心理咨询服务工作，少数地区政府或专业学会也已介入。社区心理健康工作要落到实处，有成效地开展工作，建立社区心身健康保健机构，并使之成为公民心身健康保健系统中的一个重要的构成要素非常关键。由此，这一机构中的专业人员需要具备什么样的资质和素质，如何培养和训练，就成为一个重要的课题。

(一)社区心理咨询师的工作定位与资质[①]

社区心身保健机构应是身体保健和心理保健两者统合的服务机构，两类工作不应相互分离，所以这一机构里的专业人员应包括社区医生和社区心理咨询师，较为理想的是兼有这两种专业资格的从业人员。

---

① 陶勉恒. 社区心理咨询师的资质和素质及其养成[J]. 中国全科医学，2007，10(13)：1056～1058.

1. 社区心理咨询师的角色

心理健康领域有三类工作者：第一，心理健康教育者，在高校或公共卫生类、护理类学校或研究机构从事专业人才的学位教育工作；第二，研究者，在高校、医院或专门的研究机构研究人类健康问题、专业人员培养问题、健康服务问题等；第三，临床工作者，在各类心理健康服务机构从事具体的服务工作。这三类人员在某种层次上是可以相互重叠的。

2. 社区心理咨询师的任务

社区心理咨询师有以下几项具体任务。

(1) 心理健康宣传员。向居民宣传心身健康及保健知识，为居民开设有关讲座、编写有关宣传资料，组织一些群体性的树立和加强身心保健意识的活动等。

(2) 心理咨询员。社区心理咨询员的工作范围应纳入多级精神卫生预防保健层次中，主要工作包括：第一，就居民较大众化的心理问题进行咨询、干预等，包括个别和小组咨询；第二，和社区医生合作，为心身疾病患者提供心理服务；第三，配合精神科医生，对回到社区生活的康复期精神疾病患者提供心理照护；第四，识别需要深入治疗的心理障碍者，转介到专门的心理咨询或治疗机构。

(3) 基层危机干预员。基层危机干预员可对社区内可能出现的个人心理危机或公共心理卫生事件提供及时的心理干预，或者配合社会危机干预机构对本社区进行危机干预服务，保证居民和社区的心理和人身安全。

(4) 心理健康状况评估员。早期发现和预防心理疾病是社区心理咨询师的核心工作，需要在本社区进行心理健康相关资料的收集、调查与分析，适时掌握社区居民心理健康状况的变化情况，包括把握某时段社区典型心理刺激源及其影响，识别高危个体或群体等，并制定应对方案，或者报告给上一级专业机构或相关部门。

(5) 支持系统协调员。以间接的促进者或咨询师的身份，协调包括志愿者在内的社区各种帮助资源，提升社区已有机构的服务职能，结合居民习惯的求助网络，发挥社区相关资源的效能和增强社会支持力量，构建社区有效的社区支持系统或自助网络。

3. 社区心理咨询师的资质

专业规格和学历要求是有关资质问题的两个方面，而学历要求受专业规格的制约。

1) 专业规格

专业规格大致应包括四个方面。第一，人类心理与行为的生物学基础课程，包括生理学、解剖学、神经生理与解剖学、生理卫生学等内容；第二，人类心理与行为的心理学基础课程，包括普通心理学、人格心理学、发展心理学、社会心理学、变态心理学、心理测验等内容；第三，人类心理与行为的社会基础课程，包括社会学、家庭社会学、文化人类学、社会保障等内容；第四，心理咨询基本理论与实务课程，包括心理咨询基础理论、个别心理咨询、团体心理咨询、危机干预等内容。总体来说，前三类属于基础理论知识类，第四类属于实务技能类。至于这些课程如何整合，课程内容的深度和广度具体如何安排，怎样构成一个"社区心理学"或"社区心理咨询"专业的课程计划等，还需要专门的研究和尝试。

2) 学历要求

国家劳动和社会保障部颁布的《心理咨询师国家职业标准》规定，心理咨询师(国家资格三级)需取得本专业或相关专业中专以上毕业证书，经心理咨询师正规培训达规定标准时数，并获得毕(结)业证书者，可以申报心理咨询师职业资格。但其中没有对其所说的"正规培训"作出学历要求。可以认为，第一，这不是系统的学历培训，受训合格者不会获得第二学历；第二，这种培训可视为一种职后继续教育或劳动技能训练，难以系统要求、实施和考核评估。根据对社区心理咨询师的专业规格的思考，考虑到我国目前的状况，社区心理咨询师至少应达到三年制专科水平，而且应该是心理咨询或临床心理学方向，或者社会工作的专科水平。获得其他专业的专科以上毕业资格者应从第二专业的角度接受学习和培训。当然，社区心理健康工作也需要更高学历层次的专业工作者参与。

3) 资格认证

对社区心理咨询师实行资格认证，首先是心理咨询专业性质的要求，这里不再赘述；其次是社区心理咨询的特殊性要求。社区心理咨询和传统心理咨询在价值追求和服务模式等根本方面有所不同，目前国内已开展的有关心理咨询与心理治疗的职业资格认证工作都还不适合社区心理咨询的职业要求。

(二)社区心理咨询师的素质及养成

1. 社区心理咨询师的素质

1) 个人禀性

在个人素质方面，社区心理咨询师需要和这个专业的性质有一定的适配性。并不是说只要努力地投入接受专业训练，认真实践，就可以成为一名成功的社区心理咨询师的。

2) 对人而不是对物的鉴别力

当前任何咨询模式中都强调共情的重要性，咨询师需要能对来访者的内心感同身受。不仅如此，咨询中还会涉及来访者个人深层的心理层面，即使不从这个角度入手，也需要能够发现、鉴别、澄清这些深层的内容。这就要求咨询师对自己和他人的内在情绪、感受较为敏感，而且具有良好的鉴别力。这一特质虽然可以通过训练有所提高，但又对个人的禀赋有很大的依赖性。一些人对"物"的鉴别力很强，但对"人"的鉴别力较弱，可能非常适合去做科学研究或技术类的工作，但要成长为一名咨询师非常困难。

3) 丰富的想象力

能够想象、意识到来访者的经历是咨询师应具备的主要个人条件。在咨询中，从来访者的只言片语及零散的叙述中，就能够想象出来访者的生活状态，是非常重要的。想象力虽然可以培养，不过也和个人禀赋有一定关系。至少，一个想象力贫乏的人，要成长为一名成功的咨询师困难很大。

4) 敏捷性与灵活性

对咨询师来说，敏捷性和灵活性的要求主要是在思维方面。咨询中经常强调咨询师要会"跟"，能跟着来访者的思绪、感受浮动。这就要求咨询师必须反应敏捷，能根据互动的具体情况适时地调整，变换方向或角度去探讨。无论什么咨询模式，都离不开咨询师的思考。思维能力的许多方面可以在后天的学习中提升，而敏捷性和灵活性与禀赋的关系要相对大些。

5） 基本的个人条件

一名成功的社区咨询师，在成长的过程中，需要具备以下一些基本条件。

(1) 真诚、有耐心。他们表里如一，能够看到别人的价值，给别人以信任，并愿意给别人充分的时间去改变。

(2) 可信赖的、温暖的。因为他们信任别人，别人也对他们感到放心，可以信赖，并从中感受到温暖。

(3) 亲切与关心。他们不以权威自居，将自己也看作普通人，并且愿意和人接触，接触时不以自我为中心，能考虑到对方的处境和状态。

(4) 开朗的、开通的，客观的、接纳的。他们不主观、不武断，即使和自己的观念对立，也能考虑到别人的实际情况，认为别人的想法、感受和行为是有他的道理的，不会拒绝与否定。

(5) 平静的、不激动的。他们不会过分激动，不会被过激的情绪所摆布，特别是在自己受到挑战的时候。

(6) 鼓励并支持对方。他们不喜欢指教别人，希望别人能找到自己的资源和力量去解决自己的问题，并鼓励和支持对方这样做。

(7) 负责任的、有反应的。他们和人接触很投入、不敷衍。他们重视承诺，只要选择了，就认真去做。

(8) 敏感的、探究的。他们的内心是丰富的，因此他们对别人的内心感受也比较敏感，不会根据自己的感受和经验去给别人编故事，而是充满好奇地去了解。

6） 进一步的个人条件

在具备上述基本个人条件之外，一名优秀的社区咨询师还应具备以下一些条件。

(1) 认为人是可信赖的、友善的和有价值的。他们不会去怀疑来访者和别人，能够看到每一个人的重要性，并认为是应该得到尊重的。

(2) 认为人是有能力的。他们相信每个人都有自己的潜能和资源，能够解决自己的问题和管理自己的生活，所以他们对别人总是有信心的。愿意退后一步，让来访者自己解决自己的问题。基于上一点，他们不会急于指导来访者怎样做，即使他们觉得有很好的方法，也认为来访者可能会找到更适合自己的途径和方法去解决自己的问题，他们的耐心也来自这一点。

(3) 能够了解别人的感觉，可以想象、意识到来访者的经历。他们不但对别人的内心较为敏感，而且能够较为准确地体会到别人的感受。不仅如此，他们能够从来访者的角度想象和意识到他们可能的经历，并且进一步体会到他们在这些经历中的感受。

(4) 有别于一般人的自我概念和品质。他们的自我概念不仅是客观的、高自尊的、有价值的，并且有能力认识到自己的局限、不完美和错误，并相信自己有能力去应对自己的挑战和处理其中的问题，所以他们具有稳定的安全感。

(5) 能够较全面地看问题。他们能够看到人们在各种不同社会文化、风俗习惯和个人条件下的思想观念、行为表现和生活方式，并能够从别人的这些背景中去理解，而不是固守自己和某种主流文化的价值观和评价体系。

2. 社区心理咨询师素质的养成

如果不考虑咨询师进入专业学习之前的经历，咨询师的素质养成不仅要在专业学习和训练过程之中进行，而且要贯穿于整个专业生涯。在社区心理咨询师的专业教育和训练中，不能单纯停留在咨询学问增进和技能提高的层面上，学习者自己必须投入其中，自己做出改变，在自己的现实生活中体现出所学的种种理念、态度与知识，而不仅仅在于学会什么知识与技巧。在平时，一名社区咨询师也应该注重加强自身的成长与发展教育。总体上看，社区咨询师的素质养成要面临一些重要的个人和专业议题的处理。

1) 社区心理咨询师素质养成的个人议题

社区咨询师要促进来访者的成长和改变，就必须通过探究自身的选择和决定来促进他们在生活中的成长。这种生活中与咨询中相互一致的行为，才能使咨询师成为来访者确信的榜样，才能使咨询师自己成为具有治疗能力的人、模范的人，成为能够促进他人改变的人。因此，社区心理咨询师要对以下一些个人议题有清醒的觉察、反思和澄清。

(1) 澄清个人的生命哲学观。社区咨询师自己对人性、对现实世界、对生命存在、生活的价值、个人生活态度等问题的一些基本假设和看法就是他的生命哲学观。咨询师在咨询中不可能真正做到价值中立，这必然会影响到他对来访者的理解和咨询目标的确定。所以，心理咨询师要检查个人的价值观是如何影响他身为咨询师的工作的，这一点对心理咨询师的教学和督导也非常重要。

(2) 探讨对重大生活问题的态度。情与爱、生与死、性别角色与身份认同、权力地位与金钱、功利追求与精神追求、自由与规范等都是人生中的一些重大问题，任何人都要对这些问题作出回答，任何人也在用自己的一生回答这些问题。人们几乎所有的心理困扰都和对这些问题的回答有关。所以，作为咨询师，我们自己也回避不了这些问题，我们的工作也要求我们正视这些问题。

(3) 解决个人生活中的"未完成事件"。大量咨询实例告诉我们，来访者的问题或困难，大多和他们存在一些未完成事件有关。通过对来访者的"未完成事件"的分析，可以使咨询师了解来访者曾有过的对挫折的回避和压抑，了解来访者尚未解决的心理创伤。同样，身为咨询师，如果自己的心理创伤未能治愈，或内心冲突没有得到解决，本身就会带有很多问题，如果将这些带进咨询关系，不仅妨碍对来访者的理解、探讨，还会扰乱咨访关系，甚至对来访者造成伤害。

(4) 自我概念与自我觉察。在咨询过程中，咨询师能带进咨访关系中最有意义的资源，就是他自己。如果一个咨询师对自己的认识都有偏差，那么他是无法为他的来访者提供积极有效的服务的。因此，健康的自我概念是成长为一名有效能心理咨询师的必要条件。另外，一名咨询师如果不了解自己，只掌握了技术，那么他只可能是一个好的技师。如果他既懂得自己，又掌握了技术，那他才具备了咨询的能力。

2) 社区心理咨询师素质养成的专业议题

心理咨询师不仅要成长为一个社会功能良好的人，还要成长为一个专业功能良好的人。因此，社区心理咨询师同样要对以下一些专业议题有清醒的觉察、反思和澄清。

(1) 职业动机。每一名咨询师的职业动机都是不一样的，而且职业动机是多元的，有些还会有冲突。所以，咨询师需要明白，在咨询中你"为了自己"在做些什么，又怎样影响到你的咨询行为，影响到来访者。

(2) 专业认同。专业认同是专业人员成长过程中的一个绕不过去的课题。所谓专业认同，就是对自己专业的性质、特点、规则等的认可及对自己专业身份和专业行为是否符合专业要求的认可。具体地讲，就是咨询师应该对心理咨询的专业特点、职业性质及专业人员的行为特质有一个正确的认识，并且能在实际工作中自觉地体现出来。

(3) 理论取向。只要学习咨询，就会接触不同取向的咨询理论。无论是否有意，每一名咨询师都要面临一个理论取向的议题。每一种咨询理论都基于某种人性观，每一种咨询理论都是一种生命智慧，每一种咨询理论又都是一种生存能力或技能。与纯粹的理论研究者不一样，咨询师不能是一个外在的理论研究者，而应是某种咨询理论的身体力行者，必须信奉自己所用的理论。

(4) 专业伦理修养。咨询中的专业伦理是咨询师个人发展和咨询实务中经常遇到的难题。咨询师的专业伦理水平在其专业发展过程中是一个不断发展成长的过程，不同的专业训练会影响咨询师的伦理发展水平和所处的阶段，恰当的训练能够提升咨询师的专业伦理水平。咨询师的专业伦理水平越高，对咨询师的价值观、自我概念等的要求也越高。从另一个角度讲，个人成长也是咨询师在专业伦理发展中的必要条件。

3. 社区心理咨询师素质养成的途径

专业的学习和训练，自然是社区咨询师素质养成的重要途径。需要指出的是，无论在何种学历层次的专业课程中，都需要设置学习者接受咨询和自我成长小组课程，这是国外规范的咨询师专业教育培训的成功经验。

1) 建立督导机制

督导机制的建立在我国非常薄弱，可以说还基本没有正式建立起来。其实，咨询师在工作的过程中，能接受定期、专业的督导，不仅有利于他们的素质养成，也能有力地促进他们获得咨询效果，并防止出现问题。这类似经济建设的同时要考虑环保问题，不能等到环境污染了才搞环保一样，督导机制应该在考虑咨询师专业培训的同时就着手建立，并成为咨询师专业学习的一部分，而不能等到出现大量问题的时候才考虑。

2) 建立社区咨询师支持系统

社区心理咨询师在服务工作中会出现这样那样的问题，他们在自己的生活中也会遇到来访者可能遇到的种种麻烦和挑战，当他们既要面对自己又要面对与来访者相似的麻烦时，不仅会有碍咨询的效果，而且可能既伤到来访者又伤到自己。总之，心理咨询是一个耗费活力的工作，咨询师需要经常地反省自己，并需要感受到共情的支持。虽然督导能够在这方面起到一定的作用，但朋辈间的理解和支持也极为重要。建立社区咨询师的支持系统，组织一些朋辈支持团体，定期或不定期地聚会或联络，共同探讨与研究工作中的问题，相互倾诉、表达，相互协助解决一些个人麻烦等，是社区心理咨询师素质养成和搞好自身保健的有效途径。

三、我国社区心理咨询的发展

(一)社区心理咨询的主要原则①

社区心理咨询是用心理学原理与技术对社区居民的心理问题进行帮助的一种综合性方

---

① http://www.psychcn.com/counseling/jdjc/200508/1073515322.shtml.

法与措施，它可以通过咨询和治疗，改变咨询者原有的心理状态，促进其健康心理形成，社区心理咨询的工作性质确定了社区卫生服务工作者(全科医生)应遵循的基本原则，如整体性、情感交流原则、可接受原则、交友关系原则、保密原则等，这些原则对咨询者同样具有重要的参考价值。

1. 整体性原则

全科医学的整体观认为，人体是身心相结合，由大脑皮层统率的高度完善的整体性生物体。这表现在躯体健康与心理健康相结合的整体性，精神活动的整体性和综合性，任何心理活动都与生理功能及躯体疾病密切相关，完全遵循人体的最基本功能规律，即"心身相关原理"。因此，社区心理咨询工作者应遵循整体性原则，对咨询者的人格特征和身心功能应全面分析，避免轻率地将器质性疾病当作功能性疾病诊治，或不做分析地将心理性疾病当作器质性疾病，延误病情，使患者备受身心痛苦。

2. 情感交流原则

从接触社区居民开始就会产生情感交流和转移作用，在社区心理咨询过程中，必须随时注意和掌握来访者的言谈举止、情感及人体特征等心理活动的内在含义，深入到他们的心灵深处，剖析他们存在的心理症结，通过医患之间的情感交流给予其良性心理影响，以实现心理转化和恢复健康的目标。情感交流过程中可能发生正性或负性影响，这就是"移情"作用。在有效的心理治疗过程中，患者会对咨询工作者表现出一种类似母爱那样的情感反应，即强烈的心理依赖及信任感，真实地讲述自己的一切内心体验与感受，这是"正性情感交流"。利用这种情感转移作用，咨询工作者能介入来访者的心理转化过程，增强心理治疗作用。反之，则为负性情感交流，不利于心理治疗的进行。医生与年龄相近的异性病人进行情感交流时，常常会遇到不适当的移情作用，因而出现误解和进退两难的状况，还会引发感情纠纷。因此，与病人进行的情感交流往往被限定在一个中性的、安全的和非判断性的范围内，医生不能在感情上偏向一方或纵容病人滋长不适当的感情要求，医生扮演的角色就是感情缓冲剂。

3. 可接受原则

社区心理咨询必须遵循科学性、思想性、趣味性和针对性等原则。社区卫生服务工作者必须根据咨询者的不同年龄、性别、文化程度、性格脾气、心理特点进行针对性的帮助、指导和教育，这就是咨询者的可接受基本原则。

4. 交友关系原则

社区卫生服务工作者与来访者应该是亲密的朋友关系，彼此应在平等尊重、信任、友好、相互理解的气氛下进行咨询活动。在咨询过程中，要给来访者留下一个热情、稳重、安全的良好印象，良好的第一印象是打开心灵之窗的一把金钥匙。绝不能以权威者或家长式自居，发号施令，要求绝对服从，应耐心地听取来访者的叙述和要求，做好心理测定和必要的资料收集工作，明确诊断后，用亲切、婉转、磋商的方式介绍他的病情和防治措施，充分调动来访者的主观能动性和自信心。然后双方在协商、讨论取得一致的基础上，消除患者的心理矛盾和心理障碍。

5. 保密原则

保密是社区心理咨询工作者的职业道德。咨询工作者不应随意向外人交谈，甚至拒绝向单位领导和公安部门提供。如因学术交流或普及宣传的需要而引用典型病例资料时，也不能泄露真实姓名和单位，以免误解或造成不必要的纠纷和心理障碍。

(二)我国社区心理咨询工作改进策略

近两年许多医学高校设立了精神医学专业和应用心理学专业，不少非医学类院校也设立了应用心理学专业。这些在校生数年后将逐渐填补综合医院、专科医院、各类学校和研究机构以及某些企业人力资源部门心理咨询专业人员的空缺。如此计算，若欲将其引入社区心理咨询领域就业最少也需要十年时间。那么在社区缺少心理咨询专业人员的情况下，这十年怎么办?

1. 统筹安排

1997 年，中共中央、国务院颁布了《关于卫生改革与发展的决定》，提出要建立包括疾病预防、常见病多发病诊治、医疗与伤残康复、健康教育、计划生育以及老年人、残疾人保健等工作在内的 "六位一体" 的社区公共卫生服务系统。其中的六个方面均含有心理卫生工作内容:疾病预防包括心理疾病，常见病多发病包括抑郁症、神经症、精神分裂症，医疗与伤残康复包括心理康复，健康教育包括心理健康，计划生育中有心理卫生问题，老年人、残疾人保健也含有心理保健的内容。由此可见，社区心理咨询工作的任务涉及面较广，潜在的工作量巨大，所牵涉的管理部门众多，因此需要政府统筹考虑与安排。

(1) 明确工作重点。限于目前的条件，上面提到的六个方面的工作不可能面面俱到，同时有效、深入地开展，因此要明确现阶段社区心理咨询工作的重点，即心理卫生知识宣教，居民心理健康档案的建立，心理精神疾病的筛查、跟踪、康复期保健，一般心理问题(如人际关系、婚恋问题、学习与就业压力等)的心理咨询等。需要指出的是，抑郁症、精神分裂症、神经症急性期和发病期的诊断治疗均应在专科医院或综合医院心理科进行，而不应在社区进行。

(2) 普及医疗保险。当前全国各中小城市医保的覆盖率还不高，北方尤甚。采取措施迅速提高医保的覆盖率，这是发展社区卫生服务的重要前提。另外，要加大对社区卫生服务网点的支持力度，尽快促使其全部成为医保定点单位。

(3) 确立补偿机制。社区卫生服务的主要对象是弱势群体，因具有公益性质，故不能完全"市场化"，因此必须确定补偿机制而维持其正常运转。

(4) 实行价格调节。某些社区卫生服务试点城市已将医保在社区医疗的个人承担费用部分由 20%降到 10%，此举值得推广且尚有发展的空间;另外，若将每次数十元的现行心理咨询收费标准定在社区，而在三级医院实行每次 30～100 元不等的初、中、高级收费标准，则有利于按价分流，各取所需。

2. 合理规范

当前心理咨询师的培训认证工作处于各自为政状态，急需规范。应成立以卫生部牵头，由人力资源和社会保障部共同参与的领导机构来负责这项工作的整体部署。由卫生部牵头是因为心理咨询(治疗)工作的性质而决定的，限于篇幅在此不予论证。具体工作可授权中国心理卫生协会和中国心理学会等行业学会来完成。目的是在国内建立健全统一标准、统一招生、统一培训和统一认证制度。

3. 系统培训

系统培训包括对两类人员的培训。一类是对现有和正在建设中的社区卫生服务机构中的卫生人员进行全科医师培训，在培训课程设置上要加大《精神病学》《心理咨询学》和《心理治疗学》相关内容所占课时的比例；还要设置实习课程和督导环节，切实提高基础理论和实践操作技能；明确具有精神医学专业和应用心理学专业的医学院校才具备实施培训的资质。另一类是要对现已取得"心理咨询师"资格的"社会模式"人员也加以统一培训，具体要求同上，最低的要求是掌握精神(心理)疾病的鉴别诊断，从而使规范其营业范围的努力更具有可行性。

4. 整合资源

社区服务应充分利用现有的"医学模式"和"社会模式"的有限资源，在系统培训合格的基础上加以整合统一安排。这一方面有利于相互配合，使业务特长互补；另一方面又利于相互监督，使各自的业务范围得以规范。"文化模式"将在一定时期内自然存在，但随着社会的文明进步，将逐渐萎缩。综上可见，社区心理咨询工作任重而道远。

第三节 医疗机构的心理咨询与治疗

随着我国经济的不断发展、竞争的加剧和生存压力的不断加大，人们在物质需求得到满足的情况下，心理卫生问题日益突出，整个社会愈发重视精神卫生，传统的生物医学模式已逐渐为生物—心理—社会医学模式所取代。

一、医学模式转变

(一)生物医学模式和社会医学模式

1. 生物医学模式

医学模式是人们对健康和疾病的比较稳定的思维、认识、评价或解释方式。生物医学模式把疾病视为独立于社会的实体，并根据躯体即生化或心理、生理过程的紊乱来解释行为的障碍，没有给疾病的社会、心理和行为等方面留下余地。他认为疾病就是躯体疾病，健康就是没有躯体疾病。随着科学技术的进步，文化、心理、社会因素等对健康和疾病的作用和影响开始受到关注。

2. 社会医学模式

1977 年美国医学家恩格尔(G. L. Engel)提出生物—心理—社会医学模式。它既重视疾病的生物学因素，更强调心理、社会因素对健康和疾病的作用和影响。认为疾病包括躯体疾病和精神心理疾病，健康的标准应包括躯体健康、精神健康和良好的社会适应。

社会医学模式提出后不久便得到 WHO 的首肯，并很快被世界各国公认。社会医学模式的提出对医学和精神病学都是一个挑战。当前,不少综合医院的医疗行为突出反映了生物医学模式的种种弊端,即单一对躯体疾病服务模式,忽视了病人的心理活动和精神卫生干预。而社会医学模式主张医院应该是针对躯体疾病、精神障碍和各种心理行为问题实施全方位的服务模式。所以,医学模式转变实质上是医疗服务模式的转变。这是医学发展史上的重大变革,也是新世纪医疗卫生事业发展的首要任务之一。

(二)我国医学模式转变的实施

目前,关键是综合医院的服务模式必须适应社会医学模式的转变,即从传统的单一生物医学服务模式转变为对躯体和精神全方位的服务模式,这绝不是单靠某个医院或个别医生的努力就能够实现的。

1. 卫生行政管理部门医学模式转变

医疗行政管理者应尽快改变传统的生物医学服务观念,要对社会医学模式的观念有统一认识、统一行动,以增强医务人员的服务意识、竞争意识,确保在市场经济大潮中处于不败之地。如卫生部应尽快出台相关政策、法规,明确规定以社会医学模式示范医院管理,即综合医院必须开展精神卫生服务,设立精神科;各省卫生厅(局)应制订出社会医学模式示范医院管理的具体工作计划、方法和措施;各医院管理者应该把社会医学模式的理念落实到实际工作当中,争取较短时间内在综合医院完成此项工作。

2. 医学教育模式转变

全国各医学院校的教材应加大生物—心理—社会医学模式的内容篇幅,阐明其内涵和意义。

3. 现代医学模式示范医院管理

根据我国国情,在现有条件下,应通过以下途径探索并建立适合我国国情的综合医院精神卫生服务模式。

(1) 通过综合医院精神卫生知识培训项目的实施,在综合医院普及精神卫生知识。具体做法是编写"综合医院精神卫生继续教育系列讲座"教材,采取集中与分散授课方式,确保医师都能接受培训。培训内容为各科病人的心理问题、精神病症状学及精神检查、精神障碍的诊断与治疗、神经症、器质性精神障碍、功能性精神病等。由具有精神病专科和综合医院精神卫生服务经验的医师授课,半年 1 期。实践证明此办法投入少,收效快,效果好,比较适合我国国情。

(2) 医疗文书改革。各科病历的体格检查中应增加简要的精神检查内容,入、出院诊断必须包括躯体疾病和精神疾病双轴,治疗也必须双轴治疗。

(3) 在综合医院设立精神科。

(4) 青年医师岗前培训应增加精神卫生知识内容。

二、医院心理咨询

在发达国家,综合医院的建制主要包括内、外、妇、儿、精神五大科室,此种模式已运行了 40 多年，并越来越强调精神科在其中的重要作用。

(一)我国医院开设心理咨询的现状

目前我国的心理咨询机构可划分为四类：一是精神病专科医院的心理咨询；二是综合性医院的心理咨询；三是非医院系统的心理咨询；四是心理咨询电话热线。就医疗卫生系统而言，1958 年在一些精神病治疗机构曾开展过"药物、劳动、文娱体育和教育"四结合的综合治疗模式，20 世纪 60 年代初，首钢医院运用心理动力学理论进行过分析式心理治疗。但真正的发展是自 1979 年起，北京、上海、西安、福州、广东等地综合性大型医院陆续开设了心理咨询门诊，近年来更是发展迅速。

(二)综合性医院开设心理咨询的必要性

1. 社会发展的客观需要

一方面是我国社会的巨大变革，以及生存与竞争压力的加剧，致使生理疾患发病率不断增长；另一方面是人们对心理健康认知水平的提高以及个人财富的不断增长，导致心理需求的不断增加。有资料显示，人均 GDP 达到 1000 美元以上，社会心理需求会到达高速增长期，而 2014 年我国的人均 GDP 水平已达 7485 美元，社会的发展对综合性医院开设心理咨询服务提出了客观要求。

2. 学科发展的客观需要

学科需要交叉，兼容方显活力，医学与心理学有着天然的联系，人又是身心的统一体。综合性医院开设心理咨询工作，可以有效整合医学、心理学、实验科学的专业人才，为他们提供良好的学术和实践平台。

3. 病人就诊和医院发展的客观需要

国内外研究已证实，在综合性医院的门诊与住院病人中，约 10%～30%的躯体疾病病人存在抑郁、焦虑障碍，更遑论相当一部分躯体疾病本身即属于心身疾病(与心理因素密切相关的躯体疾病)范畴。此外，我国病人对精神类疾病的传统认识及对大医院的信任度决定了心理咨询在综合性医院的发展将大有可为。近年来，国家已将是否设立心理咨询门诊作为等级医院评定的标准之一。

(三)医院心理咨询的设置

1. 医院心理咨询模式

目前我国内地地区所开展的心理咨询，大体上分两种类型，即遵循"发展—教育模式"的心理健康咨询(psychological health counseling)和遵循"生物—心理—社会医学模式"的医学心理咨询(medical psychological counseling)。这两种模式可以类比为通常意义上的心理咨询和心理治疗，是两项本质上类似，实践中各有侧重而又联系紧密的活动，并不能截然分开。目前比较公认的在综合性医院中采取的是医学心理咨询的模式。医院要适应医学发展的"生物—心理—社会医学模式"，要真正实现"心身兼顾、标本兼治"的目标，对于心理咨询必须给予足够重视。但是也有学者主张，综合性医院的心理咨询可以走二者并举之路，在实践中将"心理咨询、心理治疗和心理保健"融为一体，充分利用现有资源，扩大受众，最大限度地满足群众对心理咨询的需求。

2．心理咨询专业人员

主要是对相近专业(如精神科、神经科)的合格人员进行正规心理学培训，使其取得执业资格后上岗。其次是招收心理学专业人员，进行医学基础知识的培训后上岗，这部分人员无医师资格，没有处方权，但可以重点从事心理健康咨询和辅助的医学心理咨询工作。再次是已取得执业资格证书，有志于心理咨询业的各级各类人员。由于我国心理咨询队伍的专业化程度较低，因此必须强化督导工作，以保证咨询的质量和效果。

3．心理咨询对象

综合性医院的心理咨询，除了主动求医、科间转诊的精神疾病患者之外，对手术病人和孕产妇的心理支持，对慢性病、久治不愈者的心理抚慰，对身患绝症者的临终关怀，对经历灾难、交通事故、食物中毒等群死群伤事件者的心理介入，乃至对医务人员本身、病人亲朋好友的心理服务都属于医院心理咨询的对象。

4．心理咨询法规

国外发达国家已对精神健康政策进行了多角度、多层次的反思和研究，对精神健康体系的构造、精神疾病的医疗模式、收容条件及程序、医疗方案、家庭参与和社区关怀等重大问题进行了全面探讨，并提交立法建议。美国仅在 1946—1980 年间就先后颁布了 12 部与精神健康有关的法案，WHO 的资料显示约有 70%的国家有精神卫生立法。我国精神健康政策也会采用群众参与、专家咨询和政府决策相结合的决策机制，医院的专家队伍作为一线接诊和科研人员，应该发挥积极作用。

5．心理咨询伦理

心理咨询的职业道德与临床伦理本就继承了医学和心理学的道德规范，继"希波克拉底誓言"(是每一个医学生步入医师所宣的誓言)之后，医学界和心理学界制定了一系列相关的伦理学准则和职业规范。我国心理咨询业由于起步较晚，近年来又发展迅猛，重点无疑被放在理论、方法和技术的发展上，对于伦理学的研究基本上是空白的。实践告诉我们，伦理学是心理咨询科学发展不可或缺的重要支撑，必须给予足够重视。

6．心理咨询保险

西方一些国家将心理咨询费用列入人们的福利范围，比如美国就将这笔费用包括在医疗保险费里，这极大地促进了心理咨询业的发展，提高了民众的心理健康水平。医院作为政府与群众之间医保工作的沟通平台，应在促进咨询业的多样化保险方面作出应有的贡献。

7．心理咨询网络

综合医院根据其等级和技术力量的不同应各有侧重，大医院重点应放在宏观规划、疑难杂症、科研攻关、技术培训等方面，而中小医院则应放在社区保健、知识传播、预防监控等方面。相信假以时日必能形成我国心理咨询产业立体交叉的良性发展格局。

三、综合医院心理咨询门诊来访者的临床特征

(一)医院中的精神疾病谱分布

1. 精神病专科医院

山西省 2003 年的调查显示，以山西省精神病院为例，住院病人中 90%以上是重性精神病人，如精神分裂症等；近 10%是器质性精神病，如脑外伤后精神障碍；神经症等非精神病性精神障碍极少；躯体病伴发的精神障碍几乎没有。究其原因，一是人们缺乏精神卫生知识，不知自己所患疾病属精神科范畴；二是少数患者不敢找精神科医生。总之，精神病专科医院患者的疾病谱是重性精神病大于脑器质性精神病，脑器质性精神病大于神经症和躯体病伴发的精神障碍。虽然近几年随着我国社会的发展，精神病专科医院中神经症的就诊率有所提高，但上述精神病专科医院患者的疾病谱仍然没有发生本质性转变。

2. 综合医院

据我国卫生部门统计，在综合医院就诊病人中，有 13.8%～29.2%的病人伴发抑郁和焦虑症状。山西省 2003 年的调查显示，门诊各科中神经症患者比例约为神经科 40%，外科 18%，妇科 25%，中医科 50%，内科 20%，器质性精神障碍较少，占门诊病人的 10%左右，重性精神病极少；住院病人中，伴发抑郁和焦虑的分别为内科占 39.64%和 35.11%，外科占 20.23%和 19.68%，妇科占 21.57%和 20.59%，其他科占 27.66%和 23.40%，住院病人精神障碍的患病率为 29.17%，器质性精神障碍次之为 15%～20%，重性精神病人甚少，只占 2.5%。总之，综合医院精神障碍的疾病谱是神经症等非精神性精神障碍、器质性精神障碍大于重性精神病。

(二)求诊者情况

根据赵耕源等人的研究，综合性医院心理咨询门诊求诊者以中青年为主，男多于女，但比例逐渐趋于接近，已婚者多于未婚者，职业以工人、学生、干部等为多见。此外，就诊者中变态心理或精神疾病远高于单纯咨询，其疾病谱的特点是一半以上为神经症，以焦虑症、抑郁症和强迫症最为多见，且恐怖症也不少见。不同年龄、职业、性别的求诊者其心理疾病各有其规律，现代社会情绪、婚姻、人际交往等问题呈快速上升趋势。

1. 综合医院心理门诊中青少年来访者的特征

大量研究表明，如果按照逐年排列可以发现，18 岁前后是就诊的高峰年龄段。这提醒人们，青少年心理卫生问题是我们的工作重点。

1) 从咨询意识来看，青少年主动求助者大于被动求助者

随着文化教育及心理健康教育的普及与提高，绝大多数青少年已能意识到要通过科学、合理的渠道改善自己的身心状况，主动提高自身生活质量。在主动求助中，有一部分青少年是主动间接求助者，即对亲属和(或)学校以某种躯体症状为借口要求诊治，到医院后再径直奔心理门诊咨询者。这部分青少年虽有自我求助意识，但可能顾虑所处的周围环境对心

理疾病的诊疗仍存有偏见，从而难以直接开口。因此，综合医院设立心理咨询门诊不仅对身心疾病患者有诸多便利，另外在心理咨询尚未被整个社会认可的情况下，对心存疑虑的青少年求助者也有相当重要的意义。

2) 神经症是青少年求助者的主要问题

神经症是青少年求助者中位于首位的问题，其次是以厌学、人际关系障碍为主要表现的非医学问题，恋爱婚姻问题排在第三位。

当今，部分青少年可能存在自我不一致性，表现出低水平的自尊，这往往是导致抑郁等心理症状的原因之一；同时，独生子女大多存在以自我为中心，心理承受能力差等问题，因而遇挫折易产生自卑心理，通过扶植、提升青少年个体的外显自尊水平，即个体对自我有意识地积极评价，会有助于改善心理健康水平。

由于激烈的社会竞争、学习任务重、升学压力大、受挫后缺少精神支持、家庭对子女的期望值过高等原因，青少年的厌学、人际关系障碍等非医学问题也表现得较为突出。同时，恋爱婚姻问题也仍是青少年中一个不可忽视的问题。

3) 青少年两性求助者明显的差异

在青少年求助者中，男性求助者高于女性。男性居多的问题有抑郁症、学习问题、性问题，而精神分裂则以女性为主体；其他类别男、女性别差异不大。两性求助者之间的差异还表现为男性更具有外倾性，而女性则内省性更强些，这与男女性所接受的家庭教养方式、自身性格特性及周围环境对其形成的压力不同有关。

2. 综合医院的神经症类障碍和心境障碍

神经症类障碍和心境障碍是综合医院心理门诊的主流疾病，占 74.2%，其次是精神分裂症，占来访者的 11.6%。其中约有 50% 的来访者已有 1 年以上的病程，约 1/4 的来访者病程在 3 年以上，即相当一部分病人不能及时寻求心理医生的帮助。他们多半不知道患病，或不知道在哪儿求医，或多次就诊于其他综合科而没有得到有效的治疗。因此，加强精神卫生知识和现代医学服务模式的宣传势在必行。

3. 来访者的治疗模式与脱落问题

1) 治疗模式

综合医院心理治疗模式大体上可分为三种：一是单纯药物治疗模式；二是单纯心理治疗模式；三是药物治疗和心理治疗模式相结合的模式。

2) 脱落问题

脱落问题是心理门诊的普遍现象，即来访者单方中断治疗。病种和治疗方案是脱落问题的主要原因。例如，分裂症脱落率最低，只有 1/4 的患者脱落；成瘾性障碍、人格障碍、儿童多动障碍等脱落率较高。单纯心理治疗脱落率高达 90%；单纯药物治疗脱落率为 50%；药物合并心理治疗脱落率最低，只有 3% 左右。单纯药物治疗可以改善生物学因素引起的症状，显效较快，减少脱落；而早期的心理治疗可能起到建立治疗联盟及培养治疗依从性的作用。

在综合医院就诊的来访者中，有一些是咨询来访者，一些是需要系统治疗的心理精神疾病患者。目前，在我国综合医院心理门诊就诊的来访者绝大部分单纯接受药物治疗，这类治疗占到总体求助者的 82.9%，而单纯心理治疗和药物、心理联合治疗各占 7%。这一现实与来访者的心理期望是有差距的，很多来访者第一次就诊时比较排斥药物，他们担心药物会损害大脑，希望进行单纯的心理治疗，这也是导致来访者一次门诊以后不再就诊的原因之一。

表 10-1 所示为北京大学第三医院 2006 年 12 月—2008 年 5 月心理门诊疾病与治疗方法汇总。

表 10-1　北京大学第三医院 2006 年 12 月—2008 年 5 月心理门诊疾病与治疗方法汇总

编号	疾病种类	例数	治疗方法简述
1	抑郁症	87	药物治疗、心理支持辅导
2	一般心理问题	85	心理辅导(情绪调节、人际交往技巧、性格调整、学习习惯培养等)
3	夫妻关系问题	23	心理辅导、夫妻调节
4	精神分裂症	22	转诊
5	家属咨询	14	询问与解释
6	恐惧症	13	心理治疗(系统脱敏法、暴露疗法)
7	强迫症	11	药物、厌恶疗法
8	同性恋	10	性知识辅导、心理辅导
9	性变态	8	性知识辅导、心理辅导
10	焦虑症	6	心理治疗(行为疗法)
11	夫妻性生活问题	5	性知识辅导、心理辅导、夫妻调节
12	神经症	4	认知行为治疗(刺激限制治疗、运动疗法)
13	网络成瘾	4	心理辅导(认知行为疗法)
14	创伤后应激障碍	3	心理治疗(眼动疗法、森田疗法)
15	疑病症	3	心理治疗(认知疗法)
16	肠预激综合征	2	提肛训练、心理辅导
17	多动症	2	转诊(包括做儿童感统训练)
18	离婚后综合征	2	心理支持辅导(接受现实、寻找支持、建立新的生活模式)
19	心理生理障碍(失眠)	2	心理辅导(药物有效、接受现实、改变认知)
20	应激障碍	2	心理辅导(行为疗法)
21	自主神经功能紊乱	2	心理支持辅导
22	男性性器官勃起障碍	1	性知识讲解、性感集中训练、心理辅导
23	癌症后恐惧	1	心理辅导(认知疗法)
24	家庭暴力问题	1	心理辅导
25	精神发育迟滞	1	转诊
26	老年衰退表现	1	心理疏导(不用刻意控制、顺其自然、自我宽慰)
27	青春期问题	1	心理辅导(成长困惑是正常的)
28	人格障碍	1	心理辅导
29	适应障碍	1	心理辅导(行为疗法)

资料来源：胡佩诚，彭龙庆. 综合医院心理门诊的特点与思考[J]. 中国健康心理学杂志, 2009, 17(2): 239.

第四节　监狱中的心理咨询与治疗

近年来，心理咨询与心理治疗工作在监狱有了很大的发展，越来越受到社会各界的关注。从事这项工作的专业人员也日渐增多，监狱心理咨询和心理治疗工作所涉及的领域也日益扩大。大力开展监狱内的心理咨询和心理治疗工作是劳教工作创办特色教育的大势所趋，是劳教场所教育工作走向文明时代的重要标志，同时也是劳教场所教育工作面临的一个重要领域和发展机遇。在一项专门调查中，92 名刑事罪犯中，有 78 人认为看守所现在需要心理医生，占总调查人数的 84.8%；7 人认为不需要，7 人认为无所谓，各占总调查人数的 7.6%。因此罪犯确实需要科学的心理指导，这就要求在看守所普遍开展心理咨询活动，对罪犯实施心理矫治。目前，在监狱中提供心理教育和心理咨询服务，已成为监狱人性化管理的重要任务，服刑人员的心理教育成为监狱工作的重点，侧重于在自我认识、人际关系、挫折容忍力等方面的指导。

一、罪犯心理咨询概述

(一)罪犯心理咨询的定义

心理咨询是基层监狱对罪犯常用的一种心理矫治手段，是指监狱干警(通常是专业人员或经过专门训练的矫正人员)运用心理学的知识、方法和技术，通过与罪犯中的求助者交往，对其在服刑改造过程中发生的心理、行为问题给予指导、启发和教育，帮助其消除障碍、重塑自我的过程。

罪犯心理治疗是指利用心理学等学科的理论和技术消除罪犯的犯罪心理和不良行为习惯的治疗方法与治疗活动。罪犯心理咨询，是通过谈话、讨论对罪犯提供解释、指导等帮助的活动，它是最基本、最常用的心理矫治方法。罪犯劳教人员是心理咨询的特殊群体。他们被关在大墙内，不能自由行动，受到严格的监规约束，他们共同的生活环境、违法犯罪经历使他们具有某些共性的心理困惑。同时，他们也有普通人的荣辱心理和个人心理秘密的本能保护需要。所以心理咨询就显得必不可少。

(二)罪犯心理咨询的类型

1. 个别咨询

1)　个别咨询的定义

个别咨询，就是咨询员对单独一名罪犯提供的咨询。个别咨询有较好的机密性，而且个别化的空间可以使心理咨询师更好地满足罪犯个人的需要。个别咨询通过设在大、中队的心理咨询箱，或填写心理咨询预约单的方式，使罪犯与咨询师建立联系。咨询师也可以主动预约罪犯咨询。个别咨询通常是在犯人医院设的心理咨询门诊室或大、中队谈话室进行。咨询师耐心听取犯人的诉说、询问、求援，共同分析心理苦恼的原因，寻找解脱的良策，引导罪犯走出心理误区。

2) 个别咨询的阶段划分

(1) 投入阶段。投入阶段是指咨询员和咨询对象开始进行接触的阶段，这个阶段的目的主要是消除彼此间的陌生感，建立一种助人关系，所以该阶段对咨询师的要求相对较高，不能给咨询对象排斥感。特别是初次见面，既需要咨询师评估罪犯的心理状态，同时也需要了解犯人求助者的咨询动机。通过初次面谈，应准确查明罪犯存在的问题，并对这些问题进行分类，以便为下一步的咨询活动做好准备。

(2) 模式搜索阶段。模式搜索阶段是指确定罪犯的思想、感情和行为模式的阶段。这个阶段的目标是查明罪犯的具体模式，了解改变这些模式可能带来的疗效。罪犯存在的不同模式可以分为情绪表现、预期、内心冲突、焦虑引发的无意识问题，探究罪犯的问题模式是个体咨询取得良好效果的前提。

(3) 转变阶段。在此阶段中，要使罪犯认识到，转变所发现的问题或模式是他们自己的责任。也就是说，使罪犯本人承担转变问题或者模式的责任。罪犯承担责任可以引起新的态度和行为。在此基础上，使罪犯朝着转变方向努力，比如新的行动、新的思考和新的情感体验都是转变的标志。

(4) 结束阶段。结束阶段是指终止个人咨询过程的阶段。罪犯心理咨询活动往往不是短时间内就可以完成的，也不是一次就可以实现预定目标的。对于很多罪犯来说，心理咨询活动要持续很长的时间，对于一些罪犯来说，他们的问题的解决，需要进行时间长短不一的多次咨询活动。

2. 团体咨询

1) 团体咨询的定义

团体咨询主要是针对罪犯中共性的心理问题，如情绪障碍、应激反应、自我评价、婚姻恋爱、人际关系等问题，集中对罪犯进行咨询。

团体咨询的具体操作是召集部分具有某些相同心理症状的罪犯，在咨询人员的指导下通过讨论、自我评价、角色转换、认识检验等方法，帮助罪犯缓解症状，减轻或消除心理痛苦。在美国，大约从 20 世纪 40 年代开始，团体咨询逐渐在刑事司法系统中得到应用，成为解决罪犯存在的心理社会问题的一种有效方法。

团体咨询比个人咨询更加经济和实用，在进行专题咨询时，许多罪犯可以同时在咨询活动中受益。根据咨询团体规模的不同，仅仅需要一个或者几个团体咨询师组织开展专题咨询活动。团体专题咨询活动向罪犯提供了一种释放日常生活中的紧张情绪的恰当方式。在团体咨询过程中，罪犯要通过适当的沟通来应付所出现的一些情境，而不能用社会不接受的方式来应付挫折，在监狱环境中，这种情绪释放方式有助于预防破坏行为的发生。

2) 团体咨询的阶段划分

(1) 安全感阶段。安全感阶段是指咨询师和咨询对象之间建立起信任关系且咨询对象自身具有自信心，愿意让对方对其进行了解的阶段。由于人们遇到了自己无法解决的问题，但是又不想在别人心目中留下不好的印象和消极的影响，因而就进入了新的情境。在此情境中，人们无法预测自己会发生什么事情，对自己控制他人的能力和搞好与集体的关系的能力缺乏信心，因此产生了抗拒、猜疑和焦虑的情绪，也就产生了不安全感。消除这种不安全感是该阶段的主要任务。

(2) 接受阶段。当咨询对象不再抗拒咨询师并且克服不适，接受新的集体情境的时候，他们就会在集体中体验到舒适感和安全感，接受咨询集体的组织形式和咨询集体的领导人的角色，对咨询集体产生归属感。

(3) 责任阶段。责任阶段是指咨询的对象从接受自己和他人转向对自己负责，咨询对象认识到自己的过错，担负起积极解决问题的责任。这时候，他们会积极寻求解决所遇到问题的方法和途径，这种积极的态度可为咨询员进一步开展工作打下了基础。

(4) 解决阶段。解决阶段即解决问题的阶段。基于以上三个步骤当中所积累起的信任和自信、接受并负责的态度，咨询对象认识到自己的问题，开始寻找和评价解决问题的方法，计划在现实世界中尝试新的态度和行为。在此阶段，咨询师要给咨询集体的成员提供机会，使他们能够没有心理负担或恐惧地检查自己的问题。

(5) 结束阶段。结束阶段是指终止专题咨询过程的阶段。当参加专题咨询的对象开始将所学到的态度或行为应用到自己的生活中，并且从这种尝试中获得成功感时，就可以结束专题咨询。

二、罪犯心理咨询的原则[①]

罪犯心理咨询的原则是罪犯心理咨询的法则和标准，是咨询的规矩，也是咨询工作规律的概括和经验总结，对罪犯心理咨询工作具有指导意义。概括地讲，罪犯心理咨询的原则主要有平等友善、尊重支持、整体异同、耐心负责、教育启发和矫治发展六个方面。

(一)平等友善原则

平等友善原则是罪犯心理咨询的一个最基本的前提性原则。没有这条原则，罪犯心理咨询就无法进行。平等是指咨询员在咨询时应与求询罪犯对等地商讨问题，选择双方都能接受的咨询目标和方式进行咨询活动。

在日常监管改造活动中，警官与罪犯是专政与被专政、惩罚改造与被惩罚改造的关系，政治地位及法律地位均有极大的差别。在这种正式的政治、法律关系中，警官与罪犯是一对很明显的矛盾统一体，警官代表政府对服刑罪犯执行刑罚、强迫改造，在这种执法者与服刑者、管理者与服从者、教育者与受教育者的主从地位中，不可能有平等关系，罪犯往往趋向于掩饰自己的行为，隐藏自己的心思，互相沟通的难度较大，有些罪犯常有敌视心理和不适应感，因此在监管、教育、劳动活动中，警官的角色意识和工作性质使他们与罪犯之间主要形成一种命令与服从的不平等关系。但在咨询过程中，情况有了根本性的变化。这时，警官角色已转换为咨询员角色，日常管理教育工作已变为心理矫治活动。在咨询关系里，咨询员与求询罪犯是一种特定的助人者与求助者之间发生的平等关系。因此，咨询员应无条件地接纳每一个求询罪犯，而不论其原有的经历、罪行、文化或现时的地位，都要一视同仁、平等相待。只有双方平等交谈，气氛友好协调，才能正常开始咨询，并使咨询最终达到目的。但是，在实践中，咨询员要做到与罪犯平等相处是很不容易的。一方面，咨询员大多数是警官，突然向咨询员的角色进行转换，从思想上、观念上一时难以接受。

---

① 赵卫宽. 论罪犯心理咨询的原则[J]. 警官教育论坛，2005，1(1)：12~16.

因为有一个比较常见的想法是，这种角色的转换，似乎意味着咨询员地位的降格和罪犯地位的升格。比如，有的监狱要求电话咨询员对求询罪犯说的第一句话"这位朋友，您好"在咨询员和其他警官中都引起不小的争议，其实这只是在咨询中体现平等相处的一个基本语句。还有的咨询员穿着警服进行面谈咨询，这显然破坏了平等和谐的咨询氛围。另一方面，由于罪犯对咨询的性质知之不多，一些人抱着怀疑的态度求询，本身就顾虑重重、惶恐不安，有的难以转过弯来，很难以平衡心态对待这种平等的咨询关系。因此，咨询员应该胸怀宽广，不仅自己摒弃陈见，还要帮助求询罪犯消除顾虑，尽快与罪犯建立真诚、平等的咨询关系。

与平等密切相连的是友善。友善是指咨询员与求询罪犯建立相互友好、信赖、融洽的朋友式关系，以保证咨询工作顺利进行。咨询员要满腔热情地接待求询罪犯，在平静和谐的气氛中，用亲切的话语询问，注意启发和耐心倾听，并恰当运用表情、手势和体态等非语言沟通手段，打消罪犯的顾虑、拘谨、紧张、观望乃至对立态度，使其对咨询员产生信赖感，从而使罪犯畅所欲言，倾吐内心隐秘，积极接受咨询员的建议指导，使咨询工作顺利进行。

友善的态度对罪犯本身就是一种支持和激励，友善的关系本身也就是一种平等、尊重、相互信赖和相互支持的咨询关系。求询罪犯一般存在着矛盾心情。一方面，他们对咨询员抱有特殊期望，崇拜咨询员的权威性，相信他们会帮助自己克服心理障碍，发挥心理潜力，增进心理健康，因此希望倾诉内心的苦闷与困惑。但是另一方面，他们又担心自己遇不到一位亲切、热情、有耐心、有学识、能理解并信赖自己的咨询员，所以比较拘谨不安、徘徊观望，有的抱着试一试的态度。如果咨询员态度简单、生硬，咨询就难以进行，罪犯也不会信赖。因此，咨询员应当热情接待求询罪犯，营造一种亲切、友好、和谐的交往氛围，以朋友之心对待罪犯，建立相互信任感，缓解罪犯紧张心情，消除观望态度，积极进行咨询。

(二)尊重支持原则

尊重是指在罪犯心理咨询中，咨询员对求询罪犯要以诚相待，尊重罪犯的人格，相信他们的诚意和谈话内容。尊重、理解并信任罪犯，是罪犯心理咨询的一个极其重要的原则。

这是因为，一方面，尽管罪犯因犯罪被判刑入狱，在服刑期间也还有很多缺点错误或心理问题，但他们在人格上仍然是一个值得且应当予以尊重的人，仍然是有价值的人。罪犯，尤其是有心理障碍的罪犯，往往不能正确认识自己和接纳自己，感觉不到自己存在的价值。他们只有先被别人接受和尊重，才能自己接受和尊重自己。如果咨询员不尊重罪犯，罪犯更易失去自尊心，那就很难谈什么咨询效果了。另一方面，求询罪犯往往都是有一定心理困扰的人，很多都不善言辞，有思想顾虑，自卑感较重，往往手足无措、语无伦次。这时，咨询员的尊重信任就是一种无形的力量，能帮助求询罪犯化解忧虑，会使其受到激励，增强自尊自信，敞开心扉，道出心中症结，从而保证咨询顺利进行。

由此可见，在罪犯心理咨询中，给予罪犯应有的尊重对咨询至关重要。它要求咨询员对所有求询罪犯同样给予尊重。咨询中，应该认真听取罪犯的倾诉，切勿鄙视或漫不经心。要不断地鼓励罪犯畅所欲言，不要轻易打断他们的谈话，更不能简单地批评他们的错误。即使罪犯的谈话杂乱无章或前后矛盾，也只能委婉提醒，让他自己补充。在倾听后，咨询员的点头、应声及同情的赞许等都有助于迅速缩短双方的心理距离，促进良好咨询关系的建立和发展。

保密是尊重罪犯的一项重要内容，也是咨询员的职业道德要求。无原则地泄密，既违反了工作纪律和职业道德，也是对罪犯最大的不尊重，会使求询罪犯对咨询员失去信任感，对咨询活动失去安全感，从而使咨询难以进行。

所谓保密，是指咨询员保守求询罪犯的谈话内容等方面的秘密，尊重罪犯的隐私权和名誉权。失密就意味着失职，对咨询部门来说，也就是威信和名誉的丧失。从咨询实践来看，很多罪犯在咨询前，都对咨询员提出这个要求，他们担心自己的隐私受侵犯。因为在很多情况下，求询罪犯所谈的隐私或缺陷，既可能涉及自己在监狱内和社会中的名誉和前途，也可能牵涉到罪犯与亲属、警官和其他人的矛盾或冲突，如果这些深层次的自我暴露得不到应有的保护，将可能激化矛盾、引发事端，甚至造成罪犯的绝望和自杀。

了解罪犯"隐情"的目的是弄清心理问题的根源，给罪犯提出咨询治疗建议和方法，因而，咨询员了解的情况也只允许本人知道，即使为了教学、科研等工作需要进行交流研究，也应隐去求询罪犯的姓名及可能暴露罪犯身份的敏感内容。

保守秘密，要求在一般情况下，咨询员不得将罪犯的谈话内容作为"犯情"向主管队长汇报，对其错误言论，不作定案处理的依据。但由于罪犯是特殊公民，当出现自杀、行凶、脱逃、余罪等妨碍监狱安全的特殊危险情况时，则要严肃认真对待，不仅要进行教育疏导，与主管领导通气，还要采取相应措施进行危机干预及安全防范，防止意外事件发生。

在坚持尊重罪犯的同时，还要注意对罪犯的积极支持。服刑罪犯的特殊处境，使他们对前途感到悲观失望，有的消极改造、混刑度日，有的破罐子破摔，不思悔改，有的知错难改，屡纠屡犯。这些罪犯缺乏改造的信心和决心，也失去了重新做人的勇气，有的产生忧郁、焦虑、苦闷、惶恐等不良心理，有的产生监禁反应甚至心理障碍。这些求询罪犯最需要咨询员的积极支持，以树立重新做人的信心。因此，当求询罪犯倾诉了大量痛苦的内心体验后，咨询员应表示同情和理解。对他们的各种误解和担忧给予耐心的、有说服力的解释，必要时应给予强有力的保证和心理上的支持，使求询罪犯看到未来美好人生的希望，树立矫治信心。

(三)整体异同原则

整体是指咨询员要运用全面系统的观点，掌握诱发罪犯各种心理问题的多种因素间的有机联系，并综合运用多种技术方法全面考察、系统分析，从而解决问题。人的身心本身就是一个有机联系的统一整体，引起罪犯心理问题的原因也是生理、心理和社会诸因素交互作用的结果。对罪犯心理障碍应从罪犯的个性、文化程度、社会背景、家庭状况等多种内、外因素全面分析考虑，并从罪犯过去的经历中寻找挫折或创伤所留下的心理痕迹。在具体咨询实践中，要注意运用有针对性的综合方法，而不是仅仅局限于单一技术方法。只有对求询罪犯从整体角度进行全面研究，抓住主要矛盾，综合运用各种有效的技术方法，才能准确地弄清症结并对症下药。

异同则是指在罪犯心理咨询过程中，咨询员不仅要注意求询罪犯的共同规律，而且要重视其个别差异，使一般与特殊相结合，做到具体问题具体分析。求询罪犯的共性主要表现在他们都想寻求理解支持和解决问题的方法，解脱困境，但又有胆怯、疑虑、自卑、紧张、戒备、担忧等心理。其个性主要表现为不同心理问题的内容不同，同一问题，也会因各自经历、个性特点、社会环境不同而有很大差异。因此，咨询中应把共性与个性综合考虑，制定最佳咨询方案。

(四)耐心负责原则

耐心是指在咨询过程中，咨询员要指导求询罪犯坚信咨询会取得成效，同时让其充分认识到解决心理问题的艰巨性、复杂性与困难性，坚持不懈，不怕反复，耐心矫治，力求咨询效果的巩固与提高。

很多求询罪犯由于对咨询工作的复杂性缺乏了解，较少有长期咨询的思想，企望立竿见影，马上见成效。这就要求咨询员首先必须热情耐心地倾听求询罪犯的倾诉，在咨询过程中，向罪犯讲清咨询工作的特点，使他们很好地配合，而不至于望而却步或知难而退，半途而废。这是因为心理问题的形成不是一朝一夕的事，因此化解排除也要假以时日。人们对事物的认识是曲折的，前进的过程充满曲折、艰辛。人的心理活动是一个相互作用的有机整体，罪犯的某种心理问题也受制于其他心理品质，这就给咨询工作增加了难度和时间。

咨询员不仅要给罪犯讲清咨询工作的艰难性，还要在罪犯心理出现反复时，帮助他们克服急躁、厌烦情绪，时时处处沉着、冷静、自信、恒定，以稳健坚定的工作作风，稳定罪犯的情绪，激励他们增强挫折容忍力，培养意志力，耐心坚持，直到最后取得咨询的成功。

负责是指咨询员对求询罪犯负责。以求询罪犯利益为重，是罪犯心理咨询区别于思想教育的最大特点。它要求咨询员在咨询过程中的所言所行应立足于对求询罪犯负责，凡有损于罪犯根本利益的、不利于咨询活动的言行均应避免。对求询罪犯负责是咨询员起码的职业道德之一，应该贯彻在心理咨询的整个过程中。要做到对求询罪犯负责，至少要做到两点。一方面，咨询员要注意维护罪犯的自身利益。比如，有一位即将刑满释放的罪犯，他有很高的专业技术水平，监狱很需要他留厂就业，而社会上也有一些企业以优惠条件聘请他，他自己还很想回地方搞私营企业。面对这样的求询罪犯，咨询员应实事求是地帮助他分清去与留对其个人前途等方面的影响，比较、选择更利于他今后发展的方向，让罪犯自己决断。但必须指出，无论去留，都是在为国家建设服务，无损国家利益。另一方面，咨询员要清醒地认识到自己的特长和不足。如果自己对求询罪犯的心理问题方面的知识知之不多，或难以找到合适的解决途径，切不可碍于面子勉为其难，应及时转介，以免延误时机。

(五)教育启发原则

这里的教育，是指咨询员要针对求询罪犯的具体情况提出积极的分析意见，鼓励其培养乐观向上的精神，并按社会规范的要求，正确地处理问题，树立正确的思想观念。

求询罪犯由于心理受到很大的挫折，长期焦虑不安，加之处于被监禁环境的服刑地位，容易产生消极厌世甚至盲目敌对的情绪。他们往往较多地归责社会，推卸责任，而对自己的犯罪行为缺乏应有的认识。咨询员应认真倾听，不要随意地批评指责，也不要随意附和赞同，更不能使双方陷于争执不下的局面；应摸清情况，分清是非，实事求是地分析问题，帮助罪犯改变看问题的角度，调整思考方法，建立新的思维模式。咨询员还要明确指出罪犯应改进的地方、需克服的缺点，并提出可行性的建议。

谈话要简明扼要、切中要害，不要以教训人的口吻训人、扣帽子，而是循循善诱，既指出问题，又委婉可亲，注意语言艺术，使罪犯容易接受。对于情况复杂，一时难以搞清的问题，也应循序渐进，分步解决。

启发是指咨询员针对求询罪犯的具体情况，鼓励其消除疑虑，表达真实思想和心理问题。这是确保心理咨询收到实效的重要条件。

求询罪犯有可能因各种心境条件、表达能力、思想认识等因素的影响，往往不能准确真实地表达意图。这就要求咨询员应根据求询罪犯的具体情况，耐心询问，弄清哪些是事件的来龙去脉，哪些是求询罪犯的思想感情，要循循善诱，多方启发，科学引导。如果求询罪犯有顾虑不愿讲，咨询员可先建立相互信任的气氛，借此慢慢打消其顾虑。如果求询罪犯不清楚需讲的内容，咨询员可多提问题，掌握谈话主动权，使之向明确的方向发展。当求询罪犯的谈话符合咨询要求的内容时，要及时给予肯定和鼓励。当拿不准求询罪犯的意思时，可用反问法帮助其抓住主要矛盾。如果求询罪犯表达能力差，分不清原委，咨询员要善于归纳，帮助求询罪犯叙述事情全过程，帮助其说出主观看法，准确地找出症结所在。

(六)矫治发展原则

矫治，即矫正治疗，在这里是指咨询员在了解求询罪犯心理障碍的性质及原因，为其提供克服问题的建议及增强心理健康方法的同时，还应在必要时开展针对性的心理治疗。咨询与治疗在本质上是相通的，咨询员不仅要帮助求询罪犯分析心理问题产生的原因及危害，使其达到领悟，同时也可采取必要的治疗措施，这样咨治结合，更能增强咨询效果。在障碍性咨询中，对求询罪犯的心理治疗是咨询的重要途径。

三、罪犯心理矫治的技术[①]

目前，我国所使用的罪犯心理矫治的技术，大多数是"舶来品"，它们虽然在罪犯心理咨询和治疗中起到了一定的作用，但还是常常会出现"水土不服"的现象。通过长期的实践，我们逐步摸索出了适合中国国情、具有中国特色的一些方法和技术。

(一)谈话疗法

教育改造是我国改造罪犯的重要手段之一，在教育改造罪犯工作中，不仅使用了集中教育和分类教育的方法，也大量使用了个别教育的方法，形成了具有我国改造罪犯工作特色的个别谈话制度。通过个别谈话，不仅能发现罪犯思想、心理和行为表现等方面的问题，而且也能及时进行疏导和指引，克服消极、悲观、对抗、焦虑、抑郁、自杀等不良心理倾向。监狱设置的对罪犯进行个别教育的谈话室，实际上就是现在对罪犯进行心理矫治的心理诊室的原型。在个别谈话中所使用的一些方法，也是罪犯心理咨询与治疗中所常用的一些方法。比如，罪犯对改造中遇到的一些问题想不开，对家人或同犯的一些做法不理解，埋怨别人时，警察启发犯人站在别人的角度想一想，假如是自己，自己会怎么样。特别是

---

① 叶扬. 论中国特色的罪犯心理矫治技术[J]. 河南司法警官职业学院学报，2003，1(4)：26～29.

在进行犯罪危害的教育时，要求罪犯站在受害者的角度去思考，假如被杀、被抢、被强暴的是自己或自己的亲人，自己的感受又如何。这在心理咨询中叫作换位思考，对不良情绪等能收到较好的矫治效果。又比如有的犯人精力充沛、身强力壮，但就是性格冲动，自控能力差，经常打架斗殴，破坏监规纪律，在个别谈话中，警察可指引他们多参加文体活动，引导他们争当劳动能手等，消耗过剩的体能，转移注意力和兴趣，培养高尚的情操，从而完善人格，提高修养，减少暴躁行为，这在心理矫治中叫作注意转移。在长期的改造罪犯工作实践中，罪犯的许多心理问题就是在个别谈话室这个平台上被消除的，对罪犯的个别谈话教育在我国监狱中普遍推广应用，并被作为一项重要的监狱工作制度，成为我国传统罪犯心理矫治工作的一大特色。

谈话疗法的功能主要是通过与罪犯交流使罪犯情绪得到合理宣泄。谈话时通过面质可以发现罪犯心理问题，通过开放和封闭式谈话及其他具体性技术可以澄清罪犯心理问题，通过积极关注、鼓励、共情等可以调动罪犯的改造积极性等。

谈话疗法适用于解决心理矛盾、心理危机、情绪障碍等心理问题。

(二)权威疗法

1. 权威疗法的定义

监狱对罪犯进行的心理矫治同社会上的心理咨询和治疗比较，在医患关系上存在严格区别。监狱依法对罪犯执行刑罚具有强制性，罪犯必须接受教育改造，包括心理健康教育，是无条件的。但是，罪犯对警察的管教是言听计从还是漠然置之，甚至顶撞，则与警察在长期的工作实践中形成的威信有关。警察依法执行刑罚，手中有权，犯人有可能慑于法律的威严而怕警察，但不一定服警察。警察权威的树立不仅需要权力，而且也要靠威信，即权力与威信结合的权威。这就要求警察必须做到爱岗敬业，两袖清风，一身正气，具有较高的政策和业务水平，能以高度的责任感和满腔的热情做好罪犯的转化工作。长此以往，警察必然能在犯人中树立良好的形象，在这种权威的作用下对罪犯进行心理矫治就能收到事半功倍的效果。曾有一个这样的例子，某监狱一位分管改造工作的领导具有较高的政策业务水平，在犯人中也具有较高的威信，犯人都称他为罪恶的克星、光明的使者。后来这位领导按规定轮岗分管其他工作，不久下面监区发生了这样一件事，有个犯人闹情绪，不出工，不参加学习，不怕禁闭等，所在监区的领导、管教干事和分队长等都先后多次找该犯谈话，机关有关业务科室的领导也不止一次做该犯的转化工作，该犯就是顽固不化，坚持抗改，持续了 1 个多月。后来监区的同志找到原先分管改造的那位领导，请他出面做这个犯人的转化工作，该领导找那个犯人谈话，做工作。那犯人知道原先分管改造的领导准备找他谈话时，当即来了个 180 度大转弯，表示愿意服管服教、参加学习和劳动。这位领导在工作过程中从来不打骂体罚犯人，现在又不分管改造工作了，为什么犯人会闻名则通呢？实际上是这位领导在长期的管教工作中形成的人格魅力起到了震撼罪犯心灵的作用。这位领导不仅有权力，而且在犯人中也有威信，能对犯人起到闻名则通的心理矫治作用，这就是权威疗法。支持权威疗法的实证研究是关于罪犯悔悟的研究，研究结果显示，许多罪犯在被逮捕时就悔悟这一现象反映出威慑的力量是强大的。

2. 权威疗法的功能与适应症

权威疗法的主要功能表现为威慑功能、崇拜功能和服从功能。

权威疗法适用于治疗具有抗拒改造行为及人格障碍等的罪犯。

四、罪犯心理咨询中应注意的几个问题[①]

罪犯心理咨询同一般心理咨询相比，具有以下两个特点：首先，求助者的身份是罪犯，其政治地位和所处环境具有特殊性；其次，咨询师通常是从事管教工作的监狱干警，与罪犯的关系较为特殊。因此，在开展心理咨询的过程中，干警往往会面对一些为难或尴尬的局面。如求助者的年纪比自己大得多，该犯因此而产生怀疑心理；前来咨询的罪犯并不是主动要求来的，而是干警安排的，其内心极为不满甚至产生抵触心理等。因此，要保证监狱心理咨询活动的顺利进行，至少应注意以下几个问题。

(一)要维持平易近人的形象

在给罪犯开展心理咨询时，干警最好不要穿制服，尽量不要暴露自己是警察身份，以免给罪犯造成一种心理压力，而不肯坦诚相待。因为罪犯在服刑过程中，对警察的权威已深有体会，所以不敢轻易说出真实的想法，生怕会影响他们的改造成绩。心理咨询是一种对他人的影响技术，但并不是靠严厉的手段来产生影响的，而是一种让他人自觉地产生变化的活动，即主要靠专业知识的传播(如缓解心理压力的方法，什么是心理障碍等)和语言的影响技巧(如借助语气、表情和动作表明咨询师的态度等)来产生影响。经验证明，亲切的态度和温和的语气容易让人产生信任感，紧绷着的脸和紧握的拳头会使人产生拒人于千里之外的感觉，让求助者不敢畅所欲言。所以，干警应尽量保持轻松的表情和认真的态度，维持平易近人的形象，这样有助于罪犯心理咨询的开展。此外，肯定的句式和平缓的语气可以增强权威感。在咨询时，用一些肯定的话重复对方所说的话或描述他的感受，会让他觉得你听明白了他所说的，使他觉得有人理解，得到了支持。因此，他会愿意说，也相信你能帮助他。对于非主动求助者，更要以亲和力化解他的敌对心理。

(二)要选择适当的话题

在咨询中，有的罪犯对服刑生活有一肚子的牢骚，一旦话匣子打开，就会滔滔不绝。从一定程度上说，这种"发泄"有利于缓解罪犯内心的紧张情绪，但过多的讨论又会强化他们的"不满"意识，使他们觉得产生这种不满是客观的，也是正确的，从而影响正常的管教工作。比如，有一名罪犯在求询中向干警诉说："每次减刑，总是对我很不利。""在自己有条件获得减刑时，又没获得减刑；我立过功，按照规定可以减两年刑，却又只批了一年半。"该犯因此怀疑有人在背后害他。显然，在他诉说完这些不满后，如果干警任其在减刑制度问题上继续讨论，就会使该犯越发觉得世界不公平，甚至干警也是不公平的。但是，如果干警马上指出他的想法是错误的，他可能会反感，不肯接受。在这个时候，如果通过向求询者"问话"来转换主题，效果可能会更好一些。比如问："你有没有什么时

① 金琳. 罪犯心理咨询中应注意的几个问题[J]. 安徽警官职业学院学报，2003，2(5)：68～69.

候得到了别人所得不到的好处?"或者,"在你的身边,有没有人比你的情况更糟糕?"

有的时候,来访的罪犯围绕着一个无法解决的问题纠缠不清,这时干警最好也要另找一个话题来讨论。例如,一名罪犯说道:"我觉得自己有点神经衰弱,晚上睡不着觉,白天没精神干活。可是找医生,医生总说没事,也不给开药。发展到后来,我又经常觉得肚子痛。可检查几次也没结果,干部认为我是有意逃避劳动,因此我觉得很冤枉。"此时若就他是不是真的有病展开讨论,那将是一个永无结论的话题,对解决他的问题也是没有帮助的,所以应尽早结束这个话题。

对于被干警安排咨询的罪犯,他可能在开始的时候什么都不肯说。这时首先要向他解释清楚心理咨询的对象和目的。也就是说,让他明白,咨询并不是只针对有"病"的人,而是所有正常的人。我们的目的也不只是"治病",更多的是帮助个人缓解精神压力和紧张情绪,而这些恰恰是大多数人都可能面临的。可以这样告诉他:"或许你当时没有这种问题,但可能以前有过,可以告诉我你是怎样解决这一问题的,让我也多学习一些知识。"实践证明,通过这种方式可以迅速打开话题,从而使咨询得以顺利进行下去。总之,在咨询中,干警要不断地进行思考,分析寻找出有意义、有价值的话题,与求助者共同探讨。

(三)让求助者有足够的说话机会

心理咨询所要解决的是求助者的问题,只有让求询者说出真实的想法、真实的感受,才能了解其问题所在,若只靠单方面灌输,问题就很难得到解决。一些干警在跟罪犯谈话时,习惯了用教育的语气,给罪犯灌输了许多道理和理论,用尽了鼓励和批评的手段,却无法收到预期的效果。我们知道,开展教育时,教育者所扮演的是知识传授者的角色,所以,使用的方法越多,讲授的理论越丰富,受教育者接收到的知识就越多。但这是建立在受教育者在此方面知识空白的前提下的,这种教育就像在白纸上写字一样,写下的都全部反映了出来。可是心理咨询却是在对方已有一定的想法,而且是消极的想法的前提下进行的。这就像纸上已经写满了字,你想再在上面写字,就必须想办法先擦掉原来的字,才能写得让人看得清。要想去掉这些混淆罪犯思想的消极观点,就必须先找到这些问题。只有罪犯最清楚自己的生活经历,让他充分描述所经历的各种事情和想法,会帮助我们更好地分析影响问题产生的因素,才能更彻底地去帮助他解决这些问题。另一方面,仔细倾听求助者的诉说,会使他感到受人尊重,他的自尊心得到满足,也就更加愿意和你交流,从而也有助于树立其自信心,增强矫治的效果。

(四)要及时调整自我角色观

咨询时,我们会遇到各种各样的求助者。作为咨询师,首先都会有一种观念,那就是"我是提供帮助的人"的角色意识。我们都希望通过咨询能帮助当事人解决困扰,恢复正常,所以非常乐意扮演"强者"。有时候,这种"强者"角色会增强个人的威信,使求助者更容易受到影响。不过,如前所述,当一名有丰富人生阅历的人来到你面前时,他会觉得你一个小年轻人怎么可能来教导他呢?你有什么经验和能力足以让他信任你呢?为了建立双方互相信任的关系以及和谐的咨询关系,你不妨扮演一次"弱者",在适当的机会请教他一些问题,让他明白你从他那里学到了东西,使他更愿意接受你。当然,这不适用于咨询的开始阶段。一开始就这样,会使他更确信你是没能力的。在这种情况下,告诉他一些专业的知识,尤其是跟他紧密相关的知识(比如讲需要层次理论,或者讲心理咨询的原理,等等),一方面可以树立自身的权威,另一方面又能让他觉得你是理解他的,这将有助于缓解他的敌对情绪。对于年轻气盛、自我评价过高的人,后一种手段也有一定效果。

(五)要保持自信

充分的自信是成功的保证。咨询师并不是全能的人,不是所有的问题都一定能够解决。要想取得最佳的效果,除了要有全面的专业知识、熟练的专业技能和丰富的咨询经验之外,自信是很重要的影响因素。一个自信的人面对困难时,会冷静地思考,全面地分析,这会大大提高成功的概率。所以保持自信,会让你在咨询中不怕遇到难题,并会更加努力寻找解决问题的办法。另外,不成功的咨询经验也是不可避免的。但这不应该成为阻碍你前进的因素。不成功的经验,是一种反面的学习,在失败中寻找原因,归纳总结,同样是一种经验的积累。

本 章 小 结

正确选择心理治疗机构是确保心理疾患得到良好治疗的前提,规范科学的心理治疗是心理疾病患者走出病痛的保证。由于我国心理咨询与治疗行业还处于刚刚起步阶段,因此现阶段心理咨询还无法获得令人满意的疗效。通过本章内容的学习,希望在这里得到的专业知识有助于提高心理咨询与治疗工作者的水平,从而达到推动我国心理咨询事业朝着正规化发展的目的。

思 考 题

1. 试论学校心理咨询的特点。
2. 试论社区心理咨询的重要性。
3. 试论综合医院心理咨询门诊来访者的临床特征。
4. 根据监狱的特殊性,请思考监狱心理咨询的注意点。

参 考 资 料

[1] 洪永胜. 角色定位:心理健康教育教师专业化发展的基点[J]. 浙江教育科学,2007,22(1):41~42.

[2] S. Cormier,B. Cormier. 心理咨询师的问诊策略(上册)[M]. 张建新,等译. 北京:中国轻工业出版社,2000.

[3] 李天心. 医学心理学[M]. 北京:人民卫生出版社,1993.

[4] 原天岗,肖传实,赵永忠. 我国综合医院医学模式转变的现状与建议[J]. 中华医院

管理，2003，19(1)：56～57.

[5] 柏涌海，殷学平. 综合性医院开设心理咨询的历史、现状与展望[J]. 中国医院管理，2008，28(9)：34～35.

[6] 梁宝勇. 从两种咨询模式看我国心理咨询师的培养[J]. 心理科学，2004，27(6)：1496～1497.

[7] 赵耕源，张晋碚，张亚哲，等. 综合医院心理咨询的研究[J]. 中山医科大学学报，1992，13(4)：68～69.

推荐实践资料

学校心理训练案例：排除考试焦虑的心理训练方案①

训练题目： 排除考试焦虑的心理训练方案。

训练对象： 在考试前或考试中出现过度焦虑的学生。

训练目的： 通过有效的训练方法使学生从考试焦虑的困境中解脱出来，轻松地面对考试，并形成积极健康的学习心理。

训练形式： 团体训练。

训练时间： 1 课时。

训练方法： 积极的自我想象训练法、放松训练法。

训练要求：

(1) 环境要求：为学生提供舒适、安静的环境。

(2) 教具要求：轻音乐磁带。

训练要点：

(1) 重点难点。重点是通过自我想象训练和放松训练，提高学生的认知水平，克服消极的情绪。难点在于学校特别是家庭，应为学生的心理健康营造一种良好的情感氛围，使之得到心理的安全感和幸福感。

(2) 关键环节。对考试焦虑的学生多一些关爱、沟通，使他们能够真正克服心理上的障碍，通过自己的心理调适逐渐恢复自信与应试能力。

(3) 注意事项。训练过程中及时把控学生的情绪，避免学生在情绪上产生较大的波动。

训练过程：

为了帮助受考试焦虑困扰的学生摆脱和消除焦虑所带来的消极影响，特制定了心理训练实施方案。方案共分两个环节，第一个环节是正确认识什么是考试焦虑，及考试焦虑产生的原因；第二个环节是考试焦虑的排除，其中第二环节又分为两个训练方法，分别是想象训练和放松训练。具体实施训练过程如下。

(1) 正确认识考试焦虑。考试焦虑是一种情绪反应，当你意识到即将面临或正经历的考试对自己具有某种潜在的威胁时，就会产生这种紧张的情绪。适当的焦虑对学习和考试有促进的作用，有利于提高思维张力，强化学习动力，但过度的焦虑则会降低学习效率，

---

① 王爽. 排除考试焦虑的心理训练方案. www.tenglong.net.

使"应考能力"下降，甚至影响健康。考试焦虑症形成的原因：考试焦虑症的形成既有心理上的原因，也有生理上的原因。从心理角度来看，这是一个"缺乏信心——情绪紧张——记忆紊乱"的过程。一些内向、有自卑感和虚荣心的学生，总怕考不好会被别人笑话、丢面子，还有些学生由于过分追求完美，家庭或学校的压力过大等因素，造成了他们容易在考试前或考试中出现心理上的焦虑。另外，一些学生为了抓紧时间复习，整日疲劳作战，忽视了锻炼身体，导致体弱多病，加上来自学校和家庭的压力，使学生产生了考试焦虑，这是其生理因素。

（2）考试焦虑的排除。摆脱考试焦虑应从两个方面入手。一是通过积极的想象训练，消除与考试焦虑产生有关的消极的自我暗示。二是采用放松训练法，通过心理调节手段，使意念得到放松，达到减轻心理焦虑的目的。

➢ 想象训练。先请同学们以一个最舒适的姿势坐好，听着悠扬的音乐，慢慢闭上眼睛。然后请同学们自由呼吸，心无杂念，和老师开始一次想象之旅。集中注意力听老师所说的话，并感觉自己的身心开始放松，继续放松。老师开始讲："想象现在你正坐在考场上，到处都很安静，教室里坐满了考生，你也在里面。监考老师已经把试卷发下来了。今天的考试科目正好是你最拿手的，但是这时你还是不免有点紧张，你看到试卷的题目，发现一些题目是你不会做的，这时你越发紧张，手心都冒出冷汗。这时，你想起老师的话，不断地对自己说'我能行，我可以'。你开始深呼吸，一次、两次、三次……慢慢地，你觉得自己放松下来了，你又看了看窗外，小鸟叽叽喳喳地叫着，好像也在对你说'你可以的，相信自己，放松'。然后，你满怀信心地又看了一遍题目。奇怪，这次你觉得都是你会做的题目，你答得得心应手，很快你就把题目全都做完了，又检查了几遍。考试时间到了，老师把试卷收走了，你轻松地走出考场，你从来没有像今天考试考得这么好。外面的天气似乎也知道这个好消息，天气变得格外的好。你觉得这个世界真是很美好。现在你觉得你的眼前越来越亮，越来越亮，慢慢睁开你的眼睛。"老师说完后让学生回想自己最成功的一次考试经验，训练后每天至少要做一次想象训练。然后，把做完想象练习以后的感想写下来，从而增强对情绪的自我控制能力，提高其战胜挫折和困难的信心。

➢ 放松训练。这是一种利用语言暗示进行放松的方法。老师先请学生在椅子上坐好，全身放松，两脚与肩同宽，把双手自然地放在双膝上，微闭双眼，轻轻地吸气，似乎把肚子吸满，然后深深地、慢慢地呼出去，连续进行多次。呼吸的时候心中默念：头部松，面部松，颈部松，前胸松，后背松，腰部松，大腿松，小腿松，脚背松，脚掌松。最后用双手搓搓整个脸，再搓搓双手，默念"我能行"。如此，按照顺序反复默念，可使身体得到放松，精神上也得到放松。通过这样的训练让学生懂得训练的技巧，懂得自己操作，特别是在考试的时候，能够及时应用，以缓解考试时出现的一些紧张的现象。

训练总结：

通过本次的心理训练，使学生能够正确认识考试焦虑症，学会运用"积极的想象训练"和"放松训练"方法。本次心理训练在帮助学生缓解考试焦虑的情绪，调整自我的认知水平，增强其"应考能力"的自信心等方面，都收到了很好的效果。